现代超声 诊断与应用

XIANDAI CHAOSHENG
ZHENDUAN YU YINGYONG

裴红利　等◎主编

U0335470

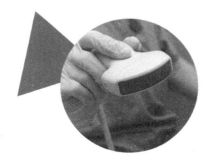

长江出版传媒
湖北科学技术出版社

图书在版编目（CIP）数据

现代超声诊断与应用/裴红利等主编． -- 武汉：
湖北科学技术出版社，2022.9
　ISBN 978-7-5706-2315-0

　Ⅰ．①现… Ⅱ．①裴… Ⅲ．①超声波诊断 Ⅳ．
①R445.1

中国版本图书馆CIP数据核字（2022）第229801号

责任编辑：许可　　　　　　　　　　　　　　　　　　　　封面设计：胡博

出版发行：湖北科学技术出版社　　　　　　　　　　　　电话：027-87679426
地　　址：武汉市雄楚大街268号　　　　　　　　　　　　邮编：430070
　　　　　（湖北出版文化城B座13-14层）
网　　址：http://www.hbstp.com.cn

印　　刷：山东道克图文快印有限公司　　　　　　　　　邮编：250000

787mm×1092mm　　1/16　　　　　　　　　17.5印张　　409千字
2022年9月第1版　　　　　　　　　　　　　2022年9月第1次印刷
　　　　　　　　　　　　　　　　　　　　　　定价：　88.00 元

《现代超声诊断与应用》
编委会

前　言

超声医学是超声综合成像技术用于临床的诊断方法,是理论性和实践性很强的学科,在临床医学中的应用越来越广泛。它不仅涉及一般内外科、妇产科、儿科等主要科室,还与不少专科如神经内科、心血管科、泌尿外科、内分泌科、肿瘤科等有着密切关系。随着超声影像技术临床应用范围的日益扩大,为了便于医务人员学习和运用超声诊断和治疗技术,我们在实践基础上,参考大量国内外文献编写了此书。

本书先简述了超声诊断基础,之后详述了临床各科室各系统常见病的超声诊断,包括眼科、甲状腺及甲状旁腺、浅表器官、胸部及肺部、心血管、胃肠道疾病、肝脏疾病、胆道疾病、胰腺疾病、妇科、产科、儿科超声诊断等内容。本书在写作上以疾病各自的影像特点、诊断及鉴别诊断为主,图文并茂,简洁明了。吸收了多年来影像医师临床经验,反映了医学影像学的发展现状,同时紧跟当前医学影像学的发展趋势,具有很强的时效性和实用性。本书可作为广大影像科医师和技师临床工作的参考书,也可作为临床医师选择影像检查方法、学习疾病影像表现的参考书。

本书编写时虽力求严谨,但由于编者水平和时间有限,不足之处在所难免,恳请广大读者批评指正。

编　者

目　　录

第一章　超声诊断基础

第一节　人体组织的组成成分与结构特征

一、人体组织的主要组成成分

1.水

人体总含水量占体重的 $60\%\sim70\%$,细胞内液占 $40\%\sim45\%$,细胞外液占 $20\%\sim25\%$。水占细胞成分的 80%。各种组织的含水量有较大差别,血液含水达 90% 以上,骨骼肌、脑等含水量约 70%,骨组织含水约 20%。含水量与年龄有关,胚胎及婴幼儿组织中含水量较高,随着年龄的增长细胞含水量逐渐减少。含水量高的组织,声速低,声阻抗小,声吸收低,衰减系数小。

2.蛋白质

蛋白质是人体组织的重要组成成分,存在于细胞内外,细胞核、细胞质、酶都含有蛋白质;蛋白质是构成细胞原生质的最重要成分,分为两大类,一类为单纯蛋白质如清蛋白、球蛋白、鱼精蛋白等,另一类为结合蛋白如糖蛋白、核蛋白、脂蛋白等,几乎参与细胞的一切活动。超声在组织中传播,声速与蛋白含量成正比。活体组织蛋白质的黏滞性大,超声在其中传播时,声速快,声阻抗大,能量被吸收多,衰减高。

3.纤维组织

(1)胶原纤维:主要含胶原蛋白,约占人体总蛋白的 30%。胶原纤维成束排列,存在于腱、骨及软骨、皮肤、结缔组织中。组织损伤时,胶原纤维增生,修复,形成瘢痕。

(2)弹性纤维:主要成分为弹性蛋白,弹性很强,直径 $0.2\sim1.0~\mu m$,受损后难以再生。存在于大动脉及中动脉壁的弹性层中,项韧带中弹性纤维多粗大,排列整齐。

4.脂肪

约占体重的 10%,脂肪组织含水量为 $10\%\sim35\%$,低于其他软组织,但声速比其他软组织低,因为脂肪中含有较多声速低的类脂化合物。

5.软骨

由细胞、软骨基质及其周围的软骨膜构成。

(1)透明软骨:有较强的抗压性,构成肋软骨、关节软骨的纤维成分主要为交织排列的胶原纤维。

(2)纤维软骨:分布于椎间盘、关节盘及耻骨联合等处,结构特点是有大量平行的和交织的胶原纤维束,软骨细胞较少。

(3)弹性软骨:分布在耳郭、咽喉等部位,结构特点是有大量交织分布的弹性纤维,有较强弹性。软骨含蛋白较高,声速快、声阻抗大、声衰减大,超声诊断时通常加大增益后可以穿透。

6.骨

由骨质、骨膜与骨髓组成,是体内坚硬的结缔组织。骨质的结构为排列规则的多层板状,称骨板,为密质骨;在骨板的深部有数层骨小梁,交错成蜂窝状结构,为松质骨。骨组织是全身钙、磷的贮存库,钙99%沉积在骨内。

二、人体组织的结构特征

人体组织的结构为细胞→细胞群→组织→器官。成人约有 $1×10^{15}$ 个细胞,每个细胞有细胞膜,细胞群有纤维组织包膜,大量细胞群构成组织。人体组织可归纳为四大类,即上皮组织、结缔组织、肌组织、神经组织。四大基本组织以不同数量、种类和形式组合成器官,各具其解剖结构特征。以肌组织为例,肌细胞外有肌内膜包裹,肌细胞之间有少量结缔组织、血管、神经、淋巴管,肌细胞群外分别有肌膜及肌束膜、肌外膜等分隔(图 1-1);正常各实质性脏器表面均有致密的含有大量结缔组织的被膜,并伸入实质,将脏器分隔成结构基本相同的许多小单元。肝脏,肝细胞直径15～30 μm,占肝内细胞的80%,肝细胞群组成肝小叶,为肝的基本结构,每个肝小叶长约 2 mm,宽1 mm,成人肝内有 50 万～100 万个肝小叶,肝小叶之间有结缔组织、胆管、血管、门管区相互分隔(图 1-2),汇合成各级肝动脉、静脉及胆道系统。肾脏,每个肾有 100 万个肾单位(肾小体和肾小管),肾小球直径约 200 μm。肾小球与肾小管之间有结缔组织、血管、淋巴管、神经等。空腔脏器如胃、肠,含液脏器如胆囊、膀胱,其壁由内向外依次为黏膜或内膜、黏膜肌层、黏膜下肌层、肌层、浆膜层。动脉管壁结构为内膜下有内弹性膜,中膜由环形平滑肌纤维、胶原纤维及弹性纤维组成,大动脉中膜厚,中、小动脉的中膜依次减薄,外膜为疏松结缔组织。

在软组织中,胶原纤维是主要弹性成分,大量存在于结缔组织及病理组织中,广泛分布于全身各组织与脏器中,组织的弹性与密度的不均匀性导致反射与散射;弹性起伏引起的散射比密度变化所引起的散射强,是主要的超声散射源。对心肌梗死犬进行超声与病理学研究表明,梗死部位胶原蛋白含量增多,背向散射增强,衰减增多。

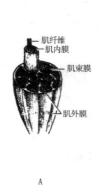

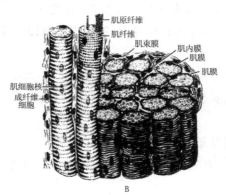

图 1-1　骨骼肌的组织结构图

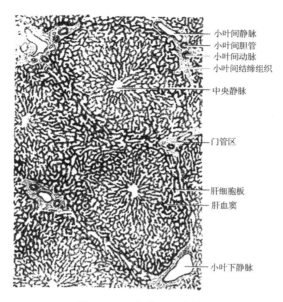

小叶间静脉
小叶间胆管
小叶间动脉
小叶间结缔组织

中央静脉

门管区

肝细胞板
肝血窦

小叶下静脉

图 1-2　肝小叶组织结构图

三、人体器官的运动功能特征

1.心脏运动

心脏运动为节律性的搏动。收缩期心室收缩,房室瓣关闭,半月瓣开放,射血至大动脉;舒张期心室舒张,半月瓣关闭,房室瓣开放,血流由大静脉回心。心脏的运动导致全身动脉血管有节律、规则地搏动,收缩期血流快,舒张期慢。

2.肺呼吸运动

呼吸运动时,肺体积有规律地缩小与增大交替,进行气体交换导致膈肌及上腹部脏器肝、脾、肾随之上下运动,心脏整体位移及(或)被肺覆盖等。

3.胃肠蠕动

帮助食物消化及排泄。胃肠为空腔脏器,壁薄仅 3~5 mm;空腹时腔内仅少量气体及液体,饮水或进食后胃肠腔充盈。胃肠蠕动时,腔内气、液及内容物随之移动。

四、人体组织的衰减与组成成分及结构有关

人活体组织含大量蛋白质,黏滞性大,耗能多,人体各种组织对超声的衰减(系数)各不相同(表 1-1)。衰减还与组织结构有关,如超声束垂直于肌纤维时衰减大,平行于肌纤维时衰减小。半值层是超声在某组织中传播,声能衰减一半时的传播距离(表 1-2)。

表 1-1　动物组织的主要组成成分含量表

组织名称	水(%)	总蛋白(%)	胶原(%)	脂肪(%)
水	100	0	0	0
血清	90~95	5.4~8.0	18.6~27.5	0.9~2.0
脂肪	10~35	3.2~7.0		50~86
脑	72~85	(6~11)	(0.03~0.34)	8.6
肝	66.9~80.3	16.5~21.2	(0.18~1.1)	3.7~10
肾	75.9~82.7	15.4~16.8	0.39~1.47	3.3~6.7

续表

组织名称	水(%)	总蛋白(%)	胶原(%)	脂肪(%)
心	63～79.2	15～19	(0.4～2.6)	3.6～21
横纹肌	63～75.7	17.3～21.8	0.4～3.1	4.0～13.3
皮肤	72	(17～28)	(0.5～1.2)	
腱	62.9	(22～35)	30.0～31.6	
软骨	70～73	20～25	10～20	
骨	22～34	(13～20)	(13～20)	0
肺	66.9～80.3	16.5～21.2	(0.18～1.1)	3.3～3.8

表 1-2 人体组织中的半值层

介质	半值层(cm)	超声频率(MHz)
血液	35	1.0
脂肪	6.9	0.8
肌肉	3.6	0.8
脑(固定标本)	2.5	0.87
肝(死后 20 小时)	2.4	1.0
肾	1.3	2.4
颅骨	0.23	0.8

　　研究证明,人体组织含水量越多,声速越慢,衰减越小;含蛋白越多,声速越快、衰减越大。人体组织中水、血液等属很低衰减;脂肪、神经组织、肝属低衰减;心、肾及肌肉为中等衰减;皮肤、腱、软骨为高衰减;骨、肺则属很高衰减。

第二节　人体组织超声成像

　　超声在人体组织中的传播,回声的强弱取决于两种介质的声阻之差、入射超声与界面的角度,并与组织成分有关。

　　现代超声诊断仪显示实时动态图像:二维超声显示动态切面图,M 型显示实时幅度-时间曲线,频谱多普勒显示实时频移-时间曲线。

一、二维超声成像

　　二维超声包括线阵、凸阵或相控阵(扇形)等为电子扫描,每秒成像 30 帧以上。探头发射多数扫描线,入射人体,快速扫描被检部位;每条扫描线遇不同声阻的组织界面产生反射、散射回声;由浅入深的回声按序显示在监视器上即成二维图像(图 1-3)。

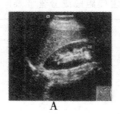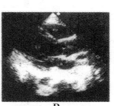

A　　　　　　　　　　　　　B

图 1-3　二维超声成像示意图

（一）正常人体组织及脏器的结构与回声规律性

正常人体组织从声学特性上分为 3 类：①人体软组织的声学特性（声速、声衰减等）与水近似属一类；②骨骼；③空气。

1.皮肤及皮下组织的回声规律

均为实性软组织，皮肤深部依次为皮下脂肪、肌肉；胸、腹部深层为胸、腹膜壁层及胸腹腔间隙；四肢及外周则深部为骨膜及骨骼。超声束在经过皮肤-皮下脂肪-肌肉-胸、腹膜壁层-胸、腹腔间隙等上述两种组织间的界面时，产生强弱不等的反射与散射，在声像图上显示界面回声，在一种组织内部根据组织声阻均匀性决定回声的强弱。

2.实质性组织或脏器的回声规律

实质性脏器如肝、脾、肾、甲状腺、子宫、脑等脏器，表面均有致密的结缔组织包膜。内部结构均匀一致的组织回声弱，如脑及神经组织、淋巴结等。内部结构不均匀的各有一定结构特点。如肝脏呈楔形，外有包膜，内以肝细胞为主，有汇管区，门静脉、肝静脉、肝动脉、胆道各自成树枝状有序分布；超声束经腹腔间隙-肝包膜-肝实质-肝内管道之间的各个界面反射，肝内细小结构间有散射，显示肝声像图。肾脏声像图显示低回声的肾脂肪囊，较强回声的细线状肾包膜，低回声的肾皮质、锥体，较强回声的肾盏及肾盂与肾门。横纹肌由肌纤维、肌束组成，肌束外均有肌膜包裹，形成无数声阻不同的界面，回声明显不均匀。

3.含液体脏器的回声规律

含液脏器如眼球、胆囊、膀胱、心脏、血管等，结构特点为有实性组织为壁，壁厚薄不一，正常脏器壁整齐，腔内液体各脏器密度不一，尿液密度小，依次为胆汁、眼玻璃体（1.010 g/cm³）、血液（1.055 g/cm³）。胆囊、膀胱壁，由外向内为浆膜、肌层及黏膜层，腔内为声阻均匀的胆汁、尿液。经腹超声束经腹壁各层-肝脏前-肝后缘-胆囊前壁-胆汁-胆囊后壁，声像图上分别显示各界面回声，腔内为无回声区（图 1-4）。心脏壁较厚，有特定的结构，腔内血液为较黏稠液体。超声束经前胸壁-胸腔间隙-右室前壁（心外膜-心肌-心内膜）-血液-室间隔-血液-心后壁，各界面均有回声，血液通常为无回声，而灵敏度高的仪器可显示血液中的极低回声。

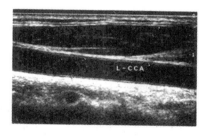

图 1-4　含液脏器声像图

正常左颈总动脉（L-CCA）显示动脉壁及腔内无回声区

4.含气脏器的回声规律

含气脏器如肺，肺表面有包膜、肺泡壁，肺泡内充气，超声束经胸壁、胸膜到达肺泡壁与气体交界处，因声阻相差悬殊，两者的声强反射系数为 0.998 9，即 99.89％ 的能量被反射，几乎无能量进入肺内。回声能量在探头－空气之间往返反射多次，反射波在组织中传播能量逐渐衰减,声像图中显示距离相等(胸壁)的多次反射,回声强度逐渐减弱(图1-5)。即超声不能穿透肺内气体,不能显示正常肺内结构及被正常肺遮盖的深部结构与病变。同理,胃、肠胀气时,超声亦无法显示胃肠深部组织。

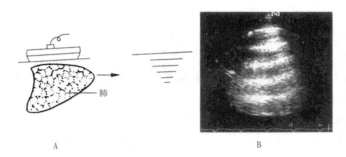

图 1-5　含气脏器的超声成像

图 A 为正常肺的多次反射示意图;图 B 为声像图

5.正常骨骼回声规律

正常骨由骨密质构成骨板,含钙质多,与周围肌肉声阻相差数倍,超声束经软组织－颅骨界面声强反射系数为 0.32,即 32% 的能量被反射,二维图上显示强回声。骨板下为骨松质,由骨小梁交织排列成海绵状,超声进入骨松质后在海绵状结构中来回反射、折射,能量被吸收衰减,不能穿透骨骼(除头颅颞侧骨板最薄处外),骨骼后方无超声,称声影(图1-6)。即超声不能显示骨组织的内部结构及骨髓腔,也不能显示骨骼后方的组织或脏器。

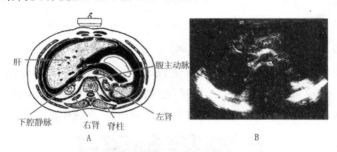

图 1-6　骨骼超声成像示意图

图 A 为骨组织结构示意图;图 B 为骨回声及声影的声像图

(二)病理组织的声学特性与回声规律

病理组织的声学特性可分为液性、实质性、钙化、气体。同一疾病在病程中不同时期的声学特性可不同,回声亦不相同,但不同疾病在病程中某一时期可能出现声学特性类似的病变。如肝脓肿早期炎症为实质性占位病变表现,声像图相似;肝脓肿化脓期为肝内液性占位病变;肝癌巨块型中心可液化、坏死、出血,超声图显示亦为肝内液性占位病变。

1.液性病变

液性病变包括囊肿、积液、脓肿、液化等。单纯囊肿通常液体稀,壁薄、光滑,二维超声显示清晰无回声区,边界清楚,伴有光滑、较强线状回声,呈圆形或椭圆形(图1-7)。积液可为浆液、黏液、血性液或脓液,为清晰或不清晰的无回声区,形状与所在部位有关。脓液与坏死液化如坏死完全为无回声区,坏死不完全则无回声区内常有多少不等的低回声,边界多不整齐,形态不规则。

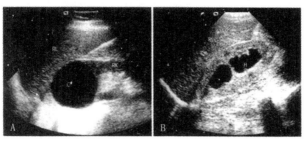

图 1-7 肾液性病变图
图 A 为肾上极囊肿;图 B 为中量肾积水。

2.实质性病变

实质性病变,病理上可有水肿、炎性浸润、纤维化、瘢痕、肿瘤、结石、钙化、血栓、斑块等,可以发生在各种组织或脏器内。

(1)水肿:局部组织或脏器水肿,声像图显示局部组织增厚或脏器各径增大,内部回声较正常部位低。

(2)炎性浸润:轻度或慢性炎症超声图像可无异常,急性炎症常局部肿大,炎症局限时如脓肿早期,局部回声增多、增强伴分布不均匀。

(3)纤维化:纤维组织较致密,含胶原较多,声阻较大,在其他组织中有纤维组织增生或局部纤维化,声像图显示局部回声增强,但无声影。

(4)瘢痕:为胶原纤维组织收缩成瘢痕,超声显示局部斑块状强回声。大的瘢痕后方可有声影。

(5)肿瘤:占位性病变,有良性、恶性之分,多呈圆形。良性肿瘤多有包膜,内部结构多较均匀。超声显示有线状包膜回声,表面规则,内部回声多均匀。恶性肿瘤生长快,多无包膜,向周边浸润生长,小肿瘤多为瘤细胞,稍大肿瘤内部有坏死、出血,超声显示肿瘤边界不平或有伪足样伸展,小肿瘤内部多为低回声,稍大者内部回声强弱不一。含液脏器如胆囊、膀胱壁发生肿瘤,多突向腔内(图 1-8)。

(6)结石:结石以胆道系统及泌尿系统多见,多含钙盐,超声显示强回声伴后方声影(图 1-9)。

(7)钙化:钙盐沉积常可见于结核病灶、风湿性瓣膜病、肿瘤内、动脉粥样硬化斑块中。声像图表现局部回声明显增强并伴后方明显声影。

(8)血栓:可发生在心腔及血管内,由于血栓发生时间不同,内部组成成分不一,声像图显示早期新鲜血栓为很低回声,不易发现,陈旧血栓内有纤维增生或机化,回声明显增强。

(9)斑块:发生于动脉粥样硬化的血管壁,声像图显示斑块回声强弱不一(与组成成分有关),并向腔内突起(图 1-10)。

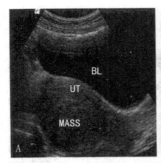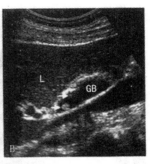

图 1-8　实性肿物声像图

图 A 为子宫内圆形实性肿物,内部回声均匀,图中 BL 为膀胱,
UT 为子宫,MASS 为肿物;图 B 为胆囊内实性小突起(箭头所
示),分别来自前、后壁,表面光滑。图中 L 为肝,GB 为胆囊

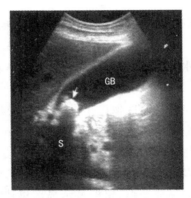

图 1-9　胆囊结石声像图

胆囊(GB)颈部有一强回声团(↓),边界清楚,其旁有数个小团,伴后方声影(S)

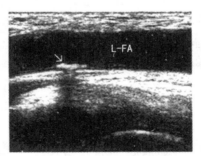

图 1-10　动脉斑块声像图

左股动脉(L-FA)后壁强回声为钙化斑块,伴后方声影

3.含气病变

(1)含气脏器内病变:肺内任何病变,位于肺边缘,表面无正常肺遮盖者超声均能显示,如
肺脓肿、肿瘤等。肺外病变如大量胸水将肺压缩萎陷,超声可穿过少气或无气(实变)的肺组织
检查病变。胃内空腹时有气体影响检查,可饮水充盈胃腔后检查观察全胃,肠管亦可充液驱气
后检查,不仅可显示胃、肠壁病变,还可显示胃肠后方的胰腺、腹膜后组织及输尿管等病变。

（2）含气脏器穿孔、破裂：胃肠穿孔，胃肠内气体逸出至腹腔，积存在腹腔的高位处，仰卧位可进入肝前间隙，左侧卧位进入肝右间隙，超声检查局部各肋间均显示气体，无肝脏回声，但在低位或改变体位后检查，肝位置正常，表明腹腔有游离气体，超声十分敏感。肺泡破裂，气体进入胸膜腔，超声无法与肺内气体回声区分。含气病变如巨结肠，肠管内充满气体，压力大，触诊似实性肿块，超声从前方（高位）或侧方检查均为强烈气体回声。

4.骨骼病变

骨骼（除颅骨颞侧外）诊断超声无法穿透。骨折即骨组织折断，即使是裂缝超声即可从裂缝中穿过，显示骨折线。骨质因病变被破坏如化脓性骨髓炎、骨肿瘤等，超声可显示病变的大小、声学性质及周围软组织受侵犯情况。

二、M 型成像

1.M 型超声

以单声束经皮肤-皮下组织-胸膜腔-心包-心室壁-血液-室间隔-血液-二尖瓣-血液-心脏后壁，在两种结构界面处产生反射，自前向后形成一纵列回声点，随心脏的收缩、舒张而前后运动，此列在监视器上自左向右等速移动，使这列回声随时间展开成为曲线。

2.正常 M 型曲线

正常心脏各部位结构如主动脉、心房壁、心室壁、室间隔、二/三尖瓣、主/肺动脉瓣等运动曲线各有其特点，形态、幅度、速度不同，各曲线间的距离随心脏运动时相变化。心脏收缩期右室前壁及室间隔向后运动，左室后壁向前运动，上述各曲线间距离变小，舒张期则相反。正常二、三尖瓣前叶呈细线样曲线，舒张早期开放最大，形成尖峰，随心室充盈迅速后退至半关闭状态，心房收缩又略开放并迅即关闭，形成第二峰（图 1-11A）。

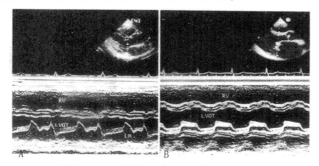

图 1-11　正常与异常 M 型超声心动图

图 A 为二尖瓣平面取样，正常 M 型曲线；图 B 为二尖瓣狭窄 M 型曲线。RV：右室；IVS：室间隔；LVOT：左室流出道；LA：左房

3.病理性曲线

各种心脏疾病受累的部位不同。风湿性心脏病常使瓣膜受损，增厚，纤维化，弹性明显减退，活动僵硬等。M 型超声显示二尖瓣曲线增粗，舒张期尖峰消失呈平顶、城墙样改变（图 1-11B）。心肌缺血时心室壁回声曲线幅度降低，速度下降。心脏扩大时室间隔与室壁间距离增大诸如此类。

三、超声多普勒成像

超声多普勒接收血流中细胞的散射信号频率，减去发射波频率，获得差频（频移），显示血流(血细胞)运动速度(由频移转换成的),称速度显示,以频谱曲线(PWD、CWD,一维)或彩色多普勒血流成像(CDFI,二维)方式显示。接收血细胞散射的能量成像,显示能量多普勒成像(PDI,二维)。

1.正常血流显示

(1)速度显示:正常心脏及动、静脉内各部位血流速度有一定测值范围。超声多普勒可显示心脏、血管内血流速度、血流方向(动脉系统为离心性、静脉系统为向心性)、血流性质(层流)、血流速度频谱曲线分析、心动周期中瞬间血流速度、加速度、减速度、血流持续时间等参数。

(2)能量显示:低速血流敏感性高,主要用于显示小血管、迂曲血管、正常脏器血管树及末梢微小血管,不能显示血流方向。

2.病理性血流显示

(1)血流方向异常:各瓣膜口反流、先天性心内外分流及动静脉瘘、窃血(为血管闭塞致远侧血流逆向)。

(2)血流性质异常:湍流产生于血流通过异常狭窄口时,如瓣口狭窄、反流、分流、血管腔狭窄,PWD频谱曲线呈充填型,CDFI呈多彩镶嵌。涡流产生于血管腔突然膨大的部位,如动脉瘤及假性动脉瘤等,局部血流呈漩涡状。

(3)血流速度异常:频谱多普勒可显示在上述反流、分流及重度狭窄部位远侧血流速显著加快。在狭窄部位近侧血流速度缓慢,静脉血栓形成的远侧血流速度极慢。

(4)能量显示:可显示肿瘤内微小血管。

第三节　超声伪像

一、二维超声伪像

(一)混响

1.多重反射

发射的超声波遇到垂直于声束的高反射界面,反射回来的声波再次遇到探头表面,再由探头表面反射回高反射界面,如此来回反射直至超声波完全衰竭(图 1-12、图 1-13)。

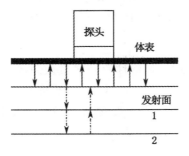

图 1-12　多重反射示意图

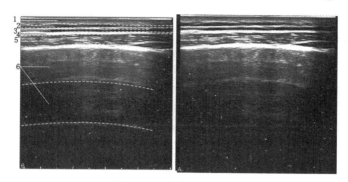

图 1-13　胸壁多重反射

1.皮肤;2、3.皮下脂肪;4.筋膜;5.肌肉;6.多重反射

2.内部多次混响

超声波声束在某些特殊物体内部(如节育器等)来回反射或在混有液体的微气泡间来回反射,可产生较短的"彗星尾征"(图 1-14)。

另外,如果声束传播途中遇到非常薄的液层且液层下为极强的反射界面,则绝大部分声波会反射回来,在液层间反复反射,称为"振铃效应"(ring-down artifact)(图 1-15)。

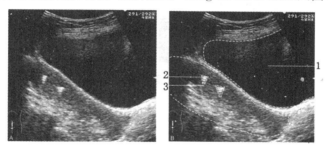

图 1-14　宫内节育器引起的"彗星尾征"

1.膀胱;2.宫内节育器;3."彗星尾征"

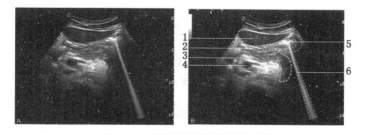

图 1-15　气体引起的"振铃效应"

1.肝脏;2.胃;3.胰腺;4.肠系膜上静脉;5.胃腔内气体;6.振铃效应

(二)部分容积效应

超声探头发射的超声束是具有一定厚度的,所以显示的超声图像包含声束厚度空间内回声信息的叠加图像。当病灶小于声束厚度,或大于声束厚度但部分位于声束内则回声会与正常组织重叠,称为部分容积效应(也称为声束厚度伪像,slide artifact)(图 1-16)。

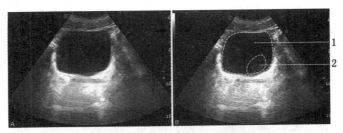

图 1-16　部分容积效应伪像

1.膀胱;2.部分容积效应伪像

(三)旁瓣伪像

　　超声探头发射的声束由主瓣和旁瓣两部分组成,主瓣位于中央,外侧有多个旁瓣存在,呈放射状分布,旁瓣声能一般明显弱于主瓣,但遇到组织界面时,主瓣和旁瓣均会成像,旁瓣像会叠加在主瓣图像上,形成旁瓣伪像,如眼内异物的"蝶翼"状伪像(图 1-17)。

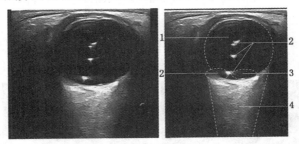

图 1-17　旁瓣伪像

眼球内异物两侧"蝶翼"状伪像。1.玻璃体;2.异物;3.旁瓣伪像;4.球后脂肪

(四)侧方回声失落

　　超声波声束遇到弧形界面时,超声波的反射和折射遵循斯奈尔(Snell)定律;当入射超声波角度过大时,反射回波射向其他方向,超声探头接收不到,产生回声失落现象(图 1-18)。

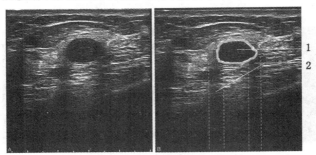

图 1-18　侧方回声失落

1.乳腺肿块;2.侧方回声失落

(五)折射伪像

　　当超声波声束遇到声速不同的相邻组织所构成的倾斜界面时(如梭形或圆形界面),会产生折射现象,而透射的超声波束传播方向发生偏转,产生折射伪像,亦称棱镜效应。折射和正常图像同时存在,致使同时形成两个同样的图像(图 1-19)。

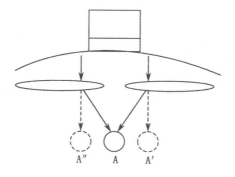

图 1-19　折射伪像(棱镜效应)

(六)后方回声增强

超声波在传播过程中随深度增加会出现衰减,当所遇到的病灶或组织介质较均匀、衰减很小时,在同等的 TGC 条件下,其后方的回声强于同等深度的周围组织回声,此现象称为后方回声增强效应。此种效应经常出现在囊肿、脓肿及某些液性病变后方,可利用此效应进行鉴别诊断(图 1-20)。

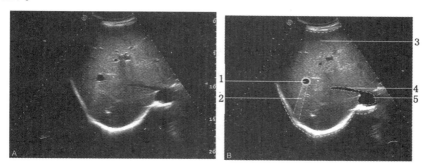

图 1-20　肝囊肿后方回声增强效应

1.囊肿;2.后方回声增强;3.肝脏;4.肝静脉;5.下腔静脉

(七)声影

超声波在传播过程中,如果遇到强反射界面或声衰减强的目标时,超声能量急剧减弱甚至消失,则目标后方没有超声波到达,因此检测不到回波信号,形成声影。气体、结石、骨骼及瘢痕等组织后方可产生声影效应,可作为诊断的依据(图 1-21、图 1-22)。

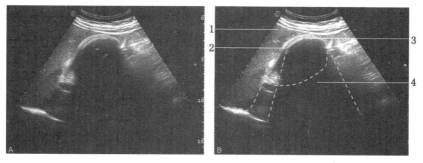

图 1-21　胆囊结石后方明显的声影

1.肝脏;2.胆囊;3.结石;4.声影

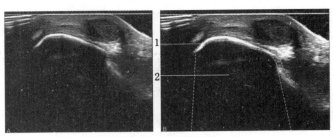

图 1-22　骨骼后方的宽大声影

1.骨骼;2.后方宽大声影

(八)镜面伪像

超声波产生镜面伪像的原理与光学镜像的生成原理相同。当超声波在传播过程中遇到平整光滑的高反射界面时,声像图会在界面的后方出现对称的"虚像",此种现象称为镜面伪像。例如在膈顶部,声束遇到膈胸膜和含气肺组织界面时,声波在此界面如遇到反光镜一样反射回探头,产生镜面虚像。超声在膈肌附近比较容易产生此种伪像。另外,彩色多普勒血流图也会产生镜面伪像(图 1-23、图 1-24)。

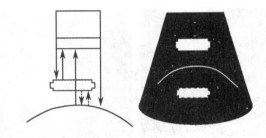

图 1-23　镜面伪像示意图

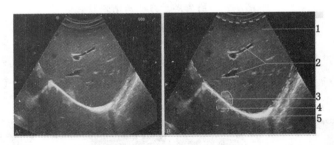

图 1-24　肝血管瘤镜面伪像

1.肝脏;2.肝脏血管;3.肝血管瘤;4.镜面伪像;5.膈肌

(九)声速失真

人体组织是不均质的各向异性的超声波传播介质,因此声束在不同组织中的传播速度是不相同的。但常规彩超的声速测量标准是统一的(1540 m/s),是按人体软组织平均声波传播速度设定的。通常对于肝、脾、胆、子宫附件、囊肿、脓肿等的检测,测量误差不大;但对于声速过低的组织,如巨大的脂肪瘤等,测量值会过大;而对于声速很高的组织,如骨组织等测量值会减小。因此需要注意正确的超声测量方法(图 1-25)。

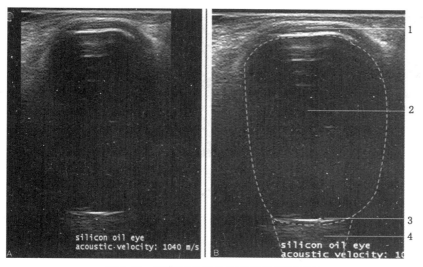

图 1-25 超声显示硅油眼的眼轴明显变长

1.前房；2.硅油；3.眼球后壁；4.球后脂肪

（十）近场盲区伪像

超声波声场的近场区域靠近压电晶片附近，此区域声压和能量分布极不均匀，这是由于此区域内声波干涉现象最为严重，因此近场区也称为干涉区。由于此区域声场能量分布不均，故会引起图像模糊不清，且分辨率很低。通常，相控阵探头和单晶片探头影响较大，线阵和凸阵探头影响较小（图 1-26）。

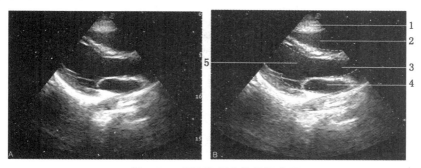

图 1-26 相控阵探头的近场盲区

1.近场盲区；2.右心室；3.主动脉；4.左心房；5.左心室

二、多普勒超声伪像

（一）衰减伪像

彩色多普勒信号分布不均匀，浅表组织彩色血流信号显示丰富，而深部组织彩色血流信号较少，甚至不显示。这是因为彩色多普勒血流信号来源于微弱的红细胞背向散射，而多普勒超声频率越高，其通过组织时衰减越严重。因此，容易产生近场血供多、远场血供少的多普勒衰减伪像（图 1-27）。

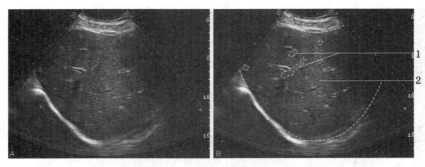

图 1-27　彩色衰减伪像

1.肝静脉和门静脉；2.肝脏

（二）多普勒混叠伪像

无论是彩色多普勒血流显像（CDFI）还是多普勒频谱（PW 或 CW）均会受到 Nyquist 取样极限的限制，当所检测的血流速度超过检查的范围时，彩色多普勒血流的方向会发生倒错，而多普勒频谱也会显示在基线的另一侧，此种现象称为混叠伪像。操作中通过改变速度标尺的范围（脉冲重复频率 PRF）、零位移动（速度标尺的基线）以及使用较低的探头频率，可减少混叠伪像的影响（图 1-28）。

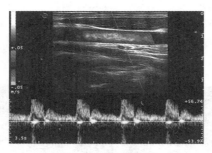

图 1-28　混叠伪像

（三）彩色"外溢"伪像

彩色多普勒血流信号显示超出血管腔，"渗出"血管壁进入邻近组织区域内，称为彩色外溢伪像。彩色外溢产生是由于彩色增益设置过高或速度标尺范围设置过低。因此通过降低增益或适当设定脉冲重复频率（速度标尺）可以减少彩色外溢的影响。由于彩色外溢的存在，血管径线的测量应以灰阶超声图像为主（图 1-29）。

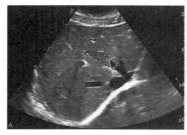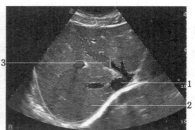

图 1-29　彩色"外溢"伪像

1.下腔静脉；2.肝脏；3.肝静脉（血流外溢）

(四)角度依赖伪像

无论是多普勒频谱还是彩色多普勒血流显像,均与多普勒的取样角度即超声束与血流方向(血管)入射角度相关,此现象称为角度依赖。当入射角与血流方向成90°时,频谱和彩色多普勒均无多普勒信号显示,即频谱为零,而血管内没有彩色血流信号。通过手动操控探头调整探头的角度可以减小角度依赖的影响(图1-30、图1-31)。

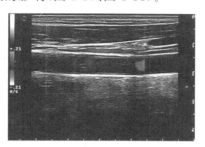

图1-30　角度依赖伪像

入射角与血流方向成90°时,几无血流信号显示

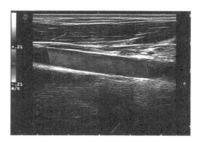

图1-31　角度依赖伪像

调整角度后血流充盈良好

(五)闪烁伪像

彩色多普勒信号来自于运动产生的多普勒效应,因此运动的心脏、大血管或呼吸运动会导致相邻区域图像上产生杂乱的、搏动性的、大片状或宽带状彩色干扰信号,称为闪烁伪像。该伪像与被检测器官的活动密切相关,会影响某些正常血管内的血流显示。闪烁伪像与人体组织器官自身运动相关,因此消除此类伪像比较困难(图1-32)。

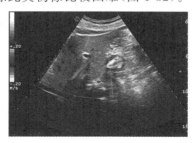

图1-32　闪烁伪像

(六)彩色多普勒快闪伪像

主要见于表面不光滑的尿路结石和前列腺结石的后方。彩色多普勒超声仪采用相差分析

法来计算多普勒频移,是通过测量相邻两个脉冲回声信号的相位差来实现的。当超声波在传播过程中遇到强散射体(如结石、粗糙的钙化等)时,相位检测器首先检测的是强散射体相位的变化。当散射体数目较少,相邻两个脉冲到达这些散射体时,声束与界面间会出现轻微的位移,从而产生不确定的、假的多普勒频移现象。强回声体表面光滑与否与快闪伪像程度密切相关。物体越硬、表面越粗糙、超声散射体越多,快闪伪像越明显。快闪伪像对识别不典型的尿路结石非常有帮助(图 1-33)。

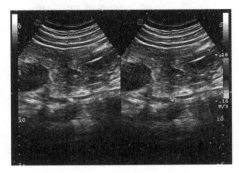

图 1-33　输尿管结石后方快闪伪像

第四节　诊断超声的分辨力

诊断超声的分辨力是指在超声图像上能分辨两个被检测目标的最小距离。超声显像的分辨力分为纵向、横向及侧向分辨力。

一、纵向分辨力

纵向分辨力又称轴向分辨力,是指区分在超声束传播方向上两个目标的最短距离。反射式超声的纵向分辨力与超声频率成正比,理论计算最大纵向分辨力为 $\lambda/2$。但由于受仪器发射的脉冲宽度等影响,实际的纵向分辨力约为理论分辨力的 5～8 倍(相当于 2.5～4 个波长)。如发射频率为3.5 MHz,在人体软组织中传播,波长为 0.44 mm,其理论纵向分辨力为 0.22 mm,实际分辨力1.1～1.76 mm;人体细胞中最小的红细胞直径约 7.0 μm,最大的肝细胞直径 15～30 μm,使用 7.5 MHz 频率的仪器,实际分辨力 500～800 μm(表 1-3),远大于细胞直径。目前常用的超声仪,所检测的是成群细胞的结构变化,不是单细胞的变化,更不是细胞内的改变。因此,超声不可能做出如肝细胞性肝癌、视网膜母细胞瘤、结核性腹膜炎等细胞病理学诊断。

表 1-3　超声在人体软组织中传播频率、波长与纵向分辨力的关系

频率(MHz)	波长(mm)	理论分辨力(mm)	实际分辨力(mm)
1.25	1.23	0.60	3.00～4.80
2.50	0.60	0.30	1.50～2.40
3.00	0.50	0.25	1.25～2.00

频率(MHz)	波长(mm)	理论分辨力(mm)	实际分辨力(mm)
3.50	0.44	0.22	1.10～1.76
5.00	0.3	0.15	0.75～1.20
7.50	0.2	0.10	0.50～0.80
10.00	0.15	0.075	0.375～0.60

二、横向分辨力

横向分辨力等于声束宽度,而用聚焦的方法使声束变窄,可提高横向分辨力。在圆形声束探头横向分辨力又称侧向分辨力。但在线阵或凸阵探头,声束成矩形,将探头的短轴方向称为横向,其分辨力为横向分辨力(亦有称厚度分辨力)。

三、侧向分辨力

侧向分辨力等于声束的宽度。可用各种电子聚焦或电子波束形成等方法使波束变细,提高分辨力。

上述三种分辨力,纵向分辨力取决于发射超声频率,横向或侧向分辨力取决于声束宽度。不论何种探头,声束的宽度随着与探头距离的增加而增加,在不同深度上分辨力不同。在焦区内声束细,分辨力高,在焦区外,分辨力低,检查时应使被测目标在焦区内。

此外,超声分辨力还与目标所在的介质有关。液体内有细线状结构,厚仅 0.1 mm 也能产生反射及显示回声。在实性组织中有囊性病变,直径 2～3 mm 即能辨别。肝组织中有实性病变,若回声低于或高于周围组织,直径 1 cm 才能辨认,回声与正常肝组织相似(等回声)则需更大或借助造影等其他方法才能分辨。

第二章　眼科超声诊断

第一节　概　　述

超声检查应用于眼部至今已有 50 余年的历史。从最初使用单纯的 A 型超声进行疾病的诊断，到应用 B 型超声观察眼内结构的改变，以至使用彩色多普勒血流成像观察眼部的血供情况等，超声检查在眼部的应用取得了突飞猛进的发展。随着技术的进步，既往被视为不治之症的眼病也已经有了新的治疗方法，乃至只能单纯以眼球摘除为治疗手段的各种肿瘤也有了多种治疗方式，而这一切也进一步促进了超声诊断在眼科的应用和发展。

眼部超声检查在国内已经普及，不仅可以用来对眼部病变的形态特点进行观察，提供明确的诊断依据，为进一步的治疗提供帮助，还可以用来对正常和异常的眼球结构、血流特征进行分析，探讨疾病的发病机制，为相关疾病的诊断和治疗提供依据。

一、眼的解剖

眼为人体的视觉器官，分为眼球、视路和眼附属器三部分。眼球和视路共同完成视觉功能，眼附属器则起保护、运动等辅助作用。

眼球近于球形，其前后径为 24 mm，垂直径为 23 mm，水平径为 23.5 mm，位于眼眶内。眼球（eye ball）分为眼球壁和眼球内容物两个部分。眼球壁包括三层膜：外层为纤维膜、中层为色素膜、内层为视网膜。眼球内容物包括房水、晶状体和玻璃体。

（一）眼球壁

1.纤维膜

角膜（cornea）和巩膜（sclera）组成眼球外膜，主要由纤维结缔组织构成，故总称为纤维膜。角膜约占 1/6，完全透明，中央厚度 0.5~0.57 mm，周边厚度约 1.0 mm，中央较周边薄。

2.色素膜

色素膜又称葡萄膜（uvea），是位于巩膜和视网膜之间富含色素的血管性结构，分虹膜（iris）、睫状体（ciliary body）和脉络膜（choroid）三部分。色素膜的主要生理功能是营养眼球。

（1）虹膜：为色素膜的最前部分，为一圆盘状膜，由睫状体前部伸展到晶状体前面，中央有一圆孔称为瞳孔。瞳孔收缩和开大时，其边缘在晶状体表面来回滑动，得到晶状体支持。

（2）睫状体：位于与视网膜锯齿缘之间，前与虹膜根部相连，向后移行于脉络膜，切面为三角形，顶端向后指向锯齿缘，基底指向虹膜，环绕晶状体赤道部。

（3）脉络膜：由视网膜锯齿缘开始，直到视神经孔，覆盖眼球后部。厚度约 0.25 mm，为色素丰富的血管性结构。脉络膜上腔是指脉络膜与巩膜之间的一个潜在的间隙，内有疏松结缔组织，在低眼内压或炎症时可有渗出物和血液存在导致脉络膜和巩膜分离。

脉络膜的最内层为 Bruch 膜，为真正的基底膜，它随年龄的增加而增厚，在儿童期仅 0.2

μm,成年人则在 0.2～0.4 μm。一般在眼球的周边部较薄而后极部较厚。脉络膜黑色素瘤的超声诊断特点中特殊的形状——蕈状,即是肿瘤生长过程中突破 Bruch 膜的缘故。

3.视网膜

视网膜(retina)前界为锯齿缘,后界为视乳头周围,外为脉络膜,内为玻璃体。后极部可见一直径1.5 mm边界清晰的淡红色圆盘状结构,称为视乳头(optic papilla,optic disc),为视网膜神经纤维汇集穿过巩膜筛板的部位。其中有一小凹陷称为视杯(optic cup)或生理凹陷(physiologic excavation)。视乳头有视网膜中央动、静脉通过并分布于视网膜。在视乳头颞侧 3 mm 处可见直径约 2 mm 的浅漏斗状小凹陷,称为黄斑(macula lutea),其中有一小凹为黄斑中心凹(fovea centralis),为视网膜视觉最敏锐的部位。

(二)眼球内容物

1.晶状体

晶状体(lens)由晶状体囊和纤维组成,形似双凸镜的透明体,借晶状体悬韧带与睫状体相连,固定在虹膜后、玻璃体前,富有弹性。晶状体直径 9～10 mm,厚度 4～5 mm,前后两面相接处为晶状体赤道部。晶状体囊为一透明膜,完整包绕在晶状体外面。晶状体纤维在一生中不断增生,作规则排列。晶状体悬韧带是连接晶状体赤道及睫状体的纤维组织,由透明、坚韧缺少弹性的胶原纤维组成。

2.玻璃体

玻璃体(vitreous body)为充满眼球后 4/5 空腔内的透明无色胶体,其99%为水分,充满在晶状体后玻璃体内没有血管和神经,在其外层有少量游走细胞。玻璃体组织由玻璃体界膜、玻璃体皮质、中央玻璃体、中央管及玻璃体细胞构成。

3.房水

房水(aqueous humor)是眼内透明液体,充满眼前房和后房。房水由睫状突无色素上皮细胞分泌产生,主要功能是维持眼内压,营养角膜、晶状体和玻璃体,保护眼结构的完整性和光学透明性。房水与角膜之间的物质交换在角膜正常代谢过程中发挥重要作用。角膜从空气中获得大部分氧,周边角膜则从角膜、巩膜缘的血管获得营养成分,中央区角膜从循环的房水中获得葡萄糖,而氨基酸可通过扩散进入角膜。

(三)眼部血管解剖

1.动脉系统

(1)眼动脉(ophthalmic artery,OA):眼动脉是颈动脉的第一分支。它通过视神经管与视神经相伴行进入眼眶。其在眶内的行程可以分为三部分。第一部分在眶外下方向前走行到视神经,第二部分在眶中部穿越视神经到鼻上方;约 85% 的病例,眼动脉在视神经的上方越过,其余在视神经的下方越过。第三部分在视神经鼻侧眼动脉分出其末支。眼动脉为彩色超声多普勒检查中眼眶内部能够识别的最粗大血管。

(2)视网膜中央动脉(central retinal artery,CRA):离开眼动脉的第二部分,球后约 12 mm 进入视神经下表面,然后在视神经实质中向前行走直到眼球为止。在视神经内,视网膜中央动脉和视网膜中央静脉相伴行。

(3)睫状后长动脉(posterior ciliary artery long,PCAL)和睫状后短动脉(posterior ciliary artery short,PCAs):包括6~8条短动脉和2条长动脉,均在视神经附近从后进入眼内,为脉络膜(睫状后短动脉)以及虹膜和睫状体(睫状后长动脉)提供血供。睫状后短动脉为2~3支主干再分为6~8支终末支,其主干由眼动脉的第二部分的不同处分出,因此其解剖变异较大,但是在视神经的鼻侧和颞侧至少各有1支短动脉。睫状长动脉在距离视神经稍远一些亦可被识别。因睫状后短动脉在视神经两侧的位置比较固定,行彩色超声多普勒检查时通常选择此部位进行取样。

2.静脉系统

(1)眼静脉(ophthalmic vein,OV):眼静脉共2支,即眼上静脉(superior ophthalmic vein,SOV)和眼下静脉。其中,眼上静脉是引流眼球和其附属器的主要血管,直接向后引流至海绵窦。眼下静脉在进入海绵窦之前,发出分支汇入眼上静脉,另一支汇入翼状丛。部分血液也向前经内眦静脉入面静脉引流。这些静脉均无静脉瓣,其血流方向由压力梯度决定。

(2)涡静脉(vortex vein,VV):涡静脉为引流脉络膜、睫状体和虹膜的主要血管。脉络膜后部的静脉向前集合,赤道前的脉络膜血管则向后集合,在赤道部附近形成4~5支涡静脉,它们在上、下直肌两侧赤道后部穿出巩膜,长度2~5 mm。颞上支的涡静脉约在赤道后的8 mm处穿出巩膜,鼻上支在7 mm,颞下支在6 mm,鼻下支在赤道后5.5 mm。因涡静脉的穿行处与眼球的赤道相垂直,一般不易为彩色超声多普勒所显示。

(3)视网膜中央静脉(central retinal vein,CRV):其走行在视神经内与视网膜中央动脉完全相同。经眼上静脉或直接回流到海绵窦。

二、仪器和检查方法

(一)检查仪器

眼科超声检查的仪器较多,既有眼科专用的A型超声仪、B型超声仪、超声生物显微镜等检查仪器,也有彩色多普勒超声、三维超声、超声造影等检查手段。本书主要介绍彩色多普勒超声在眼部疾病诊断的应用,但为了让大家对眼科超声诊断有一个比较全面的认识,这里简单介绍眼科专用的超声诊断仪器。

1.A型超声仪

眼科主要用于眼部的生物学参数的测量,如角膜厚度、前房深度、晶状体厚度、玻璃体腔长度、眼球轴长等。为诊断相关的眼部疾病如屈光不正、青光眼提供帮助,为白内障摘出联合眼内人工晶状体植入手术提供必要条件。

2.B型超声仪

眼科专用B型超声诊断仪的换能器频率在10 MHz,为机械扇形扫描,其弧形的聚焦点与眼球的弧度基本一致,尤其对眼球壁疾病的检查有独到之处。眼科专用超声诊断仪的探头长径一般在15 mm以内,使用十分灵活,对于周边部疾病的显示有自己的特点。

3.超声生物显微镜

超声生物显微镜是超高频超声检查仪,换能器的频率在50 MHz以上,可以得到类似低倍光学显微镜的超声图像。主要用于眼前段如角膜、虹膜、房角、睫状体、晶状体疾病等。超声生物显微镜的出现弥补了眼科专用超声诊断仪在眼前段显示的不足,与之相互补充,可以较全面地反映眼球的全部结构。

至于彩色超声多普勒诊断仪一般只用其高频线阵探头即可,使用与其他小器官超声诊断无异。

(二)检查方法

患者一般为仰卧位检查,特殊情况下可以采用坐位检查。检查前应了解患者的基本病情,通过仔细询问病史、阅读病历,必要时应重复进行相关检查后根据病情有重点地对眼球进行检查。

1.B型超声检查方法

进行眼内疾病超声检查时,首先将仪器的增益状态调整至最高,以免将细小的病变遗漏,一般依照如下顺序进行扫查。

(1)横切扫查:首先检查眼球的上方,将探头置于6点角巩膜缘,标记方向指向鼻侧。由于探头在角巩膜缘,首先得到眼球后极部的图像,向穹隆部移动探头,依次得到眼球后极部、赤道部、周边部的图像。然后应用相同的方法分别对眼球的下方、鼻侧、颞侧进行检查。

(2)纵切扫查:如果应用横切扫查在眼球内有异常发现,或者有不能详尽观察的盲区,可以同时进行纵切扫查。即横切扫查发现病变后,旋转探头90°即与横切扫查相垂直,同样自角巩膜缘向穹隆部移动探头,观察病变的情况。对于位于后极部或周边部的病变,应用纵切扫查可以获得比横切扫查更满意的图像特征。

(3)轴位扫查和轴旁扫查:对于一些特殊病例,如与晶状体或视神经关系密切的病变、黄斑病变等,为明确病变与视神经、黄斑之间的关系,必要时可应用轴位扫查。

(4)特殊检查技术的应用:通过对病变超声特征的分析,提供对眼内疾病诊断和鉴别诊断信息。一般包括以下几个方面:形态学改变主要包括形状、位置、边界等;定量诊断主要包括回声强度、内回声和声衰减等;动态检查主要包括后运动、血管征和流动性等。

2.彩色多普勒成像的检查方法

一般为眼睑法。由于彩色多普勒超声诊断仪探头的接触面积均较大,因此在眼科应用自上而下的扫查方式较自左而右的扫查方式要多得多。如果应用此方法对病变和眼球结构显示不满意可以嘱患者转动眼球以配合检查。

眼内结构的检查方法与B型超声基本一致,这里主要介绍眶内血管的检查方法。

探头水平放置作眼球的水平切面,首先充分地显示视神经,因为视神经是进行眶内血管定位的标志。在将多普勒取样框置于眼球后15～25 mm处在视神经的两侧找寻类似英文字母"S"形的粗大血管即眼动脉,在与多普勒取样线平行且没有分支血管处对其进行取样。调整取样框在眼球后10 mm左右将视神经置于中央,在视神经的低回声区内可以发现红-蓝相间的血流信号即视网膜中央动脉和视网膜中央静脉,同样选择与取样线平行的点进行取样(一般在眼球壁后2～5 mm处)。在视神经的两侧可以发现单一颜色的条带状血流信号,为睫状后短动脉的血流频谱,选择与取样线平行的点进行取样即可(一般在眼球壁后5～8 mm处)。

三、正常声像图

由于线阵探头检查面积较大,一般在一个切面可以将眼球自周边到后极部完全显示,具体表现如下。

（一）眼球的结构

角膜为带状回声,如果探头对角膜加压可见角膜形态发生改变,即角膜顶点的回声局限扁平坦。前房为半球形无回声区。虹膜显示为对称的带状回声,中央区回声局限缺失为瞳孔区。晶状体的全部均可清晰显示,呈类椭圆形中强回声。玻璃体表现为无回声区,与眼球壁回声之间界限清晰。球壁回声为类圆形带状强回声,与玻璃体回声形成明显的对比(图2-1)。

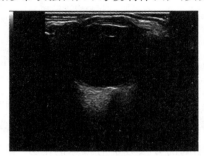

图2-1　眼球结构超声检查图像

（二）眼球的血管

眼球壁上由于脉络膜和视网膜上均有血管,所以其上可见血流信号,如果仪器的血流敏感性比较好,可以将视网膜和脉络膜的血管清晰地显示。玻璃体内没有血管所以也没有血流信号。在虹膜、睫状体上也有小血管,根据仪器的条件在部分仪器上可以清晰地显示。前房和后房内的房水尽管是流动的,但其流动的速度不足以引发多普勒效应,因此没有血流信号。

第二节　眼内疾病

一、玻璃体疾病

（一）玻璃体积血

玻璃体积血为眼外伤或视网膜血管性疾病所致的常见并发症。任何原因所致视网膜、色素膜血管或新生血管破裂,血液流出并积聚于玻璃体腔内均可形成玻璃体积血。

眼外伤和眼底血管性疾病为临床上引起玻璃体积血的常见原因。眼球穿孔伤或眼球钝挫伤均可造成外伤性玻璃体积血,尤其角巩膜穿孔伤、巩膜穿孔伤等玻璃体积血的发生率都很高。眼钝挫伤导致眼球瞬间形变引发视网膜脉络膜破裂而出血,前部玻璃体的积血可因睫状体损伤所致。自发玻璃体积血的原因较多,如视网膜脉络膜炎症、变性或肿瘤。主要有糖尿病视网膜病变、无脱离的视网膜裂孔、裂孔源性视网膜脱离和视网膜静脉阻塞等。其他如玻璃体后脱离、视网膜血管炎、视网膜静脉周围炎、老年黄斑变性、眼内肿瘤、新生儿视网膜病变等也是导致玻璃体积血的原因。手术性玻璃体积血可见于白内障手术、视网膜脱离复位手术、玻璃体视网膜手术等。

1.B型超声表现

少量的积血表现为玻璃体内局部弱点状回声,大量的积血可以充满整个玻璃体,分布一般与出血的位置有关,也可均匀分布在玻璃体内。点状回声不与眼球壁回声紧密相连,运动实验和后运动实验均阳性。积血运动一般无固定规律,为随眼球运动的随意运动。

2.CDFI表现

由于玻璃体内的积血有轻微的流动性,但其流动的速度尚不足以引起多普勒效应,所以在病变内无异常血流信号发现。

3.鉴别诊断

超声诊断时需要与玻璃体积脓、玻璃体变性等同样表现为玻璃体内点状回声的疾病相鉴别。单纯从形态上,积血与积脓很难鉴别,尤其部分病例积血合并积脓,单纯依靠形态改变将二者完全鉴别有一定困难,需要紧密联系临床表现、病史等仔细鉴别。

4.临床意义

超声诊断对玻璃体积血的诊断与眼底镜的观察同样重要,除非临床医生能够明确只有玻璃体积血而无其他并发症的存在,否则一般均需要进行超声检查除外其他并发症。如玻璃体后脱离、视网膜脱离、脉络膜脱离等。

(二)玻璃体后脱离

玻璃体后脱离(posterior vitreous detachment,PVD)是指基底部以后的玻璃体与视网膜相互分离。玻璃体后脱离多为老年变性引起,其发生率随年龄增加而提高,此外,炎症、出血、外伤等也可导致玻璃体后脱离。

玻璃体后脱离起病急,主要症状为飞蚊症和闪光感。客观检查可以观察到玻璃体后脱离现象。眼底镜检查表现为视乳头前环形混浊(Weiss环),即自视乳头脱离但仍附着在后玻璃体皮质上的视乳头周围胶质样物质。如果胶原组织纤细可能无法观察到此现象,可结合其他检查方法。有时后玻璃体皮质增厚,发生玻璃体后脱离时玻璃体内可见片状混浊物,而患者可经常有眼前黑影飘动的感觉。

玻璃体后脱离时约12%的病例可以伴发视网膜裂孔,这也是引起玻璃体积血的原因。

1.B型超声表现

根据玻璃体后界膜与球壁回声之间的关系将玻璃体后脱离分为两型。

(1)完全型玻璃体后脱离:玻璃体内连续条带状弱回声,不与后极部眼球壁回声相连,运动和后运动实验均为阳性。玻璃体后界膜脱离的运动有自己的特点,即运动是自眼球一侧向另一侧的波浪状运动。在后极部中央可观察到玻璃体后界膜回声局限增强,可表现为双条带状回声,为Weiss环的回声,也是诊断玻璃体后脱离的特征之一(图2-2)。

(2)不完全型玻璃体后脱离:由于玻璃体后界膜与视乳头、黄斑等结构之间的连接紧密,所以一部分病例检查时可以扫查到玻璃体后界膜与视乳头、黄斑或其他后极部眼球壁回声相固着。运动实验和后运动实验也同样为阳性,只是运动的后界膜为在玻璃体腔内随眼球运动方向摆动而非波浪状运动。

2.CDFI表现

不论是完全型玻璃体后脱离还是不完全型玻璃体后脱离,CDFI检查均无异常血流信号发现。

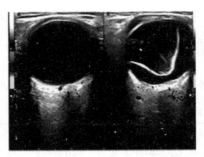

图 2-2 完全型玻璃体后脱离超声图像

3.鉴别诊断

单纯的玻璃体后脱离一般超声检查不易发现,检查时需要将仪器的增益值增大以免漏诊。如果同时合并玻璃体积血,由于积血沉积在玻璃体后界膜之上,后界膜的回声增强,较单纯的玻璃体后脱离更容易显示。完全玻璃体后脱离典型的运动特点和连续的条带状回声为其诊断的特点。而不完全玻璃体后脱离由于与眼球壁之间有固着关系,尤其与视乳头有固着关系时,与视网膜脱离之间很难鉴别。此时 CDFI 对二者的鉴别有帮助。

4.临床意义

玻璃体后脱离常发生于 60 岁以上的老年人,单纯的玻璃体后脱离一般无重要临床意义,向患者解释清楚即可。但是部分患者由于玻璃体后界膜的牵拉可能导致视网膜破孔甚至视网膜脱离,这是行超声检查时必须注意的。如果玻璃体后脱离与玻璃体积血等同时存在,则玻璃体后界膜与后极部眼球壁之间的固着关系为扫查的重点。在诊断报告中务必明确注明,以利临床医生选择治疗方案和手术方式等。

(三)原始玻璃体增生症

本病多见婴幼儿及儿童,90％为单眼发病,为胚胎发育时期的原始玻璃体在晶状体后的纤维增生斑块。纤维斑块与睫状突相连,将睫状突拉向瞳孔,瞳孔散大后可以见到延长的睫状突,为本病的特征性表现。位于晶状体后的纤维血管膜,其血管来自玻璃体动脉和睫状体血管的小分支,与晶状体后囊紧密相贴,且可通过后囊的破裂处进入晶状体内,导致晶状体混浊形成白内障。混浊膨胀的晶状体可使虹膜晶状体膈前移,前房变浅,可以继发青光眼。本病对视网膜影响较小,部分病例在锯齿缘处可见视网膜牵拉现象。

临床可见白瞳症,以单眼发生晶状体后白色纤维血管膜和牵引突起的睫状突为临床特征,多数病例视力差,可以伴有斜视和眼球震颤。

1.B 型超声表现

玻璃体内可探及带状回声,前端包绕晶状体后,如果仪器分辨力高甚至可以看清前端与晶状体、睫状体之间的关系。带状回声沿 Cloquet 管向后极部延伸至视乳头回声前与视乳头回声紧密相连。带状回声表面欠光滑,有弱条带状回声附着(图 2-3)。

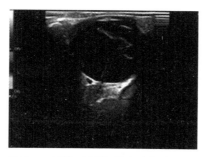

图 2-3　原始玻璃体增生症超声图像

2.CDFI 表现

在原始玻璃体动脉上可以观察到与视网膜中央动脉、静脉相延续的血流信号,血流信号的频谱特点与视网膜中央动脉、静脉完全相同。合并玻璃体积血时,玻璃体积血内无异常血流信号发现。

3.鉴别诊断

本病一般单眼发病,病变为以玻璃体原始动脉为基础的增生样改变,可以合并玻璃体积血、视网膜脱离等。检查时应注意对玻璃体全面的观察,尤其眼前段与晶状体和睫状体之间的关系也要详尽地描述。需要与其他同样表现为白瞳的疾病相鉴,如视网膜母细胞瘤、Coats 病、早产儿视网膜病变、白内障、眼内炎等。

4.临床意义

对于永存原始玻璃体增生症尚无很好的治疗方法,关键要与其他表现为"白瞳"的疾病相鉴别尤其与视网膜母细胞瘤的鉴别,以免误诊危及患者的生命。

二、视网膜疾病

(一)视网膜脱离

视网膜脱离(retinal detachment)是视网膜色素上皮层与神经上皮层之间的分离。因为视杯的神经外胚叶的外层发育成视网膜的色素上皮层,视杯的神经外胚叶的内层高度分化增厚形成视网膜神经上皮层,二者之间存在一个潜在的间隙。

原发性视网膜脱离多见于近视眼尤其高度近视眼的患者,其中男性多于女性且多为单眼发病,双眼病例为 10%～15%。原发性视网膜脱离的发生与玻璃体及视网膜变性有关。由于视网膜变性产生裂孔与玻璃体后脱离相粘连形成牵拉,液化的玻璃体由裂孔积聚于视网膜下导致视网膜脱离。

初发时有"飞蚊症"或眼前漂浮物,某一方向有闪光感,眼前阴影遮挡且与脱离的视网膜区域相对应。视网膜脱离累及黄斑区时可表现为显著的视力减退,眼内压多偏低。眼底检查可见脱离的视网膜变为蓝灰色,不透明,视网膜隆起呈波浪状,其上有暗红色的视网膜血管。玻璃体有后脱离及液化,含有烟尘样棕色颗粒。充分散瞳后,应用间接检眼镜、三面镜等检查多可发现裂孔。部分病例裂孔形成时视网膜血管破裂引起玻璃体积血。

1.B 型超声表现

如果是局限性视网膜脱离,表现为与视乳头回声相连的带状强回声,脱离的视网膜与视乳头之间呈 15°~30°角,称为视乳头斜入现象。完全的视网膜脱离表现为玻璃体内类似英文字母"V"形的条带状回声,"V"形条带状回声的尖端与视乳头回声相连,两端分别与周边部球壁回声相连。脱离的视网膜回声表面光滑,与球壁回声的弧度基本一致。运动试验一般为阳性,且视网膜的运动方向一般与眼球壁回声相垂直,为以脱离的视网膜为中心的垂直轻微摆动。如果视网膜下液为液化的玻璃体,则二者之间的回声表现为液性暗区;如果视网膜下液黏稠或视网膜下液为血性,则视网膜与球壁回声之间可表现为均匀的点状回声,这些点状的视网膜下回声运动试验及后运动均表现为阳性。

2.CDFI 表现

脱离的视网膜上有点状、条带状血流信号,且与视网膜中央动脉(central retinal artery,CRA)的血流信号相延续。脱离的视网膜上的血流信号表现为与视网膜中央动、静脉血流频谱完全相同的动、静脉伴行的血流频谱,即在频谱的 X 轴上为规律搏动的动脉型(CRA)血流频谱,而位于 X 轴之下的为伴随动脉搏动的静脉型(CRV)血流频谱。

3.鉴别诊断

与视网膜脱离形态类似的常见疾病有玻璃体内机化膜、玻璃体后脱离、脉络膜脱离等。主要以病变的形态、回声强度、病变与眼球的固着关系、运动情况、后运动情况以及病变内部的血流情况进行鉴别。

4.临床意义

对于视网膜脱离的病例,如果患者的屈光间质清晰,可以确定视网膜脱离的性质时一般不需超声检查。如果患者的屈光间质欠清晰或不能确定继发性视网膜脱离的性质等特殊情况超声检查可为其诊断提供帮助。形态特征和血流特点的相互结合是准确诊断视网膜脱离的基本保证,建议有条件的情况下应使用彩色多普勒超声诊断仪进行检查。

(二)糖尿病视网膜病变

糖尿病视网膜病变是一种主要的致盲眼病,一般而言 25% 左右的糖尿病患者并发视网膜病变,约 5% 有增生性糖尿病视网膜病变。糖尿病视网膜病变(diabetic retinopathy,DR)的发生和发展,不仅取决于代谢障碍的程度,也与糖尿病的发病年龄、病程长短、遗传因素和糖尿病的控制情况有关。

没有新生血管形成的糖尿病视网膜病变称为单纯型病变,也称为背景期视网膜病变。包括我国分类方法的Ⅰ~Ⅲ期,这一阶段的病变局限在视网膜内。视网膜微动脉瘤和(或)小出血点为最早出现并比较确切的视网膜病变的体征;黄白色硬性渗出说明血管通透性增大,血液成分溢出血管外;白色软性渗出表示微循环重度紊乱,血管破坏严重,有局灶性或广泛的视网膜无灌注,预示新生血管发生的可能。Ⅳ~Ⅵ期为增殖型病变,从新生血管产生开始。新生血管突破视网膜的表层内界膜,位于视网膜与玻璃体之间的间隙;随着纤维增生增多,新生血管穿过玻璃体界膜进入玻璃体内,而增生的组织或玻璃体的收缩均可引起视网膜脱离或玻璃体积血而影响视力。

1.B 型超声表现

一般Ⅰ~Ⅲ期的患者超声检查无异常发现。Ⅳ期以上的病例可有相应的改变。依病程将出现玻璃体积血即玻璃体内均匀点状回声,不与球壁回声相固着,运动和后运动实验均阳性等;玻璃体后脱离即玻璃体内连续条带状回声,与球壁回声之间的固着关系不确定,可以无固着关系亦可有 1 至多个固着点;牵拉性视网膜脱离即玻璃体后脱离与球壁回声相连处,如果球壁回声有局限隆起,与牵拉的玻璃体后界膜之间形成类似英文字母"X"形的回声。

2.CDFI 表现

如果没有合并视网膜脱离,玻璃体内一般无异常血流信号发现。合并牵拉性视网膜脱离时其上可见异常血流信号,与视网膜中央动脉、静脉相延续,频谱特征与视网膜中央动脉、静脉完全一致。如果由于玻璃体机化膜上有新生血管存在,可能在检查过程中发现异常血流信号,需与视网膜的血流信号相鉴别。通过对眼局部的血流参数进行测定,结果表明视网膜中央动脉和睫状后短动脉的血流参数均下降,以收缩期峰值和舒张末期的血流参数下降显著。下降程度与病变分期有关,即Ⅵ期较Ⅴ期、Ⅴ期较Ⅳ期舒张末期的血流参数下降更显著,甚至为 0,阻力指数升高,表明视网膜远端血管灌注不良。视网膜中央静脉的血流参数也会发生相应的改变。

3.鉴别诊断

糖尿病视网膜病变的超声诊断相对比较复杂,尤其对新生血管膜和牵拉视网膜脱离的诊断更困难。应用 CDFI 检查技术,对二者的鉴别有一定的帮助。脱离的视网膜上的血流信号与视网膜中央动脉是相延续的,而且血流频谱为与视网膜中央动脉、静脉完全相同的动脉、静脉伴行的血流频谱。新生血管膜上的血流信号与视网膜中央动脉之间无确定的延续关系,频谱无特征甚至无血流频谱发现。

此外,糖尿病视网膜病变的超声诊断有一定的特点,即一般均双眼发病,且玻璃体内病变以眼球的后极部为主,与普通的玻璃体积血、机化膜不同,积累一定的经验后诊断就比较容易。

4.临床意义

糖尿病视网膜病变是一种致盲性眼病,应当引起大家的注意。应用超声检查,可以明确被混浊的屈光间质所遮挡的眼底情况,确定视网膜发生的存在与否,为制订治疗方案提供帮助。

(三)视网膜母细胞瘤

视网膜母细胞瘤(retinoblastoma,RB)为婴幼儿常见的眼内恶性肿瘤,严重危害患儿的生命和视力。视网膜母细胞瘤的发病率在 1∶23160,但近年有逐渐增高的趋势。60%～82% 为单眼发病,双眼发病在 18%～40%。无显著性别差异。平均发病年龄单眼病例为 24 个月(7岁以上少见),双眼病例为 10 个月左右(3 岁以上少见),有家族史者的发病年龄较单独发生的病例发病年龄早。

视网膜母细胞瘤可分为遗传性和非遗传性两类。约 40% 的病例为遗传性,其发病为合子前决定,即由患病的父母或基因携带者父母遗传所致,为常染色体显性遗传。约 60% 的病例为非遗传性,为视网膜母细胞突变所致,不遗传。少数病例(约 5%)有体细胞染色体畸变。

1.B 型超声表现

既往根据肿瘤的形态将其分为肿块型、不规则型和弥漫浸润型。但这种分型与临床及病理均无联系,且比较烦琐,下面将仅根据病变的超声表现进行描述。

(1)形状:肿瘤形状多样,可以为半球形、V 形、不规则形等;可以表现为眼球壁的广泛增厚;可以充满整个玻璃体腔;可以为单一病灶,可以为多发病灶。

（2）大小：病变的大小超过 1 mm 即可被仪器所发现，但此时多不具备超声诊断特征，需要结合眼底检查等确定诊断。如果已经有典型的临床改变如黑蒙、白瞳等来就诊一般均可有典型表现。对病变的大小进行测量时，首先确定病变的最大基底所在的位置进行测量，然后旋转探头 90°测量此点的病变大小，准确记录以利随诊观察。

（3）位置：肿瘤可以位于眼球的任何部位，但以后极部病变居多，位于周边的病变可以累及睫状体。由于黄斑的特殊生理功能，检查时务必注意肿瘤与黄斑区之间位置关系，是否存在黄斑回避现象。

（4）边界：肿瘤边界清晰，与周围组织之间可以准确地鉴别。形态不确定，有的光滑连续，有的表面有凹陷。

（5）内回声：病变的内回声不均匀，70%～80%的病变内可探及不规则形斑块状强回声，即"钙斑"。钙斑之后可见声影。多数病例为强回声与中强回声相间，部分病例在病变内可探及不规则形无回声区。

（6）继发改变：由于肿瘤为视网膜的肿瘤，因此受肿瘤生长的影响极易出现视网膜脱离。表现为玻璃体内条带状回声，与视乳头回声相连，可以与视网膜的肿瘤相延续，亦可位于病变的对侧。此外，如果肿瘤蔓延至眶内，可在眶内发现与球内病变相延续且内回声强度一致的病变。如果肿瘤生长过程中破坏了视网膜上的血管，可以并发玻璃体积血。

2.CDFI 表现

病变内可以发现与视网膜中央动脉、静脉相延续的血流信号，呈树枝状广泛地分布在病变内，频谱特点为与视网膜中央动脉、静脉完全一致的动脉与静脉伴行的血流频谱。如果肿瘤直接蔓延到眼眶内，则在眼眶内可发现与病变相延续的血流信号。

3.鉴别诊断

本病主要需与其他同样表现为"白瞳"的疾病进行鉴别，如与 Coats 病、原始永存玻璃体增生症、早产儿视网膜病变、先天性白内障、眼内炎等相鉴别。

4.临床意义

视网膜母细胞瘤为婴幼儿眼内的恶性肿瘤，直接威胁患儿的生命，因此准确地诊断并及时地治疗是非常重要的。超声诊断技术的出现，为视网膜母细胞瘤的诊断和鉴别诊断都提供了一种检查手段，积累了较丰富的经验，有很高的诊断价值。

在既往的研究中，由于很多疾病均可表现为"白瞳"，单纯依靠裂隙灯显微镜检查、眼底镜检查对视网膜母细胞瘤的诊断是远远不够的。超声诊断的出现，突破了屈光间质清晰与否的禁区，通过对视网膜母细胞瘤形态特征和血流改变的研究，可以准确地诊断视网膜母细胞瘤。

此外，对于视网膜母细胞瘤，可以采用放射治疗、化学治疗、冷冻治疗和激光治疗等保存视功能疗法，应用超声检查可以及时了解治疗后病变的大小和形态变化、血流变化等，为观察治疗效果提供依据。

三、色素膜疾病

(一)脉络膜脱离

由于脉络膜血管内皮细胞结合疏松，仅靠少量结缔组织和单层内皮细胞的窦腔连接，在外界因素的作用下，血管外压力突然下降导致血浆大量渗出，积聚于脉络膜上腔发生脉络膜脱离

(choroidal detachment)。脉络膜脱离多见于外伤性眼病或眼内手术后,也可见于巩膜炎、葡萄膜炎等炎症疾病和眼局部循环障碍性疾病。

一般患者的视力下降不显著,眼底检查在眼底周边部可发现灰褐色或棕黑色环形隆起,边缘清晰,表面的视网膜正常无脱离。脉络膜脱离受涡静脉的影响可以被分割为大小、形态各不相同的多个局限性球形隆起。严重的脉络膜脱离可以越过涡静脉向眼球后极部发展甚至到达视神经的周围。

脉络膜脱离通常在 1~2 周可以自行消退,且消退后不留痕迹。但如果脉络膜脱离时间长,痊愈后眼底检查可见斑驳状或颗粒状色素改变。

1.B 型超声表现

轴位切面上可以探及至少 2 个条带状回声,一般在眼球的周边部,与眼球赤道附近的球壁回声相连。带状回声的凸面相对,其下为无回声区。类冠状切面上可以探及多个弧形带状回声,有多个点与眼球壁回声相连,形态类似"花瓣"状,即花瓣征阳性。横切面上脱离的脉络膜呈双带状回声,但可能不与球壁回声相连。

2.CDFI 表现

脱离的脉络膜上有较丰富的血流信号,但血流信号不与视网膜中央动脉的血流信号相延续,血流频谱呈低速动脉型血流频谱,与睫状后短动脉的血流频谱特征相同。但应注意的是在脱离的脉络膜表面有视网膜被覆,由于视网膜上有视网膜中央动脉通过,所以取样时很可能将视网膜中央动脉一同取样,则频谱表现为动脉、静脉伴行的血流频谱。

3.鉴别诊断

本病主要与其他表现为眼内膜状回声的疾病相鉴别,如视网膜脱离、玻璃体机化膜、玻璃体后脱离等。

4.临床意义

脉络膜脱离由于一般继发于眼外伤或眼内手术之后,且患者一般没有显著的视力障碍,在诊断上存在一定困难。超声检查结合其特殊的形态改变和血流特点一般可以得到准确诊断,对疾病的诊断和治疗有极大的帮助。

(二)脉络膜黑色素瘤

脉络膜黑色素瘤(choroidal melanoma)由恶性黑色素性瘤细胞组成的肿瘤,其组织发生于脉络膜基质内的黑色素细胞。

临床表现与肿瘤位置和大小有密切关系。位于眼球周边部的肿瘤或体积小的肿瘤早期症状不明显;位于后极部或黄斑区的肿瘤多以视力下降、视野缺损和玻璃体内漂浮物为就诊的主要原因。典型病例眼底检查早期为结节状色素性肿物,生长在 Bruch 膜下,故生长速度缓慢;如果瘤体增大突破 Bruch 膜和视网膜的色素上皮层,则病变沿破裂处向视网膜下生长呈典型的蕈状病变,其表面可见斑块状橘皮样色素沉着,可以引起继发浆液性视网膜脱离。

1.B 型超声表现

(1)半球形病变:为肿瘤细胞未穿透 Bruch 膜时病变的形状。病变位于视网膜下,呈半球形平坦状,可见声衰减。可以继发视网膜脱离,一般视网膜在病变的中央与病变连接紧密,周边可见隙状回声。病变的隆起度不高,一般不超过 5 mm。

(2)蕈状病变:肿瘤突破 Bruch 膜后所具备的典型表现。一般有如下特征。

形状:病变为典型的蘑菇状,即头膨大,中央有缩窄区,基底较宽大。

边界:病变边界清晰,当肿瘤表面有完整的视网膜时,病变的边缘光滑。在声像图上近场回声强,接近球壁时减弱甚至消失。

内回声:病变内回声不均匀,以中低回声为主。由于肿瘤边缘血管呈窦样扩张,故声像图上前缘回声强,向后回声逐渐减少,接近球壁形成无回声区,即所谓"挖空"(acoustic quiet zone)现象。

脉络膜凹:肿瘤所在部位的脉络膜被瘤细胞浸润,形成局部脉络膜无回声区,呈盘状凹陷带,一般在病变的基底部可探及此征,约 65% 的患者可发现此征。

声影:因声衰减显著,肿瘤后眼球壁及球后脂肪回声较低或缺乏回声,用低灵敏度检查,声影更易发现。

继发改变:超声可显示玻璃体混浊及继发视网膜脱离。肿瘤穿破巩膜后,可见相邻眶脂肪内出现低或无回声区。

2.CDFI 表现

肿瘤的内部和肿瘤的表面均可探及丰富的血流信号。肿瘤表面的血流信号为被覆在肿瘤表面的视网膜上的血管所产生,频谱分析表现为动脉-静脉伴行的血流频谱,与视网膜中央动脉、静脉的血流特征完全相同。病变内可探及丰富的血流信号,可以呈树枝状分布在整个瘤体内,血流频谱表现为单纯动脉型血流频谱,与睫状后短动脉的血流特征相同。这均与其病理组织学改变完全相同。

3.诊断特点和注意事项

应用超声检查诊断脉络膜黑色素瘤有一定的优势,典型病例具有上述声学特点,但一般 6 条特点中有 4 点相吻合就已经满足超声诊断的要求了,不必追求每一个点都满足要求。此外,如果应用线阵探头检查,一般很难发现肿瘤内回声由强及弱的典型改变,挖空征亦较难发现。此外,检查时应注意仪器增益值的调节,不要将增益值设置过高,以免将声学特点掩盖。

4.鉴别诊断

(1)脉络膜色素痣:脉络膜痣病变边界清晰,表面光滑且隆起度一般不超过 2 mm。超声检查内回声均匀且回声强度强,CDFI 检查病变内无异常血流信号。

(2)脉络膜血管瘤:血管瘤呈橘红色圆形实性病变,表面可有色素沉着。但内回声均匀,为中等强度,无脉络膜凹陷和声衰减等超声特点,荧光血管造影检查与脉络膜黑色素瘤亦不相同。

(3)脉络膜转移癌:为视网膜下结节状扁平隆起,边界欠整齐。内回声缺乏变化较均一,典型的边界特点为其超声诊断的特征之一。

5.临床意义

对于脉络膜黑色素瘤,手术摘除不是最终的追求目标,如何能够做到既治疗肿瘤又保存患者的有用视力是最高的追求。应用超声检查可以及时了解病变的性质、内部回声变化、准确测量病变的大小等,为保存视力治疗提供帮助。此外,对于病变内血流信号的观察也是了解治疗效果很好的指标。

(三)脉络膜血管瘤

脉络膜血管瘤(choroidal angioma)为良性、血管性、错构性病变。大多数为海绵状血管瘤,毛细血管型血管瘤极为罕见。临床上将脉络膜血管瘤分为孤立性和弥漫性两类。孤立性脉络膜血管瘤多发生在眼球后极部,边界清晰;弥漫性脉络膜血管瘤无明显界限,一般自锯齿缘延伸至眼球后极部,而且常伴发脑-颜面血管瘤病(Sturge-Weber 综合征)。

脉络膜血管瘤发生部位:如果病变发生在黄斑下方,早期可出现视力下降或单眼远视,为瘤体推顶视网膜前移所致。如果肿瘤发生在黄斑区以外的部位且未引起视网膜脱离,可以在相当长的时间内无明显临床症状。

继发性改变:脉络膜血管瘤内无明显细胞增生现象,提示脉络膜血管瘤无生长倾向或仅有缓慢生长的倾向。肿瘤病变区的变化以及临床症状的发展主要与肿瘤引起的继发性视网膜病变有关,如视网膜囊样变性、视网膜脱离和色素上皮增生等。继发性青光眼主要见于弥漫性血管瘤,多认为青光眼的发生与前房角组织发育异常有关,由于发病早,可导致眼球体积增大。部分病例由合并视网膜脱离导致晶状体-虹膜膈位置前移、虹膜根部与房角结构前粘连所致。

1.B 型超声表现

孤立型的超声表现为眼球后极部实性病变,形态以半球形为主,病变边界清晰,内回声均匀,回声强度呈中等程度到强回声。病变与周围组织之间界限清晰,没有显著的声衰减,无挖空征和脉络膜凹陷。部分病例可以同时伴有视网膜脱离、玻璃体积血等的超声表现。

弥漫型的超声表现为眼球壁回声的普遍增厚,在病变的早期,如果不仔细分辨可能会漏诊或者误诊为脉络膜水肿,但是结合临床特点需要仔细鉴别。随着疾病的发展,可以有局限的眼球壁回声增厚,回声强度较正常脉络膜回声强,与正常脉络膜回声之间界限清晰。总体来说,病变隆起度不高,一般在 5 mm 之内。

2.CDFI 表现

在病变的基底部和病变内均可探及十分丰富的血流信号,以基底部分布最为丰富,可以呈"血管池"样表现。频谱为低速动脉型血流频谱,与睫状后短动脉的血流频谱完全相同。但对病变表面的血流信号需要仔细分辨,可能为被覆在肿瘤表面的视网膜血管,因此频谱可以表现为动脉-静脉伴行的血流频谱。

3.诊断特点和注意事项

在脉络膜的主要占位病变中,脉络膜血管瘤的内部回声是最强的,也是最均匀的。病变形态规则,结合临床表现一般容易诊断。

最大的困难是弥漫性脉络膜血管瘤,由于病变隐蔽,低隆起度缺乏诊断经验时极易漏诊。因此,对于有着特殊临床表现的如颜面部血管瘤、眼底检查血管迂曲、青光眼眼压不易控制等情况下,均需除外弥漫性脉络膜血管瘤的存在。

4.鉴别诊断

本病主要与其他脉络膜实性占位病变相鉴别,如脉络膜黑色素瘤、脉络膜转移癌、脉络膜骨瘤等。

5.临床意义

对于脉络膜血管瘤一般均可以应用激光、冷冻、放射治疗等方法消灭肿瘤,达到改善视力的目的。因此应用超声检查可以定量测量病变的大小,应用 CDFI 可以定量测量肿瘤内的血流情况,二者相互结合对疾病的治疗效果的观察有很大帮助。

第三节　眼外伤

一、异物

异物(foreign body)占眼外伤的 2％～6％,其中眼前段异物占眼内异物的 13.2％～15％,虹膜睫状体异物不到 5％。异物伤中最多见为金属异物,其中磁性异物占 78％～90％。有些位于前房和晶状体内的异物可在裂隙灯下被直接发现,而另一些位于虹膜后睫状体附近的微小异物,穿孔伤口细小且已闭合,或是巩膜伤口被出血遮挡不易被发现,即使在裂隙灯下也需要仔细辨认,使用常规定位的辅助检查也存在着一定的困难。多数病例需要借助于影像学检查及 B 型超声等方法寻找异物。

(一)眼球内异物

位于眼球内的异物,不论异物的性质是金属异物还是非金属异物,都表现为眼内的最强回声。异物的形态不规则,内回声根据异物的性质不同而不同,但一般都比较均匀。异物之后可见声影。部分病例球后的声波逐渐减低直至消失称为声衰减,也称为彗星尾征。

(二)眼眶内异物

由于球后脂肪为强回声体,一般较小的异物不论是金属还是植物性异物较难显示,除非体积较大。检查较小的眼眶异物,常需要将增益降低,以显示异物。较大异物 B 型超声显示为强回声光斑,声影。超声在判断眶内异物,尤其是滞留眶内时间较长的植物性异物上较 CT 更佳。因为植物性异物长期存留眶内与组织液或脓液混合后在 CT 上显示为高密度,难于鉴别软组织和异物。而超声显示异物多为强回声光斑,和周围的软组织或纤维组织易于鉴别。

(三)临床意义

应用超声检查诊断眼球内异物,对确定异物在眼内的位置有很大帮助,如异物在玻璃体内、眼球壁上等,由于超声检查可以将眼球和异物置于一个平面上,因此可以准确显示异物的位置。此外,应用超声检查可以对异物伴随的情况进行诊断,如是否合并玻璃体积血、玻璃体积脓、视网膜脱离、脉络膜脱离等。

二、巩膜裂伤

由于眼内充满液体,可以被看作是可压缩的球体。如果眼球受到外力引起形态改变,但是体积没有发生改变,那么将只能增加表面积,这样在薄弱部位可以引起巩膜破裂。由于巩膜受到外力破裂眼球立即减压,因此球结膜几乎无破裂现象。

临床检查可见严重的结膜充血和水肿、结膜下出血、眼内压降低、前房积血、视力急剧下降,在眼球壁破裂的象限眼球的运动可以受限。

(一)B 型超声检查

病变一般在眼球的后极部、视神经的周围,表现为眼球壁回声局限缺失。玻璃体内一般都有点状回声,为外伤后的玻璃体积血。部分病例可以同时合并视网膜脱离和脉络膜脱离。劈裂的眼球壁后可以扫查到不规则的无回声区,为自眼球内外溢的玻璃体液体。

（二）CDFI 检查

破裂的眼球壁一般无异常血流信号发现。如果玻璃体内有脱离的视网膜、脉络膜,可以有相关的表现。

（三）临床意义

后巩膜裂伤由于位置隐匿,单纯依靠临床检查诊断有一定的困难。必要时甚至需要手术探查以明确诊断。应用超声诊断可以避免手术探查,准确诊断后巩膜裂伤,有推广价值。

三、晶状体脱位

晶状体位于虹膜之后,由晶状体悬韧带固定于睫状突,其前极居瞳孔中央,晶状体轴与视轴基本一致。即使用药物充分散大瞳孔,正常情况下,也看不到晶状体赤道部,更不能望及悬韧带。由于睫状肌的收缩、舒张,使悬韧带的紧张度发生微小变化,从而使晶状体的屈光状态发生改变,这就是所谓调节。由于外伤或先天因素,纤细的悬韧带可发生部分断离或全部断离,从而使悬韧带的固定作用产生不对称或完全丧失作用,由此产生晶状体不全脱位（半脱位）或全脱位。轻度的晶状体不全脱位,在临床上有时很难发现,即使在裂隙灯检查下,虹膜震颤也不明显。重度的不全脱位,患者可主诉单眼复视,检查可发现前房深浅不一,瞳孔区可见部分晶状体边缘,检查眼底时可发现所谓"双重眼底"现象。

先天性晶状体位置异常,常见者有:①Marfan 综合征（长指趾晶状体半脱位综合征）,多为双侧,晶状体半脱位,身材细长,蜘蛛样指趾,病因不明,可能与结缔组织弹性纤维异常有关,为常染色体显性遗传。②Well-Marchesani 综合征,亦称短指晶状体半脱位综合征,双眼晶状体半脱位,短指,短粗体型,双眼晶状体小。

晶状体全脱位可向前脱入前房,向后脱入玻璃体。晶状体不全脱位或全脱位均可引起继发性青光眼。

（一）B 型超声检查

如果晶状体脱位明显或者晶状体完全脱离正常的解剖位置进入玻璃体内,可借助 B 型超声检查。

如果晶状体为不完全脱位,可以探及晶状体部分脱离正常的解剖位置,但仍有部分与正常附着点相附着。

如果晶状体完全脱入玻璃体内,则在玻璃体内可以探及类椭圆形环状病变,环为中强回声,内为无回声区。椭圆形环可与球壁回声相连,亦可独立地存在于玻璃体内,此时可有轻度的运动。如果晶状体与眼球壁回声紧密相连,应注意有无视网膜脱离存在。

（二）CDFI 检查

脱位的晶状体上无异常血流信号发现。

（三）临床意义

超声检查尤其 UBM 检查可检测出用其他手段发现不了的轻微晶状体不全脱位,避免了临床漏诊,可精确测出前房深浅不一的程度与范围,并能显示出房角情况,对推测预后有可靠的依据。避免了散瞳的烦琐,又能判断晶状体脱位,能精确测出晶状体脱位的范围、程度。能清晰显示晶状体与睫状突的关系,是否有接触、刺激,范围多少,对估计预后、决定手术有根本性的指导意义。

第四节 眼眶疾病

眼眶(orbit)为四边菱形骨性腔,左右对称,其开口向前向外,尖端朝向后内。眼眶的周围由骨质构成,前面为眼睑,内为眼球和其他组织。成年人眼眶深度为 40～50 mm,容积为 25～28 mL。眼眶外侧壁相对偏后,因此眼球暴露机会相对较多,视野较鼻侧开阔,但同时也增加了受伤的机会。

眼眶内除眼球、眼外肌、泪腺、血管、神经和筋膜外,各组织间还充满脂肪,以此保护眼眶内的各组织结构。眼眶的容积增加可以引起眼球突出(exophthalmos),可以因为眼眶内炎症、循环障碍性水肿、肿瘤、血管扩张、眼外肌肥大、血肿及寄生虫等原因引起。反之,眼眶容积减小也可以造成假性眼球突出,如眼球增大、直肌麻痹,以及由于骨质异常所致眼眶的变浅。眼部炎症后的结缔组织牵引、脂肪吸收或眶底骨折等均能引起眼球内陷(enophthalmos)。

一、海绵状血管瘤

海绵状血管瘤(cavernous hemangioma)是成年时期最常见的眼眶原发性良性肿瘤。由于肿瘤由充满血液的管腔构成这样一种特殊的组织结构,间隔为纤维结缔组织,从而在超声上显示出一种较特殊的超声特征。

海绵状血管瘤主要见于成年人,平均发病年龄接近 40 岁。主要临床表现为轴位眼球突出,无自发性疼痛。晚期可引起视力下降和眼球运动障碍。肿瘤长期压迫可致视神经萎缩、脉络膜皱折。如肿瘤原发于眶尖早期可致视力下降;肿瘤位于眶前部时可触及有弹性肿物,表面光滑。

(一)B 型超声表现

海绵状血管瘤主要位于肌锥内,呈圆形或椭圆形,边界清楚,光滑,一般不与眶内正常结构粘连,除非肿瘤原发于眶尖。由于肿瘤包膜完整,在 B 超是显示为边界清晰的占位病变,内回声较强,且分布均匀。因为肿瘤有一定的弹性,在超声检查用探头压迫眼球可致肿瘤体积变小。但临床确实可见肿瘤原发于眶尖,且体积较小,所以以超声可能出现假阴性。

(二)CDFI 表现

肿瘤内血流信号不丰富,部分病例的肿瘤内部可探及点状血流信号。

(三)鉴别诊断

临床上最容易和海绵状血管瘤相混淆的是神经鞘瘤,两者均发生于肌锥内,但后者发病率稍低。在超声诊断上,海绵状血管瘤是强回声性肿瘤,而神经鞘瘤是弱回声性肿瘤。

二、神经鞘瘤

神经鞘瘤(neurinoma)是神经鞘膜细胞增生形成的一种缓慢增长的良性肿瘤。神经鞘瘤可发生于各个年龄,但以成年人就诊多见,无明显性别差异。临床表现隐匿,很少有特征性的症状出现。如病变累及 Ⅲ、Ⅳ、Ⅴ 脑神经的分支可引起复视;病变在眶尖可压迫视神经,引起视力减退;临近眼球壁的肿瘤可以压迫眼球变性,视力可下降。文献报道,本病 10％～15％ 伴有神经纤维瘤病,皮肤可有咖啡斑。

（一）B 型超声检查

病变一般为圆形、椭圆形或不规则形实性占位病变,边缘光滑可见肿瘤晕,肿瘤内回声低,部分病例病变内可见液性暗区,内有带状回声分隔,为囊样变的结果。肿瘤有轻度的压缩性,但声衰减少。

（二）CDFI 检查

病变内血流信号不丰富,病变边缘可见点状血流信号。

三、视神经胶质瘤

视神经胶质瘤(optic glioma)是发生于视神经胶质细胞的良性或低度恶性肿瘤。多为单侧发病,病变进程缓慢,不引起血行和淋巴转移。肿瘤可发生于眶内或颅内,但多起自视神经孔附近,向眼眶内或颅内发展。儿童较成人多见,位于眼眶内的肿瘤,由于肿瘤逐渐增大,导致视力下降、眼球向正前方突出、视神经水肿或萎缩等一系列视功能损害。但一般视力下降多发生在眼球突出之前。眼底检查可见明显的视神经萎缩,是本病与其他肌锥内肿瘤相鉴的重要特点。肿瘤较大的病例,眼底可见放射状条纹。如果肿瘤向颅内蔓延,可以引起视神经孔增大,眼底无明显改变。晚期肿瘤增大,眼球高度突出,由正前方变为向眼球的外下突出,可在眼眶的内上触及质地坚硬的肿块。

（一）B 型超声检查

视神经呈梭形增粗,内回声较弱,增粗视神经边界清楚。应用线阵探头可以清晰地显示增粗的视神经的全貌,视神经可呈扭曲状态,有中度声衰减。视乳头回声受到肿瘤的影响可以向眼球内突出,与视神经水肿也有关。

（二）CDFI 检查

为血流不丰富的肿瘤,部分病例可在病变内发现异常血流信号。但需与正常的视网膜中央动脉相鉴别。

四、脑膜瘤

脑膜瘤(meningioma)是一种起于视神经鞘蛛网膜细胞的肿瘤,为良性肿瘤,但也可恶变,一般生长缓慢,恶变后发展迅速。常见于成年人,女性多于男性,年龄越小恶性程度越高。

由于肿瘤逐渐生长,眼球多向正前突出,晚期可向外下突出且眶缘可触及病变。临床特点为未发生眼球突出之前视力正常,发生眼球突出之后视力逐渐下降,有的病例可以在眼球突出很久之后视力仍然保持不变。由于视神经受到机械性压迫,可见视乳头慢性水肿、血管扩张、出血,黄斑区星芒状渗出等,晚期病例可见视神经萎缩。

（一）B 型超声检查

视神经呈管状、锥形增粗,视神经的宽度增加,边界清晰,内回声低且不均匀,增粗视神经内常有点状强回声光或钙化,声衰减明显。声衰减一般显示显著病变的后界欠满意。

（二）CDFI 检查

病变内血流信号丰富,频谱分析以动脉型血流信号为主。

五、泪腺混合瘤

泪器(lacrimal apparatus)分为两个部分即泪液的分泌部和排除部。前者包括泪腺和副泪腺,后者包括泪小点、泪小管、泪囊和鼻泪管组成。

泪腺(lacrimal gland)为分泌泪液的器官,位于眼眶的外上方额骨和眼球之间的泪腺窝内,由细管状腺和导管组成。长约 20 mm,宽约 12 mm,主要功能为分泌泪液,借结缔组织固定于眶骨膜上。提上睑肌将其分割为较大的眶部泪腺和较小的睑部泪腺。泪腺由眼动脉分出的泪腺动脉供给血液,受三叉神经的第一支泪腺神经支配。

泪腺良性多形性腺瘤(benign pleomorphic adenoma of lacrimal gland)是最多见的泪腺良性肿瘤。因肿瘤内含有中胚叶间质成分和外胚叶上皮成分,且形态多样,又称为泪腺混合瘤(mixed tumor)。

本病多见于成年女性,表现为眼球突出和内下方移位,眶外上方可触及硬性肿物,一般无眼睑肿胀和压痛。受病变的影响可导致眼球形变,引起屈光系统改变导致部分病例伴有视力下降。眼球向上运动受限。

(一)B 型超声表现

病变呈圆形或类圆形和椭圆形,边界清楚,内回声较多,分布均匀,声衰减中等。此肿瘤多压迫局部骨质,B 型超声显示病变后界呈明显向后突出,骨壁回声光滑,这是泪腺上皮性肿瘤的典型特征,也是和其他泪腺区肿瘤鉴别要点之一。线阵探头二维图像可以将睑叶和眶叶泪腺病变完整地显示,病变形态不规则,类似椭圆形,内部回声不均匀,以中强回声为主,间有小的囊样无回声区,压缩性阴性。

(二)CDFI 表现

CDFI 检查病变内可见较丰富的血流信号,病变的周边可探及点状、条带状血流信号。脉冲多普勒频谱分析为中速动脉型血流频谱。

(三)鉴别诊断

泪腺位于眼眶外上方,除了泪腺本身的肿瘤外,还可发生表皮样囊肿、炎性假瘤等。有时此位置的表皮样囊肿和多形性腺瘤有非常类似的 A/B 超图像,鉴别困难,必要时应参考 CT 图像。在超声上和此瘤类似的是海绵状血管瘤,后者很少发生于泪腺区。

泪腺炎性假瘤在超声上常显示为低回声性占位病变,一般容易鉴别。

六、炎性假瘤

炎性假瘤(pseudotumor)一词用来描述一组炎性病变。它可累及眶内所有结构,如泪腺、脂肪、眼外肌、视神经、骨膜,甚至骨壁和眼球。病变可位于眼眶任何位置,可局限增生,也可弥漫性不规则生长。在病理上此类病变主要由淋巴细胞构成,间有少许纤维结缔组织和其他细胞。一般根据病变内淋巴细胞的多少分为淋巴细胞浸润性炎性假瘤,硬化性炎性假瘤和混合性炎性假瘤。

由于炎性假瘤波及范围较广,病变累及的部位不同,而超声特征也不同。

(一)泪腺炎型炎性假瘤

这是较常见的炎性假瘤,与其他位置的炎性假瘤不同的是此类炎性假瘤常累及泪腺,且在病理上以淋巴细胞增生为主,纤维结缔组织间质较少,所以在 B 超上呈扁圆形,边界清楚,内回声很少,声衰减不明显。病变在 A 超上呈现内反射较低的反射。在临床应鉴别的是泪腺上皮性肿瘤,后者在超声上显示为中高反射,类似海绵状血管瘤。淋巴瘤病变体积较大,内回声较少。还有一种是泪腺炎,多呈急性发作,眼睑红肿,疼痛,结膜充血,局部压痛。超声显示泪腺肿大,内回声较多,泪腺常呈网格状增大。

(二)肿块型炎性假瘤

病变可位于眼眶前部和眶后部。和其他眼眶良性肿瘤不同的是患者除眼球突出外,常有反复发作史,并合并眼睑红肿,疼痛等症状。超声多显示病变不规则,边界不清楚,内回声可多可少,但常可发现眼球筋膜囊水肿,这是诊断眼眶炎性病变的超声特征。

(三)眼外肌型炎性假瘤

当炎性假瘤主要侵及眼外肌时称眼外型炎性假瘤。临床表现为突然发生眼球突出,眼球运动障碍,眼球运动时疼痛加重,眼外肌附着点结膜充血。B超显示眼外肌增厚,内回声较少,并累及肌肉附着点。

(四)CDFI检查

眼眶炎性假瘤 CDFI 常显示病变内有数量不等的动脉、静脉血流,提示病变可能在急性期。

(五)鉴别诊断

超声鉴别淋巴瘤和炎性假瘤确实困难,需要结合临床其他症状、体征和影像学诊断。当然有些硬化型炎性假瘤主要由纤维组织构成,超声显示病变不规则,衰减明显,内回声少,无明显可压缩性。在炎性假瘤的超声诊断中,发现筋膜囊水肿对判断病变性质非常重要。

七、颈内动脉海绵窦瘘

颈内动脉海绵窦瘘(carotid-cavernous fistula,CCF)通常为海绵窦内颈动脉因外伤或其他原因引起的瘘,部分可自发于动脉瘤的破裂。体征包括:浅层巩膜静脉扩张,搏动性眼球突出、结膜水肿、眼部听诊有杂音,部分病例合并眼压增高。长期者导致眼眶静脉扩张、动脉硬化及所有眼眶软组织充血。虽然颈内动脉海绵窦瘘多是单侧,但双侧也可见。临床上常将病变分为高流瘘(流速快)和低流瘘(流速慢)。一般讲,流速快者多是颈内动脉海绵窦瘘所致,而流速慢的常合并硬脑膜海绵窦交通。

(一)B 型超声表现

眼上静脉位于上直肌与视神经之间,呈圆形或管状低回声。扩张的眼上静脉自鼻上方向眶上裂方向延伸。超声发现眼上静脉扩张的同时,用探头压迫可见扩张的血管明显搏动,压迫同侧颈动脉可使搏动消失。眼上静脉依瘘内的血液速度和瘘口的大小呈轻度或中高度扩张,严重时可扩张至 10 mm 以上。部分病例可同时显示眼下静脉扩张。其他的超声所见有眼外肌增厚、视神经增粗及少见的脉络膜脱离。

(二)CDFI 表现

彩色多普勒则显示此眼上静脉扩张并呈动脉频谱,并显示低阻力动脉化频谱,根据血流动力学测定可鉴别高流瘘和低流瘘。

(三)鉴别诊断

临床引起眼上静脉扩张的疾病除本病外,还有许多病变,但扩张程度较低,如硬脑膜海绵窦瘘(以下详述)、眶尖肿瘤、甲状腺相关眼病、炎性假瘤。除硬脑膜海绵窦瘘与本病只是程度较轻而各种表现均很类似外,其他病变均有相关超声发现,如眶内肿块、眼外肌肥厚等。

八、眶静脉曲张

眶静脉曲张(varix)是发生于眼眶内的静脉畸形扩张,可为囊状或多腔性。此种病变多认为是先天所致,但多在青年时期发病。

典型的体征为体位性眼球突出,即直立时眼球内陷(enophthalmos)或无突出,当头低位、Valsalva法等动作时,眼球即突出。随即出现一系列急性眶压增高的症状,如头痛、恶心、呕吐、视力下降,严重者因短期眼球不复位致视力丧失。一般当头高位或直立后,或压迫眼球数秒钟眼球恢复原位。长期病变不断压迫球后脂肪引起脂肪萎缩,眼球内陷。

(一)B型超声表现

当颈部加压或患者低头时,眶内畸形血管充血,可见球后脂肪随之变大,而正常球后脂肪内出现一个或多个低回声占位,呈圆形、椭圆形或不规则形;眼眶静脉曲张的病变内常有静脉石出现,对诊断非常有帮助。超声检查不仅可以发现病变的范围、形状,还要注意病变与眶内正常结构的关系。偶尔静脉性血管瘤,尤其是儿童时期发病,病变本身也有一定的体位性,即颈部加压后病变稍有扩大。

(二)CDFI表现

可提供血液动态图像,彩色多普勒对发现和定位畸形病变的血管有参考意义。由于颈部加压后,血液向眶内充盈,可显示眶尖或眶上裂部位出现红色血流信号,即血流朝向探头;当压力消失时,血液向颅内回流,血流信号由红色变为蓝色。检查时需要耐心操作,以发现病变的导血管。

(三)临床意义

此病诊断仅靠体位性眼球突出后眶内出现的占位病变即可诊断,而超声的意义在于定位病变范围、是单囊性或多腔性、与眼眶正常结构的关系,为手术提供依据。

第三章　甲状腺及甲状旁腺超声诊断

第一节　概　　述

　　甲状腺是人体内最大的内分泌腺体之一,在机体的新陈代谢中具有重要的作用,由于其位于身体的浅部,是超声检查的主要内分泌器官。早在 20 世纪 50 年代,A 型超声就被应用于甲状腺囊实性疾病的判定;20 世纪 60 年代以后,B 型超声的应用,使得超声检查在甲状腺疾病的检查中不仅可以明确病灶的囊实性,而且可以观察病灶形态、大小等变化;20 世纪 80 年代彩色多普勒超声的应用为超声观察甲状腺内血管分布和血流状态提供了条件。甲状腺超声检查可以观察病灶的二维(灰阶)结构、彩色血流等变化,为临床提供更加丰富的诊断信息。

一、正常甲状腺和甲状旁腺的解剖位置和毗邻

(一)甲状腺的解剖结构

　　正常甲状腺的位置在颈部皮下、气管软骨环的前方。成人甲状腺形态成蝶形或“H”形,分为左右两侧叶和中间峡部,峡部位于第 2~4 软骨环前方,部分成人峡部中间看见锥形向上(偏左或右)的甲状腺组织,称为锥体叶(图 5-1A)。正常甲状腺的重量为 15~25 g,两侧叶的大小为上下径 3~5 cm、左右径 2~3 cm、前后径(厚度)1~1.5 cm,峡部上下径和前后径(厚度)0.2~0.5 cm。甲状腺侧叶上缘达甲状软骨,下缘达第 6 气管软骨环,后方借助结缔组织附着于气管软骨上,因此随吞咽运动而上下移动。甲状腺表面有两层膜包绕,其外膜较厚由结缔组织和弹性纤维组成,内层较薄称为甲状腺固有膜,两层之间是血管神经网。

　　甲状腺组织可异位生长。异位甲状腺常见于颈前正中,上起自舌根,下至胸骨柄后或前上纵隔。异位甲状腺同样可发生腺瘤或癌。

　　甲状腺的主要结构是滤泡,呈圆或卵圆形,由一层腺上皮细胞组成囊性结构。囊液为滤泡上皮分泌的胶质,胶质内主要为含各种碘化酪氨酸组成的甲状腺球蛋白、多糖及一些酶类,人的甲状腺约由 300 万个滤泡组成。滤泡壁主要由滤泡细胞和滤泡旁细胞构成。前者合成和分泌甲状腺激素,后者又称 C 细胞,分泌降钙素。

(二)甲状腺的解剖毗邻关系

　　甲状腺的前面呈弧形凸出,前方覆盖皮肤、皮下组织、颈筋膜、舌骨下肌群(胸骨舌肌、胸骨甲状肌、甲状舌骨肌、肩胛舌骨肌),前外侧为胸锁乳突肌、气管前筋膜,两叶后外侧为颈总动脉和颈内静脉。甲状腺的深面毗邻组织有甲状软骨,环状软骨,气管,咽下缩肌,食管,甲状腺上、下动脉以及喉返神经等,其中甲状腺左叶的后方有食管颈部段(图 3-1B)。

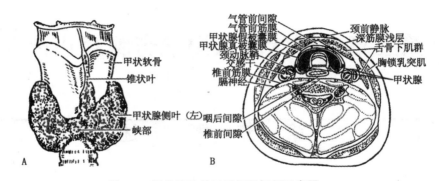

图 3-1　甲状腺及其周围组织解剖示意图

A.甲状腺解剖示意图;B.甲状腺周围组织解剖示意图

(三)甲状腺的血管和神经分布

甲状腺具有丰富的血液供应,包括动脉和静脉系统。

(1)甲状腺动脉。①甲状腺上动脉:多起自颈外动脉的起始部前方,向内下行至甲状腺上极,分支后进入腺体实质,主要分布在甲状腺前面;甲状腺上部横切面可以显示其起源部分。②甲状腺下动脉:起自锁骨下动脉的甲状颈干,沿前斜角肌内侧缘上行,从后面进入甲状腺下后缘,分布于甲状腺后面和甲状旁腺;纵切面可显示。③10%的人可有甲状腺最下动脉:来源主动脉弓,在中部进入甲状腺,分布于甲状腺下极和峡部。

(2)静脉引流起自滤泡周围的静脉丛,逐渐汇合成静脉。①甲状腺上静脉:引流甲状腺两侧叶上部的血液,流入颈内静脉。②甲状腺中静脉:引流两侧叶前部和中部的血液,汇入颈内静脉。③甲状腺下静脉:引流两侧叶下部的血液,流入无名静脉。

甲状腺具有极丰富淋巴管,淋巴液经滤泡周围的淋巴丛,引流到气管、纵隔、喉前及颈部淋巴结,因此甲状腺癌可沿淋巴管转移至上述淋巴结。

甲状腺受颈交感神经节的交感神经和迷走神经纤维支配,神经纤维从神经节发出,分布于甲状腺组织内。

(四)甲状旁腺

共 4 个,分别位于甲状腺左右两叶的背侧上、下部,在甲状腺包膜内侧或埋入甲状腺组织中。形态可呈蚕豆形、圆形、椭圆体或泪滴状等(图 3-2)。大小平均为 5 mm×3 mm×1 mm,变化范围为(2~12)mm×(2~12)mm×1 mm。甲状旁腺与甲状腺、气管、食管、颈长肌和颈血管毗邻。血供主要依靠甲状腺血管供应。主细胞分泌甲状旁腺素,参与血清钙的代谢。

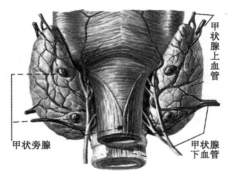

图 3-2　甲状旁腺解剖示意图

二、使用仪器和检查方法

(一)仪器设备的选择

甲状腺位于浅表部位,故选择高频率的超声探头,以便有较高的图像分辨力。临床上最常用的甲状腺超声探头是浅表线阵电子宽频探头,频率5～16 MHz,可根据甲状腺组织的大小选择不同的探头频率,从而达到最佳的检查效果。

甲状腺检查一般应用的仪器为中高档彩色多普勒超声仪器。对部分没有高频浅表线阵探头的单位,不宜进行甲状腺超声检查,必要时可以用腹部探头(低频)加水囊检查。

(二)检查前准备和体位

检查前不需要特殊准备,取仰卧位、颈部垫枕、头略后仰。采取首先全面扫查,然后重点观测的方针。单侧甲状腺肿块可采取向健侧侧卧或头向健侧转45°,以充分暴露检查区。肿块活动度大时可用手协助固定以便检查。必要时可采取将上半身抬高20°或取坐位探测。

检查时探头置于甲状软骨下方,在相当于第5～7颈椎水平,从上向下移动探头,获取最大横切面冻结图像并测量前后径和横径;纵切可沿甲状腺左、右两侧叶的长径扫查,同样取最大切面冻结和测量。应该从上向下、从外向内系列扫查。观察并记录甲状腺是否肿大,甲状腺内肿块的形状、边缘、大小,肿块周围回声和内部回声,肿块后方有无衰减以及声影等。彩色多普勒检查时,应嘱患者浅呼吸和不做吞咽动作,以获取清晰图像。彩色多普勒超声可以显示甲状腺内较低速度的血流。

三、甲状腺和甲状旁腺正常超声表现

超声横切面扫查时,首先显示皮肤、皮下组织、颈前和颈侧肌(包括前方的舌骨胸骨肌群和外前方的胸锁乳头肌)。距皮肤约1 cm深处可见马蹄形的甲状腺。正常甲状腺边界清晰,边缘规则,包膜完整,两侧叶基本对称,由峡部相连。甲状腺一般均呈等回声(略低于正常肝脏回声),细弱密集点状回声,回声分布均匀(图3-3)。气管位于峡部后方中央,呈一弧形强光带伴明显声影。甲状腺后方外侧为颈总动脉和颈内静脉。动脉在内侧,静脉在外侧。后方为颈长肌,一般呈三角形低回声区,颈长肌前方神经血管束包括喉返神经和甲状腺上、下动脉。彩色多普勒超声有助于血管的鉴别。在左侧甲状腺内后方可见到食管。

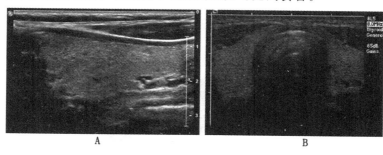

图 3-3　正常甲状腺声像图
A.纵切面;B.横切面

超声纵切面检查时,在位于颈前肌、颈侧肌或胸锁乳突肌与颈长肌之间,可见呈头尖尾钝的实质均质的甲状腺侧叶,在其后方常能见到颈部血管(颈总动脉或颈内静脉管状无回声区)。

彩色多普勒血流成像(CDFI)检查,腺体内血流信号较丰富。甲状腺上动脉较甲状腺下动脉容易显示,位置表浅,走向较直。脉冲多普勒显示呈单向搏动性流速曲线,收缩期急速上升,舒张期缓慢下降呈低幅血流;静脉呈连续性低幅流速曲线。

正常甲状腺大小:两侧叶前后径、左右径均为 2～3 cm,上下径为 4～5 cm;峡部前后径小于 0.5 cm。

甲状腺上、下动脉直径小于 2 mm,收缩期峰值速度为 22～33 cm/s,平均速度12～22 cm/s,阻力指数(RI)为 0.55～0.66。

甲状旁腺的体积相当小,其声阻抗与甲状腺组织相近,回声强度雷同甲状腺组织,多数学者报道超声难以显示正常的甲状旁腺。甲状旁腺一旦体积增大或发生肿瘤,其显示率明显增加,故二维超声和彩色多普勒超声可以应用在甲状旁腺疾病的诊断中。

第二节　甲状腺疾病

一、毒性弥漫性甲状腺肿

(一)病理与临床

毒性弥漫性甲状腺肿又称原发性甲状腺功能亢进症、突眼性甲状腺肿或 Graves 病,是一种伴甲状腺激素分泌增多的特异性自身免疫病。本病多见于 20～40 岁青年女性,男女比例约1:5。主要病理改变是实质组织的增生和肥大。临床特征为多器官受累和高代谢状态,主要表现有心悸、怕热、多汗、食欲亢进、大便次数增多、消瘦、情绪激动等,约1/3 的患者伴有眼球突出。

(二)声像图表现

(1)甲状腺弥漫性对称性肿大,被膜规整。

(2)未经治疗的初发者,腺体表现可分为两种类型。①弥漫回声减低型:双侧腺体弥漫性回声减低、较为均匀(图 3-4),CDFI 表现为"火海征"。②散在回声减低型:双侧腺体内见多个边界模糊的片状回声减低区,探头挤压后回声增强和范围缩小;CDFI 表现为回声减低处血流信号尤为丰富。此型常见于年龄较大者。

(3)病程较长或反复发作者,腺体回声水平可与正常腺体相当,不均匀,部分病例因形成纤维分隔而出现条状高回声。

(4)多数病例甲状腺上、下动脉内径增宽,流速明显加快,阻力减低。

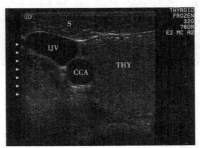

图 3-4　毒性弥漫性甲状腺肿(弥漫回声减低型)声像图

右侧甲状腺(THY)弥漫性肿大,实质回声稍高于同侧胸锁乳突肌回声(S)。CCA,颈总动脉;IJV,颈内静脉

(三)报告书写举例

甲状腺右叶 6.0 cm×2.5 cm×2.6 cm,左叶 6.2 cm×2.4 cm×2.7 cm,峡部厚 0.6 cm,腺体组织回声减低、不均,未见明确占位性病变。CDFI:腺体内血流明显增多,呈"火海样"改变,右甲状腺下动脉 PSV 90 cm/s,EDV 45 cm/s。

超声提示:甲状腺弥漫性肿大、血流明显增多(结合临床考虑为 Graves 病)。

(四)鉴别诊断

1.单纯性甲状腺肿

本病系地方性缺碘引起的疾病,也有散发性病例。表现为甲状腺增大,但回声正常或不均,CDFI 示血流及流速无明显增加。甲状腺功能正常或减低。

2.结节性甲状腺肿

部分弥漫性毒性甲状腺肿可表现为腺体散在回声减低,从二维声像图上与结节性甲状腺肿不易区分。后者开始时似单纯性甲状腺肿,但随着病情的发展,各部分组织反复增生与复旧,形成纤维间隔及多个结节。甲状腺两侧叶不对称增大是其特征。CDFI 检查缺乏血流信号,其流速<30 cm/s,与甲亢"火海征"截然不同。

3.桥本甲状腺炎

病情动态发展,声像图随之动态变化。甲状腺增大多以前后径改变为明显,而甲亢的腺体增大以长径改变为明显,而且桥本甲状腺炎血中抗甲状腺球蛋白和抗微粒体抗体增高。

4.甲状腺腺瘤

部分患者合并甲亢,从声像图上易与甲亢鉴别。

(五)临床价值

仅依靠超声检查较难对本病作出明确诊断,需结合临床症状、体征及实验室检查结果方能作出明确诊断。另外,超声能够准确测量甲状腺体积,了解腺体的血供状况,从而帮助选择治疗方式、计算 ^{131}I 用量和判断疗效。

二、单纯性弥漫性甲状腺肿

(一)病理与临床

单纯性弥漫性甲状腺肿是单纯性甲状腺肿的早期阶段。甲状腺两侧叶呈对称性弥漫性肿大,一般不伴有甲状腺的功能变化和全身症状。甲状腺过度肿大者可压迫周围器官组织而产生相应的症状:①压迫气管造成呼吸困难。②压迫食管引起吞咽困难。③压迫颈静脉、上腔静脉造成头面部及上肢水肿。④压迫周围神经引起声音嘶哑或霍纳综合征(Horner syndrome)。

(二)声像图表现

(1)甲状腺呈弥漫性、对称性肿大,表面平整,肿大程度常较毒性弥漫性甲状腺肿明显。腺体肿大明显时,可压迫气管、颈部血管,并使血管移位。

(2)病程早期腺体内部回声基本正常;病程后期除腺体实质回声普遍不均外,由于滤泡内充满胶质而高度扩张,腺体内显示弥漫分布的多发薄壁无回声区伴囊内点状强回声。

(3)腺体内血流信号无明显增多,甲状腺上动脉内径正常或稍增宽,流速在正常范围内或轻度增高。

(三)报告书写举例

甲状腺右叶 6.0 cm×2.5 cm×2.5 cm,左叶 6.5 cm×2.4 cm×2.8 cm,峡部厚 0.4 cm,腺体组织回声不均,可见多数的无回声,内有点状强回声后伴"彗星尾"。CDFI:腺体内未见异常丰富血流信号。

超声提示:甲状腺肿大、甲状腺多发囊性结节伴结晶体。

(四)鉴别诊断

(1)结节性甲状腺肿:腺体增大呈不对称性,表面不光滑,并伴有多个大小不等的结节。而单纯性甲状腺肿腺体呈弥漫性对称性增大,表面光滑,内无囊性结节以外的其他类型结节形成。

(2)毒性甲状腺肿。

(五)临床价值

超声作为首选的影像学方法,依据声像图表现和甲状腺功能,不难对本病作出诊断,并且能够准确测量甲状腺大小,进行随访和疗效判断。

三、单纯性结节性甲状腺肿

(一)病理与临床

单纯性结节性甲状腺肿是单纯性甲状腺肿发展至后期的表现。在甲状腺弥漫性肿大的基础上,滤泡上皮细胞反复增生和不均匀地复原,形成增生性结节,部分呈腺瘤样增生。结节进一步发展,压迫结节间血管,使结节血供不足而发生变性、出血和坏死等病变。出血和坏死组织可逐渐纤维化,形成不规则瘢痕,其中可发生钙盐沉积。本病一般无明显症状,但肿大的甲状腺可压迫周围组织如气管和食管而产生相应的症状。

(二)声像图表现

(1)甲状腺正常大小或两侧叶不对称性增大,表面不平整。

(2)腺体内见单个或多个回声不等的结节,边界清晰或模糊,可伴有形态不等钙化(图3-5)。结节内血供状态不等,有的增生结节内部血流丰富,甚至呈彩球状;以退化为主(如囊性变、液化、坏死等)的结节内部无或少许血流信号。

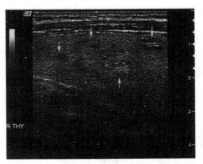

图 3-5　单纯性结节性甲状腺肿声像图腺体可见数个结节(箭头所示)

(3)结节以外的腺体回声可能表现为均匀、不均或散在的点状或条状高回声,血供无明显增多。

(4)甲状腺上动脉内径正常或稍增宽,流速在正常范围内或稍加快。

（三）报告书写举例

甲状腺右叶 6.8 cm×3.0 cm×2.5 cm，左叶 6.0 cm×2.9 cm×2.6 cm，峡部 0.5 cm，腺体回声不均，左右叶内均见多个大小不等的低回声。右叶最大者 3.0 cm×2.3 cm×2.0 cm，位于上极，边界清，以低回声为主，内见形态不规则无回声区；左叶最大者 2.0 cm×1.8 cm×1.7 cm，位于中部，边界清，以无回声为主。CDFI：上述低回声周边可见较多血流，多位于周边，动脉流速未见明显增加。

超声提示：甲状腺弥漫性肿大伴多发囊实性结节（符合结节性甲状腺肿）。

（四）鉴别诊断

（1）与毒性甲状腺肿、单纯性甲状腺肿相鉴别。

（2）甲状腺腺瘤：见表 3-1。

表 3-1　甲状腺腺瘤与结节性甲状腺肿的鉴别诊断

	甲状腺腺瘤	结节性甲状腺肿的结节
数目、大小	多单侧单发，较大	常双侧多发，大小不一
边界	清晰、整齐，有完整包膜，部分有声晕	不清晰、不整齐，无包膜或包膜不完整，部分有声晕
内部回声	均匀，有较细密光点	不均
周围甲状腺组织	正常	正常或不正常，部分结节之间出现条状中高回声
整个甲状腺的轮廓	整齐、光滑	轮廓不平，两叶不对称
甲状腺各径线	不大，或腺瘤侧局限性增大	可明显增大或不对称增大

（3）甲状腺癌：结节有恶变的可能，如发现生长迅速，颈淋巴结增大，超声显示结节边界不平整呈锯齿样改变，合并微钙化等恶性特征应想到恶变的可能，必要时进行穿刺活检。

（五）临床价值

超声是本病的首选检查方法，多数患者无须再行其他影像学检查。但是，超声对结节是否合并癌变，是否合并甲状腺功能亢进症的判断存在一定困难。

四、亚急性甲状腺炎

（一）病理与临床

亚急性甲状腺炎又称肉芽肿性或巨细胞性甲状腺炎，是一种自限性非化脓性炎性疾病，发病初期有上呼吸道感染的表现，一般认为病因是病毒感染或变态反应所致，多见于 20～50 岁的女性。早期可有发热、甲状腺肿大、疼痛，伴有上呼吸道感染。开始时病变仅局限于甲状腺一侧或一叶的某一部分，不久累及另一侧或甲状腺全部，以致其表面高低不平，但甲状腺的活动度良好。由于滤泡破坏，甲状腺素释放增多，可出现甲状腺功能亢进；晚期如果甲状腺有严重的破坏乃至出现纤维化，可出现甲状腺功能低下。病程一般持续 2～3 个月，可自行缓解消失。

（二）声像图表现

（1）患侧甲状腺肿大，被膜下病灶常使甲状腺与颈前肌之间的间隙模糊或消失。

（2）甲状腺腺体内见边界模糊的散在性或融合性片状低回声，被称为"洗出"征（"washout"sign）（图 3-6），此为本病的特征表现。病程初期低回声区常有压痛。CDFI 显示病灶内原有血管自如穿行,周边无明显环绕血管。

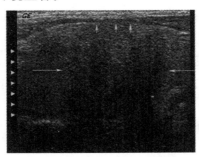

图 3-6　亚急性甲状腺炎声像图

大箭头所示为融合性低回声带("洗出"征),小箭头所示为甲状腺与颈前肌之间的间隙模糊

(3)病灶回声随病程而变化,炎症恢复期回声增强、不均,低回声区缩小甚至消失,恢复为正常腺体回声。

(三)报告书写举例

甲状腺右叶 5.9 cm×2.7 cm×2.5 cm,左叶 5.7 cm×2.7 cm×2.4 cm,峡部 0.3 cm,腺体回声不均,左叶内见低回声区,范围约 2.0 cm×1.8 cm,边界模糊。CDFI:内可见穿行血管。

超声提示:甲状腺肿大伴左叶低回声区,结合临床,考虑炎性病变可能性大。

(四)鉴别诊断

1.急性化脓性甲状腺炎

本病有高热、白细胞增高、血沉快、疼痛及压痛症状重。超声显示不均质低回声区,边界模糊、不清。形成脓肿时,可见不规则的无回声区。

2.甲状腺癌

亚急性甲状腺炎如为单侧性,常形成 2～3 cm 大小结节,此时应与甲状腺癌相鉴别。前者的结节有触痛,形态不规则,后方无声衰减,周边无血管绕行,可见原有的甲状腺血管在病灶内穿行。动态观察可发现病灶开始位于一侧叶,不久累及另一侧叶,3～6 个月后病灶逐渐缩小,甚至完全恢复正常。后者的结节形态不规则,边缘可呈蟹足样改变,内部可有微小钙化,后方可有声衰减,周围血管移位、绕行。鉴别困难时,可行细针抽吸细胞学检查或组织学活检。

3.桥本甲状腺炎

本病一般表现为双侧腺体弥漫性回声减低,局限性桥本甲状腺炎少见。甲状腺无触痛,不发热,血中甲状腺球蛋白抗体和微粒体抗体滴度远高于亚急性甲状腺炎。亚急性甲状腺炎晚期在声像图上与桥本甲状腺炎难以鉴别。

(五)临床价值

超声结合患者临床症状和体征不仅能明确诊断本病,而且是随访的良好手段。

五、桥本甲状腺炎

(一)病理与临床

桥本甲状腺炎又称为慢性淋巴细胞性甲状腺炎,是一种自身免疫性疾病。好发于 30～50 岁的中青年女性。镜检:甲状腺组织中淋巴细胞和浆细胞呈弥漫性浸润,此外还有中等程度结缔组织增生。病程后期腺体纤维化明显并有腺体萎缩。本病起病隐匿,常无特殊症状。体检触及甲状腺正常大小或中度弥漫性肿大,腺体质韧如橡皮。血甲状腺球蛋白抗体和抗微粒体抗体增高。

(二)声像图表现

(1)甲状腺两侧叶弥漫性肿大,以前后径改变最为明显,峡部也明显增厚;病程后期可表现为腺体萎缩。

(2)腺体声像图表现为以下类型。①弥漫回声减低型:表现为肿大腺体弥漫性回声减低,较为均匀,伴有许多条状高回声,腺体内布满搏动性彩色血流信号,密集如一片火的海洋,即"火海征",与毒性弥漫性甲状腺肿表现类似(图 3-7)。②弥漫网络型:肿大腺体内见许多散在细小低回声而呈网络状改变(图 3-8),CDFI 显示血供丰富,呈弥漫性分布。③萎缩型:腺体呈弥漫性萎缩,无或轻度血流信号增加。④局限型:病变局限在某一区域。

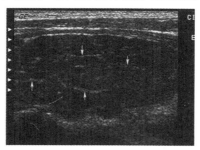

图 3-7　桥本甲状腺炎声像图(弥漫性回声减低)
左叶腺体弥漫性回声减低,内见许多条状高回声(箭头所示)

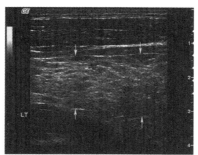

图 3-8　桥本甲状腺炎声像图(散在细小低回声)
左叶腺体内见许多散在分布的细小低回声和许多条状高回声

(3)病程早期甲状腺上动脉流速明显加快,血流量增多。

(三)报告书写举例

甲状腺右叶 6.5 cm×2.8 cm×3.0 cm,左叶 6.9 cm×2.7 cm×2.9 cm,峡部 0.8 cm,甲状腺实质弥漫性回声减低、不均,可见多数条索状中高回声。CDFI:实质内见丰富血流信号。

超声提示:甲状腺肿大,甲状腺弥漫性病变(符合慢性炎性病变)。

(四)鉴别诊断

(1)亚急性甲状腺炎。

(2)甲状腺癌:慢性淋巴细胞性甲状腺炎如为局限性病变,应与甲状腺癌相鉴别。声像图不典型时,可采用超声引导下穿刺细胞学检查或组织学活检,以明确诊断。

(3)结节性甲状腺肿:慢性淋巴细胞性甲状腺炎在甲状腺内偶尔可见多个小的高回声结节,是由淋巴组织、残余滤泡和上皮组织形成的。此时要与结节性甲状腺肿鉴别,主要依靠血清学检查,必要时穿刺细胞学检查或组织学活检。

(五)临床价值

超声表现不能单独对本病作出明确诊断,结合患者症状和体征,尤其实验室检查,对诊断很有帮助。

六、甲状腺腺瘤

(一)病理与临床

甲状腺腺瘤系良性肿瘤,起自腺上皮组织,可分为滤泡型腺瘤、乳头状腺瘤和混合型三种。多见于中青年女性。肿瘤生长缓慢,患者一般无明显自觉症状。若肿瘤内突然出血,则肿块迅速增大,伴局部疼痛。少数病例可发生功能自主性腺瘤,出现甲亢症状。10%的腺瘤可以癌变。体检触及单个圆形或椭圆形肿块,质韧,表面光滑,无压痛,可随吞咽而活动。

(二)声像图表现

(1)腺瘤一般为单发,极少数为多发;呈圆形或椭圆形,肿物长轴常与腺体的长轴平行,如位于峡部的腺瘤的长轴与矢状面垂直。

(2)肿物内部回声类似正常腺体实质回声,多数为均匀等回声,少数为低回声;较大者易合并囊性变、出血或坏死,内部有不规则无回声区、钙化灶或浓缩胶质。浓缩胶质表现为点状强回声后方伴"彗星尾"征,此为良性结节的特征性表现。

(3)肿物边界清楚、整齐,有高回声包膜,80%的肿瘤周边见规整的薄晕环;后壁及后方回声增强或无明显变化。

(4)CDFI:内部血供程度不等,多数腺瘤内部可见丰富血流信号,有的形成网状或彩球状;周边常见较为完整的环绕血管(图 3-9)。

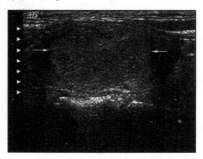

图 3-9　甲状腺腺瘤声像图

箭头所示腺瘤呈椭圆形,内部均匀等回声,边界规则、清晰,部分周边见窄晕,后方回声无明显变化

(三)报告书写举例

甲状腺右叶 5.1 cm×2.5 cm×2.0 cm,左叶 5.0 cm×1.7 cm×1.5 cm,峡部厚 0.3 cm,腺体回声均,右叶上极见 2.0 cm×1.5 cm×1.3 cm 的等回声区,有包膜,周边可见"晕环"征。CDFI:结节周边见环绕血流,内部见丰富的血流信号,动脉最高 PSV 60 cm/s,DV 30 cm/s。

超声提示:甲状腺右叶实性占位(腺瘤可能性大)。

（四）鉴别诊断

（1）与结节性甲状腺肿、甲状腺癌相鉴别。

（2）甲状腺囊肿：本病囊性变时应与甲状腺囊肿相鉴别。后者为单纯性囊肿，完全为无回声区，内部无任何回声点、壁薄，后壁回声增强。

（五）临床价值

多数甲状腺腺瘤仅凭超声即可作出提示，少数腺瘤与边界清晰的恶性病变较难区分。

七、甲状腺癌

（一）病理与临床

甲状腺癌占所有恶性肿瘤的 1%，女性多见。通常分为乳头状癌、滤泡癌、髓样癌和未分化癌四种。乳头状癌占所有甲状腺癌的 75%～90%，发展缓慢，可多年无任何症状。未分化癌和少数髓样癌发展迅速。临床表现因病理类型不同而异。甲状腺癌多见于年轻人或老年人，年轻人中女性多于男性，老年人中无性别差异。颈部放疗史、Graves 病患者、地方性甲状腺肿患者罹患甲状腺癌的危险性增高。

（二）声像图表现

1.边界

较大癌灶常表现为边界模糊，未分化癌可呈"蟹足样"改变，但髓样癌和微小癌（直径＜1 cm）表现为边界清晰。癌灶周边晕环常不完整或厚薄不均。

2.内部回声

癌灶常表现为实性不均质低回声，较少出现囊性成分（图 3-10）。微小癌回声常低于颈前肌肉回声；较大癌肿回声有所增强，但常低于正常腺体回声（图 3-11）。微钙化（1 mm 左右的点状强回声）预测恶性的特异性较高，但敏感性很低。

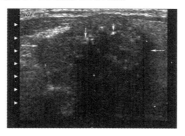

图 3-10　甲状腺乳头状癌声像图

大箭头指向癌肿，其边界模糊、形态不规整，周边见宽窄不一的不完整"晕环"，内部见许多微小钙化（小箭头所示）

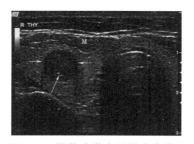

图 3-11　甲状腺微小髓样癌声像图

横切扫查癌肿前后径大于横径，形态规则，边界清晰，内部回声低于颈前肌肉（M），并见微小钙化（长箭头所示）

3.形态

较大癌灶常表现为形态不规则,前后径与横径比值≥1。

4.彩色多普勒

部分血流丰富或局限性丰富、分布杂乱,可见穿支血管。但部分恶性结节可出现周边部分环绕血流或无血流信号。

5.颈部淋巴结肿大

转移性淋巴结的超声特征与甲状腺内原发病灶的超声特征类似。灰阶超声特征为淋巴结门消失或部分消失,出现囊性回声、钙化或局限性高回声。彩超表现为血流杂乱,达皮质边缘或沿被膜走行。淋巴结分布部位对于其良恶性判断亦有意义。临床常用的淋巴结分区为六分法,中央区是恶性淋巴结最常累及的区域(Ⅵ区)。因为甲状腺组织的遮挡,超声对此区域显示不满意,手术前超声检查会漏诊大约50%的Ⅵ区转移性淋巴结。对于甲状腺全切患者,超声对该区域淋巴结的检出率明显提高,对于判断术后是否有局部复发具有重要意义。甲状腺癌同侧Ⅲ、Ⅳ区淋巴结转移的概率几乎同中央区,而Ⅱ区及Ⅴ区淋巴结转移相对少见。

(三)报告书写举例

甲状腺右叶4.8 cm×1.8 cm×1.7 cm,左叶4.5 cm×1.8 cm×1.6 cm,峡部厚0.2 cm,右叶下极见1.5 cm×1.2 cm×1.5 cm低回声区,边缘不规整呈"蟹足"样,后方回声轻度衰减,内部回声不均,可见多个点状强回声。CDFI:内见较丰富的动静脉血流,分布较杂乱,动脉最高PSV 80 cm/s,RI 0.7。

超声提示:甲状腺右叶实性占位(甲状腺癌可能性大)。

(四)鉴别诊断

1.甲状腺腺瘤

见表3-2。

表3-2 甲状腺腺瘤与甲状腺癌的超声鉴别要点

	甲状腺腺瘤	甲状腺癌
形态	规则	不规则
边界	光滑整齐,有完整包膜	模糊不整齐,无包膜或包膜不完整
内部回声	均	不均
囊性变	多见	少见,可有乳头状结节及间质钙化
后方回声	无衰减	多衰减
钙化	圆形、粗大	不规则,微钙化
浸润周围组织	无	有
颈淋巴结增大	无	有

2.亚急性甲状腺炎(单侧性)

本病有低热,局部有压痛,血沉快等。肿大的甲状腺回声均匀,无浸润现象。抗感染对症治疗后,炎症区回声可恢复正常。

(五)临床价值

超声是甲状腺癌的首选影像学检查方法。但是,甲状腺癌具有多种不同病理类型和生物学特征,其复杂多样的声像图表现给超声检查带来困难。必要时,应与核素显像或 CT 成像结合起来应用。超声引导下穿刺活检安全、可靠,有很好的应用价值。

八、甲状腺囊肿

1.病理与临床

甲状腺真性囊肿很少见,本病以腺瘤或增生结节囊性变为多见。

2.声像图表现

甲状腺真性囊肿呈无回声,壁薄而光滑,后方回声增强,很少见。甲状腺囊肿多呈混合回声,即在无回声内有低回声或中等回声沉积于底部或附着于内壁,有时内有分隔。

3.鉴别诊断

(1)甲状腺癌液化坏死:本病肿瘤生长快,呈不均质的囊实性改变。

(2)应与甲状舌管囊肿及鳃裂囊肿鉴别,后者为先天性,与甲状腺本身无关。

九、甲状舌管囊肿

1.病理与临床

甲状腺的发生开始于胚胎第 3～4 周,在咽底部的内胚胎层增生,形成甲状舌管后下降到正常甲状腺处,发育成甲状腺峡部及左、右叶,而甲状舌管在胚胎 5～6 周时,即开始退化、闭锁、消失。若甲状舌管退化停滞,可在出生后有不同程度的保留,部分扩张形成甲状舌管囊肿,尚有一部分病例在甲状舌管或囊肿内残留有功能或无功能的甲状腺组织。

2.超声表现

(1)二维超声:①多见于颈前区中线上部(舌骨下方),能随吞咽或伸舌、缩舌运动而上下活动。②通常表现为 1～2 cm 大小的圆形或不规则形的无回声区,包膜完整,与周围界限清晰,后方回声增强。③当囊肿内部液体黏稠时,可表现为类实性低回声;当囊肿合并感染时,内见多数点状回声;当囊肿内残留甲状腺组织时,可探及类甲状腺实质结构;文献报道,囊肿内也可发生乳头状癌,表现为其内实性低回声。

(2)多普勒超声:一般内部无明显血流信号。合并乳头状癌常在实性部分探及血流信号。

3.报告书写举例

甲状腺右叶 4.8 cm×1.8 cm×1.7 cm,左叶 4.5 cm×1.8 cm×1.6 cm,峡部厚 0.2 cm。甲状腺实质回声均未见明确囊实性结节。CDFI:未见异常血流信号。颈前区舌骨下方见 3.0 cm×1.2 cm 的无回声区,包膜完整,边界清,后方回声增强,内见多数点状回声。CDFI:未探及明确血流信号。

超声提示:颈前区囊性肿物(甲状舌管囊肿可能性大)。

4.鉴别诊断

通常无特殊疾病需要与本病相鉴别。需要注意的是,当内部液体黏稠时,不要误诊为肿瘤;合并残留正常甲状腺组织或在此基础上发生的各类甲状腺病变,应警惕误诊。

5.临床价值

超声常常能够明确提示本病,并有助于对合并残留正常甲状腺组织或在此基础上发生各类甲状腺疾病的诊断。

十、异位甲状腺

1.病理与临床

异位甲状腺是一种胚胎发育异常的疾病。某种原因使甲状腺部分或全部未下降到颈部正常解剖位置。女性发病率是男性的 4 倍。异位甲状腺常常合并正常解剖部位甲状腺缺如;少数为正常解剖部位甲状腺与异位腺体并存。异位的甲状腺腺体绝大多数(90%)位于舌根部,其功能与腺体的发育相关,可无临床症状,或表现为甲状腺功能减退。

2.超声表现

(1)正常解剖部位未能探及甲状腺组织,或发现甲状腺较正常明显减小,但回声无明显异常。

(2)在可能发生异位的部位显示类似正常解剖部位的甲状腺组织回声,如表现为实性均匀的中等回声,边界清晰,CDFI 示内部血流信号丰富。

(3)异位的甲状腺也可并发各种甲状腺疾病而具有相应声像图表现。

3.报告书写举例

甲状腺区未探及明确腺体回声。上颈部舌根处见腺体样中等回声,大小约 1.5 cm×1.3 cm。CDFI:内可探及少许血流信号。

超声提示:上颈部舌根处腺体样中等回声(异位甲状腺可能性大)。

4.鉴别诊断

(1)异位甲状腺与肿物的鉴别:前者表现为类似正常解剖部位的甲状腺回声,如边界清晰的均匀中等回声,分布规则的血流信号;而后者具有各类新生肿物、炎症等表现。

(2)甲状腺缺如与颈前肌肉的鉴别:正常解剖部位无甲状腺组织十分少见。若无典型的甲状腺组织,判断为甲状腺缺如和(或)异位甲状腺时,应注意勿将颈前肌肉误诊为甲状腺组织。

(3)甲状腺先天发育不全与后天性甲状腺萎缩的鉴别:后天性甲状腺萎缩常常见于桥本甲状腺炎病程后期,表现为腺体回声减低、不均,并可见许多条状高回声;而甲状腺发育不全和异位甲状腺均可出现甲状腺体积小,但腺体回声无明显异常。

5.临床价值

当在颈部、口腔内或其他可能发生甲状腺异位的部位探及实性肿物,同时发现正常解剖部位未探及甲状腺或甲状腺明显较正常小但声像图无明显异常时,应想到甲状腺发育不全和异位甲状腺,切不可轻易作出肿瘤诊断,导致将异位甲状腺切除而造成甲状腺功能低下的不良后果。核素显像是发现和诊断异位甲状腺的最佳影像检查方法,可以对甲状腺缺如和异位甲状腺的部位、数量作出明确诊断。

· 第三章　甲状腺及甲状旁腺超声诊断 ·

第三节　甲状旁腺疾病

一、甲状旁腺腺瘤

(一)病理与临床

甲状旁腺腺瘤是原发性甲旁亢最常见的原因,多见于 40～60 岁,女性较多。腺瘤平均直径 1～2 cm(0.5～8 cm)。好发于下甲状旁腺,单发多见,2 个以上多发性腺瘤仅占 1%～4%。

(二)声像图表现

多为卵圆形、长椭圆形,偶见三角形、多边形、球形、分叶状等。边界清晰,部分可有包膜。因为腺瘤细胞数量丰富而且大小一致,超声反射界面少,所以内部多为均匀低回声,可有囊性变,但很少有钙化。腺瘤偶尔呈等或高回声(与甲状腺相比),而高回声一般认为是腺瘤纤维化或变性所致。腺瘤周边常见源于甲状腺下动脉的绕行血管,并可见多条动脉分支进入瘤体内,内部血供丰富。

(三)报告书写举例

甲状腺左叶下极下方见 1.7 cm×1.0 cm×0.6 cm 低回声,边界清晰,内部回声均匀。CDFI:内见丰富血流信号(图 3-12)。

超声提示:甲状腺左叶下方实性占位,甲状旁腺腺瘤可能性大。

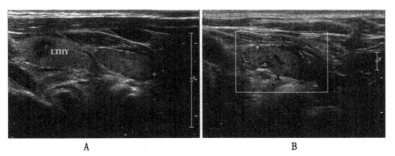

图 3-12　甲状腺左叶下极下方见 1.7 cm×1.0 cm×0.6 cm 低回声,边界清晰,内部回声均匀(A)。CDFI:内见丰富血流信号(B)

(四)鉴别诊断

1.甲状旁腺增生

腺瘤多单发,体积较大;增生常多发,双侧,结节较小,有肾衰竭或尿毒症史。若为多发性腺瘤,则与增生不易鉴别。

2.多发性内分泌腺瘤(MEN)

在垂体、胰腺、肾上腺、甲状腺的一处或多处发现肿瘤,应考虑 MEN。

3.甲状旁腺腺癌

极为罕见。如果没有浸润和转移征象,需靠活检或手术病理鉴别。

4.颈淋巴结肿大

异位于颈总动脉旁的甲状旁腺腺瘤需与增大的淋巴结相鉴别。前者结节常单发,无淋巴门,彩色多普勒无淋巴结的血供特征,鉴别困难时需做活检。

二、甲状旁腺增生

(一)病理与临床

甲状旁腺增生可分为原发性和继发性。原发性甲状旁腺增生病因不明,4 个甲状旁腺几乎都增生,但增生程度不一致,以上甲状旁腺增生为著。继发性甲状旁腺增生由持续性低血钙症引起,最常见于慢性肾衰竭,也可见于佝偻病、骨软化病、骨髓瘤等;此时,全部甲状旁腺增生肿大,下部腺体较上部肿大明显。

(二)声像图表现

增生常多发,4 个腺体均有不同程度的增大,也可以一个腺体增大为主。声像图上两者难以鉴别,必须结合临床考虑。长期及继发性甲状旁腺增生者可见钙化。

三、甲状旁腺癌

(一)病理与临床

甚少见,仅占甲状旁腺肿瘤的 1%～2%,其中部分为功能性,可致甲状旁腺功能亢进。肿瘤向周围浸润,约 1/3 的病例可见颈部淋巴结转移,偶尔也有血行转移。

(二)声像图表现

癌体积多超过 2 cm(图 3-13),分叶状,低回声或等回声,内部回声不均,可有囊性变、钙化。这些表现也见于体积大的甲状旁腺腺瘤。侵犯周围组织,如血管、神经等是甲状旁腺癌的特异性表现。

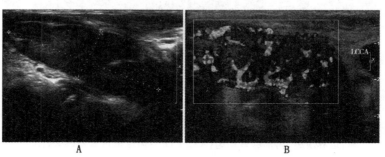

图 3-13　甲状腺右叶下极下方见 4.5 cm×1.5 cm 低回声,分
叶状,内部回声不均(A)。CDFI:内见丰富血流信号(B)

四、多发性内分泌腺瘤

(一)病理与临床

多发性内分泌腺瘤(简称 MEN)是指在 2 个以上内分泌腺发生肿瘤或增生,出现多种内分泌功能障碍,有明确的家族遗传性。本病常累及甲状旁腺,以引起甲状旁腺增生为最常见,少数形成腺瘤。根据不同组合可分为 MENⅠ、MENⅡ、MENⅢ型。MENⅠ型主要累及甲状旁腺、胰腺及垂体。MENⅡ型主要为甲状腺髓样癌、嗜铬细胞瘤,并伴甲状旁腺增生。MENⅢ

型主要为甲状腺髓样癌、嗜铬细胞瘤，伴黏膜下多发性神经纤维瘤或马方样体形。

(二)声像图表现

参见甲状旁腺增生及甲状旁腺腺瘤。

五、甲状旁腺囊肿

甲状旁腺囊肿有两类。一类是单纯囊肿，由胚胎期第三、四鳃囊残留物或甲状旁腺内胶质潴留形成。另一类是甲状旁腺腺瘤囊性变性、坏死所致。这两类囊肿因囊内含有高水平的甲状旁腺素，均可引起高钙血症。超声表现与其他部位囊肿相同。

第四章 浅表器官超声诊断

第一节 涎 腺

一、概述

分泌唾液进入口腔的腺体被称之为涎腺,属外分泌腺,是消化腺,又称唾液腺。除了许多位于唇、颊、舌、腭等处的黏膜固有层及黏膜下层的小唾液腺外,三对大涎腺为腮腺、颌下腺和舌下腺。涎腺由实质和间充质两部分组成。实质部分包括腺泡和导管系统,是分泌单位,分泌腺液进入润管;腺泡分为浆液腺泡、黏液腺泡和混合腺泡,小唾液腺属黏液性腺,腮腺属浆液性腺,颌下腺属以浆液性为主的混合性腺,舌下腺则属以黏液性为主的混合性腺;导管按顺序分闰管、纹管和排泄管,直径由细变粗,呈树枝状,分支末端的闰管与腺泡相连,终末开口于口腔。间充质为结缔组织,内含神经和血管,组成间隔和腺体的被膜,伸入腺体内,将腺体分隔成腺叶和腺小叶。腺体的分泌活动主要受神经支配,有些小的腺体有自主的分泌活动。唾液有润滑食物、湿润口腔黏膜的作用,并含有消化酶,协助完成食物的咀嚼、吞咽及消化的功能。涎腺随年龄的增长会有一定变化,以 70 岁以后明显,腺泡细胞萎缩、变性,数量减少,导管扩张、增生,腺实质为纤维组织和脂肪组织所取代。

二、正常涎腺的解剖位置和分布

(一)腮腺的解剖

腮腺是人体唾液腺中最大的一对,位于包括颧弓以下、下颌支及其后缘深侧的下颌后窝的腮腺区,由于受邻近结构的影响,形态不规则,大致呈楔形,底朝外,尖向前内,底略呈三角形。质软,呈浅黄色,长 4～5 cm,宽 3～3.5 cm,厚 2～2.5 cm,重 15～30 g。腮腺的大小因人而异,但就同一个体而言,左右两侧的腮腺基本是对称的。腮腺可分上、下两端,深、浅两叶和前、后、内三缘。深、浅两叶是腮腺前部被咬肌、下颌支和翼内肌嵌入所致。浅叶位于咬肌后部的表面,又叫面突,形似倒置的锥体,其浅面宽而平;深叶位于下颌支后内侧,为腮腺突入下颌后窝的部分,其深部突向咽侧壁,又称咽突。深、浅两叶于下颌支后缘以腮腺下部相连。腮腺有来自颈部深筋膜浅层的腮腺囊(腮腺鞘)包绕,与腮腺紧密相连,向腮腺实质内发出小隔,将腮腺分成无数小叶。其浅面部分的腮腺囊致密,向上附于颧弓,向前续于咬肌筋膜,向后续于胸锁乳突肌筋膜;腮腺深面的部分腮腺囊较薄弱,在茎突与翼内肌之间有一间隙。腮腺导管可分单干型、双干型和三干型,以单干型多见;导管长 3.5～5 cm,直径 0.3 cm,管壁厚 0.3～0.4 cm,内径约0.1～0.15 cm,粗细较为均匀,开口于上颌第二磨牙相对处的颊内膜上,开口处的黏膜隆起,状似瓣膜叫颊泌涎乳头,是腮腺导管最狭窄处,易有结石潴留。腮腺的毗邻关系主要是,浅叶上邻颧骨下缘,下邻下颌支、二腹肌后缘、颈内外动脉和颈内静脉,前邻咬肌的后部,后邻胸锁乳突肌前缘;深叶上面临外耳道软骨和下颌关节后面,前面内侧邻咬肌后部、下颌支后缘和翼内肌,后内侧面邻乳突前缘、胸锁乳突肌前缘、茎突,并隔薄层腮腺囊与咽旁间隙相邻。在腮腺的后缘上端有颞浅静脉、颞浅动脉、耳颞神经穿出,前缘和下端有面神经及分支和面动脉穿出;整个腮腺的浅面有皮肤、皮下组织、耳大神经分支、淋巴结和部分颈阔肌遮盖,腮腺内还有血管神经通过,也有淋巴结位于腺体内。腮腺的血供来自颈外动脉,具体由穿行于腮腺内的颞浅动脉的分支以及耳后动脉的分支供应,其静脉血主要通过面后静脉回流至颈外静脉。腮腺的淋巴结约有 20 个,分深、浅两群。浅群位于咬肌筋膜和腮腺的浅面,主要有耳前淋巴结和耳下淋巴结;深群位于深层腮腺实质内,集中分布在面后静脉和神经周围。

(二)颌下腺的解剖

颌下腺为第二对大唾液腺,位于以下颌骨下缘、二腹肌前腹及后腹围成的颌下三角内,呈扁椭圆形,约如核桃大小,长 2~2.5 cm,宽 1.0~2 cm,厚 1.0~1.5 cm,重 10~20 g;组织结构与腮腺相近;分浅、深两叶,浅叶较大,邻近皮下,深叶较小,又称延长部,位于浅叶的深面,浅深两叶在下颌舌骨肌后缘处相互延续。浅叶向前达二腹肌的前腹,向后借茎突下韧带与腮腺分隔,向上延伸到下颌骨体的内侧,向下常覆盖二腹肌中间腱。颌下腺浅叶的下面有皮肤、皮下组织、颈阔肌及颈深筋膜覆盖,有面前静脉及面神经的颈支、下颌缘支横过;浅叶的外面是下颌骨的颌下窝;内面与下颌舌骨肌、舌骨舌肌、茎突舌肌相邻,有舌神经、血管伴行。深叶位于下颌舌骨肌与舌骨舌肌之间,与舌下腺的后端相邻。由颈深筋膜浅层包绕腺体形成颌下腺鞘,鞘的浅层较致密,深层较疏松,均与腺体连接不紧密。颌下腺导管长约 5 cm,直径 0.2~0.4 cm,管壁较腮腺导管薄,导管开口于口底舌系带两侧的舌下肉阜。颌下腺的血供来自颌外动脉及舌动脉的分支,静脉与动脉伴行,经面前静脉及舌静脉回流到颈内静脉。颌下淋巴结位于腺体表面或腺体与下颌骨之间。

(三)舌下腺的解剖

舌下腺在三对大唾液腺中是最小者,位于舌系带两侧,口底黏膜与下颌舌骨肌之间,形如杏仁,长 4~4.5 cm,宽 2~2.5 cm,重 3~4 g;腺体外侧是下颌骨体内面的舌下腺窝,内侧是颏舌肌,在腺体与颏舌肌之间有舌神经通过;与腮腺和颌下腺不同,舌下腺的导管有 20 余条,开口于口底的黏膜上;由于腺体表面仅有薄层口底黏膜覆盖,形成舌下皱襞,超声一般看不到正常的舌下腺。舌下腺的血供来自舌动脉的分支及颌外动脉的分支颏下动脉,静脉与动脉伴行,经面总静脉或舌静脉回流颈内静脉;淋巴回流直接入颈上深淋巴结。

三、使用仪器和检查方法

由于超声波显像具有无创性、可重复进行的特点,是临床较为方便、理想的检查方法。适应证主要有确定有无占位性病变、确定囊性肿块、初步判断肿瘤的性质、超声引导下肿块活检等。检查前患者无须做特殊准备,患者平卧于检查床上,采取仰卧位或头侧向一边。由于涎腺位置表浅,有条件者应选择高频线阵探头、探头频率 7.5~12 MHz、小器官的扫查条件。若采用间接探测法加用水囊或隔离垫时,探头频率可为 3.5~5 MHz。扫查方法有直接探测法和间接探测法,前者是将高频探头直接置于要检查区域的皮肤之上,后者是在探头与皮肤之间加一透声的隔离物体,如水囊、高分子块状胶冻等,以增加皮肤与探头间的距离,减少近场声波的干扰,有利于浅表器官的清楚显示。对于较大肿块或所用探头频率较低者,间接探测法可改善检查效果,也可扩大观察范围。检查时要注意所检涎腺的形态、大小、边缘、血管及导管等,并与对侧比较;注意肿块与涎腺的位置关系,是位于腺体内、还是位于腺体外。注意涎腺病变与周围组织、邻近结构的关系以及周邻有无肿大淋巴结。

四、正常涎腺的超声表现

(一)腮腺

在两侧耳前及耳下的腮腺区扫查可见腮腺图像。正常腮腺位于皮肤及浅筋膜的深面,纵切面呈倒三角形,横切面形态欠规则。腮腺的表面光滑、整齐,表面有一层薄膜,内部实质回声呈分布均匀的中低回声点,较周围软组织的回声稍强,边缘回声尚清晰,后面回声不甚清晰;超声图像尚不能分辨出腮腺的深、浅叶,也因下颌骨升支的遮挡,声像图难以观察到正常腮腺的全貌;腮腺导管表现为腺体实质内的一高回声的管状结构;CDFI 显示腮腺血流不丰富,内部可见散在的点状血流信号。

(二)颌下腺

在颌下三角区扫查可以观察到完整的颌下腺,位于下颌骨体与二腹肌之间,表面有皮肤及皮下组织、颈阔肌等,深部有二腹肌等肌群,其大小约为腮腺的一半,呈杏形或椭圆形,内部回声与腮腺近似,为均匀的中低回声,较周围软组织回声略强,后方回声无衰减,边缘更清楚,较腮腺显示更充分,导管一般不能显示;CDFI 显示颌下腺的血流信号不丰富。

(三)舌下腺

在下颌骨与颏面肌之间,口腔底部扫查舌下腺,位置较深,腺体较薄,一般正常的舌下腺超声不能看到,只有当舌下腺肿大或有病变时方可观察到。

五、常见疾病的超声表现

(一)多形性腺瘤

1.病理与临床

唾液腺多形性腺瘤(即唾液腺混合瘤)含有肿瘤性上皮组织和黏液样组织,组织学上呈混合性。该病是最常见的唾液腺良性肿瘤,占唾液腺良性肿瘤的 90% 以上,主要发生于腮腺。临床主要表现为无痛性、生长缓慢的唾液腺肿物。触诊肿物呈圆形或不规则形,表面结节状,边界清晰,质地中等,可活动。该肿瘤可局部浸润性生长,手术切除不彻底时极易复发。

2.声像图表现

声像图上肿瘤位于腮腺腺体内,以浅叶多见,肿物为圆形、椭圆形或分叶状低回声,边界光滑,与周围组织分界清晰,内部回声明显低于正常腺体回声,多回声均匀,较大肿瘤内部可见无回声、分隔等表现,肿瘤后壁回声可增强(图 4-1)。CDFI 可见提篮样血流信号,部分肿瘤内部血流信号较少。

3.报告书写举例

右侧腮腺下极内见 3.1 cm×2.6 cm×2.5 cm 低回声,边界清,内回声欠均匀。CDFI:内部可见少许血流信号,可探及动脉频谱。腺体其余部分回声未见明显异常。腮腺周围未见异常肿大淋巴结。

超声提示:右侧腮腺实性占位,混合瘤可能性大。

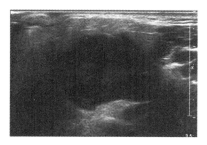

图 4-1　腮腺混合瘤

肿瘤位于右侧腮腺内,边界清晰,内为低回声,可见多处无回声区,最大约 1.0 cm×0.4 cm

4. 鉴别诊断

(1) 良性与恶性混合瘤的鉴别:如肿瘤生长较快,伴有疼痛,声像图上肿瘤边界不规则,内部回声不均,血流信号紊乱,探及高速低阻血流时,应考虑恶性的可能。颈部淋巴结肿大有助于恶性混合瘤的诊断。

(2) 与唾液腺炎症的鉴别:少数慢性唾液腺炎可以表现为唾液腺区无痛性、局限性肿块,但病变区声像图上无明显边界,回声不均匀,结合临床症状可以和混合瘤鉴别。

(二)腺淋巴瘤

1. 病理与临床

腺淋巴瘤又名乳头状淋巴囊腺瘤,主要发生于腮腺,体积一般在 3~4 cm,镜下可见肿瘤由上皮和淋巴样组织组成,前者形成不规则大腺管或囊腔。临床主要表现为无痛性唾液腺肿块,生长缓慢。

2. 声像图表现

肿物位于腮腺内,多数位于腮腺下极,圆形或卵圆形,边界清晰,内部为低回声,回声较均匀,部分内可见无回声区,后壁回声增强。彩超可见与淋巴结相似的门样血流进入瘤内(图 4-2)。

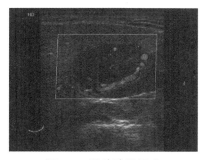

图 4-2　腮腺腺淋巴瘤

肿瘤位于右侧腮腺下极边缘,边界清晰,后方回声略增强,可见血流从一侧穿入

3. 报告书写举例

右侧腮腺下极内见 2.1 cm×1.2 cm×1.0 cm 低回声,边界清,内回声均匀,后方回声略增强。CDFI:瘤体中下部可见穿入血流,频谱为动脉波形。腺体其余部分回声未见明显异常。腮腺周围未见异常肿大淋巴结。

超声提示:右侧腮腺下极实性占位,不除外腺淋巴瘤。

4.鉴别诊断

(1)腺淋巴瘤与混合瘤的鉴别:腺淋巴瘤和混合瘤都具有良性肿瘤的特点,但腺淋巴瘤回声较混合瘤更低,后壁回声增强更明显,多位于腮腺下极,很少超过 4 cm,其门位血流表现较特异,与混合瘤血供特点明显不同。

(2)腺淋巴瘤与腮腺区淋巴结的鉴别:淋巴结肿大时也表现为低回声结节,但临床上有感染史,结节时大时小,体积变化快,与腺淋巴瘤不同。^{99m}Tc 检查也是鉴别方法之一,腺淋巴瘤^{99m}Tc 浓度聚集较其他肿瘤明显。

(三)脂肪瘤

腮腺脂肪瘤较少见,声像图上与其他部位脂肪瘤相似,呈圆形或椭圆形低回声,边界清,内部可见条状、线状中强回声,肿瘤有一定的压缩性,内部一般无血流信号。

(四)血管瘤

腮腺血管瘤主要见于儿童,声像图上表现为边界不清的中等回声,可压缩,内部为蜂窝状低回声,内可探及低速静脉血流信号。

(五)唾液腺恶性肿瘤

黏液表皮样癌是最常见的唾液腺恶性肿瘤,多发生于腮腺。高分化型病理表现与混合瘤相似,大部分有不完整的包膜;低分化型切面以实性为主,完全缺乏包膜,低分化者预后较差。声像图上高分化型病灶多较小,呈均匀低回声,边界尚清晰,与腮腺良性肿瘤难以鉴别;低分化者肿瘤呈浸润性生长,边界不规则,与周围组织界限不清,内部回声不均,血流丰富,流速较高。

腺样囊腺癌也是较常见的唾液腺恶性肿瘤,生长缓慢,易浸润神经。肿瘤较小时声像图表现与良性肿瘤相似,较大时与唾液腺其他恶性肿瘤相似,如侵犯面神经出现面瘫,应考虑到本病的可能。

唾液腺恶性混合瘤多由良性混合瘤复发而来,两者的鉴别见本节前述混合瘤部分。

(六)唾液腺化脓性炎症

唾液腺化脓性炎症通常只累及一侧腺体。急性唾液腺炎常伴有高热、病变区肿胀、疼痛等症状,声像图上表现为唾液腺增大,脓肿形成时可见腺体内无回声区伴点状、絮状回声,边界不规则。慢性唾液腺炎可由急性唾液腺炎转变而来,或因结石、异物梗阻所致。常表现为局部肿大、反复肿痛、不适、唾液量减少。

声像图上可表现为腺体均匀性增大,回声减低并伴有条索状强回声,导管不均匀扩张。病变也可局限于腮腺的一部分,呈腺体内局限的低回声区,需与肿瘤鉴别。

(七)唾液腺淋巴上皮病

唾液腺淋巴上皮病包括 Mikulicz 病和 Sjögren 综合征,关于二者是否是同一疾病的不同阶段尚无定论。病理改变主要为唾液腺内淋巴组织增生,中老年女性多见。临床表现主要为唾液腺无痛性肿大,多为双侧受累。常伴有口干、眼干等症状。

早期声像图上主要表现为腺体增大,回声减低,腺体内可见多个相邻的结节状低回声区,其内可见扩张的腺管呈无回声区(图4-3)。随病情进展,低回声结节可增大、融合,腺体回声明显不均;后期由于纤维化和炎性改变,腺体可萎缩,回声明显减低、不均匀。

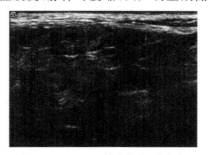

图 4-3　Sjögren 综合征腮腺病变
腮腺弥漫性回声减低,与皮下脂肪的回声相近,内部见多个小结节状低回声

(八)涎石症

因涎管内结石形成而导致的一系列病理改变,发生于下颌下腺者占 80%,其次为腮腺。中年男性多见,当结石引起梗阻时,可出现进食后唾液腺区疼痛、肿大;涎石症常伴有腺体慢性炎症,表现为肿大、质硬、压痛等。根据临床表现和 X 线表现能较好地诊断阳性结石;对于腮腺内容易出现的阴性结石,超声检查是行之有效的诊断方法。

涎石在声像图上表现为点状、条状或团状强回声,后方伴声影。其旁可见扩张的涎管,呈低回声或无回声。唾液腺实质可均匀性增大,呈慢性炎症表现。

六、临床价值

腮腺和下颌下腺位置浅表,超声容易显示。高频探头的应用极大地提高了超声对唾液腺内细微结构的分辨能力,彩色多普勒超声的应用则增强了超声对唾液腺疾病的鉴别诊断能力,而超声技术的改进和完善使超声对唾液腺疾病的诊断能力不断提高。超声可以检查绝大多数唾液腺疾病,其方便、安全、无创的优势使其在唾液腺各种疾病的诊断中发挥着越来越重要的作用。

第二节　淋 巴 系 统

一、正常淋巴结的解剖和功能意义

淋巴系统由淋巴管、淋巴组织和淋巴器官组成。淋巴器官分中枢淋巴器官和周围淋巴器官。淋巴结属周围淋巴器官,主要由淋巴组织组成。淋巴结呈圆形或类圆形,大小不一,长径为 0.1～2.5 cm,多在 0.2～0.5 cm。新鲜的淋巴结呈灰黄色,质地柔软,边缘清晰。淋巴结一侧凹陷,一侧凸隆;凹陷处有 1～2 条输出管、小动脉、小静脉及神经进出,称为淋巴结门;凸侧则可有数条称为输入管的小淋巴管进入。因为有的淋巴管在行进的途中串联数个淋巴结,故一个淋巴结的输出管也可能是另一个淋巴结的输入管。淋巴结的表面包有致密结缔组织构成的被膜,输入管穿入被膜后与被膜下淋巴窦相通。被膜中的结缔组织纤维束排列不规则,有些胶原纤维与弹性纤维束伸入淋巴结内形成粗细不等、相互连接的小梁,构成淋巴结的网状支架,小梁内有血管和神经穿行。淋巴结被膜内面为淋巴结实质,主要由淋巴组织和淋巴窦构成。周围靠近被膜下的部分称为皮质,皮质区的淋巴组织较为致密,染色深;中央部分称为髓质,其内的淋巴组织较疏松、染色浅;两部分之间无明显界限。

皮质区主要由间质性结缔组织和各类型的细胞构成,包括皮质淋巴窦、副皮质区和淋巴小结区。皮质区的纤维参与淋巴结的网状支架构成。皮质淋巴窦包括被膜下淋巴窦、皮质间小梁淋巴窦和副皮质区淋巴窦,这些淋巴窦相互通连并与髓质淋巴窦相通。淋巴小结也称为淋巴滤泡,位于皮质浅层,呈圆形结构,由密集的淋巴细胞、巨噬细胞和较少的浆细胞组成。淋巴小结的中央部分染色较浅,是 B 淋巴细胞的主要分化增殖区,又称为生发中心;由于 B 淋巴细胞的生长发育依赖于腔上囊同类器官和抗原的作用,故也称为腔上囊依赖区。淋巴小结的周围是弥散的淋巴组织,存有 T 淋巴细胞。副皮质区位于皮质深层,成纤维细胞和网状细胞较多,由胸腺迁移而来的 T 淋巴细胞在此区分化增殖,因而又称为胸腺依赖区。

髓质位于淋巴结的中央,主要由髓索和髓质淋巴窦组成。髓索是由淋巴组织构成的条索状结构,相互连接成网,淋巴细胞和成纤维细胞较少,主要由 B 淋巴细胞、浆细胞和巨噬细胞构成。当抗原引起淋巴结的体液免疫反应后,其中的 B 淋巴细胞可转化为浆细胞,产生抗体。髓质淋巴窦,即髓窦,位于髓索之间,结构与皮质窦基本相似,腔隙比皮质窦宽阔,由皮质窦处延续而来。

淋巴结的血液由 1～2 条进入淋巴结门的小动脉供应,动脉的分支部分走入皮质,部分进入髓质,形成毛细血管网,营养皮质区、副皮质区、淋巴小结及髓质,然后在近髓质处形成毛细血管后静脉,再汇合成小静脉经淋巴结门走出淋巴结。

青春期以前的淋巴结多呈圆形或卵圆形,且较宽大,淋巴细胞密集,青春期发育到达高峰;成人之后,淋巴结逐渐变小,淋巴细胞排列稀松,淋巴结呈不整圆形,淋巴小结和髓索变细变小,网状纤维变粗,出现结缔组织增生,在淋巴结门和被膜下出现脂肪化,即出现逐渐退化现象,有些出现残余缺损。

淋巴细胞从淋巴结经淋巴窦、输出管走出淋巴结,进入淋巴干,然后经胸导管或右淋巴管进入静脉加入血液循环。血液循环中的淋巴细胞沿各级动脉分支再回到淋巴结,然后穿过结内的毛细血管后微静脉到达胸腺依赖区和囊位依赖区,此后重新进入淋巴窦,经过淋巴管,汇入血液循环,此过程称为淋巴细胞的再循环。再循环的淋巴细胞主要是 T 淋巴细胞和少量 B 淋巴细胞,其意义是将全身的免疫器官联系成一个整体,把免疫信息传递给全身各淋巴器官中的淋巴细胞和其他有关细胞,激活这些细胞,共同参与免疫反应。

淋巴结的主要功能是滤过淋巴、产生淋巴细胞和参与免疫反应。异物、毒素、细菌可经过起自全身皮肤和黏膜的毛细淋巴管带入机体,它们流经结构迂曲、流速缓慢的淋巴窦时,被巨噬细胞清除处理,使淋巴得到滤过;侵入淋巴结的癌细胞也可被阻留,通过免疫反应将癌细胞清除或使其扩散速度变慢,但当癌细胞在结内增殖到一定程度时,仍可沿着输出淋巴管继续扩散,侵入其他淋巴结或直接进入血液循环,累及全身器官。淋巴结的淋巴小结是产生 B 淋巴细胞和浆细胞的生发中心,淋巴小结的周围和副皮质区的胸腺依赖区是 T 细胞的增殖部位,这些淋巴结经淋巴窦进入输出管,最终汇入血液循环。免疫反应分为先天性(非特异性)和后天性(特异性)免疫,是一个复杂的生物学过程,主要通过吞噬、体液免疫和细胞免疫的作用来完成。实现特异性免疫的主要细胞是 B 淋巴细胞和 T 淋巴细胞,其免疫特点是具有抗原专一性,且排斥作用强。B 淋巴细胞主要参与体液免疫,T 淋巴细胞主要参与细胞免疫,达到消灭、抑制或排斥抗原的作用。

由于淋巴结具有滤过淋巴的功能,也是阻截癌细胞在体内扩散的屏障和转移的主要途径,因此身体各部位的病变(如炎症、恶性肿瘤)均可引起局部淋巴结的形态、大小及结构的变化,而表现为一定的体征。临床可通过体格检查、影像检查及组织活检来及时发现肿大的淋巴结,明确其病变的性质,了解其收受淋巴的范围及与邻近器官的关系,同时结合全身情况,做出正确的诊断。

二、正常淋巴结位置和分布

淋巴结数目较多,在成人,总数为 200~600 个,个体之间有差异,儿童淋巴结数量较多,老年人的有些淋巴结钙化纤维化,淋巴结少量减少,淋巴结多集合成群,全身约有 50 多个淋巴结群,沿血管周围分布,范围广泛,主要分布在脉管分叉、躯体和关节的凹陷处等淋巴回流的路径上,例如腋窝、腘窝、腹股沟部,以及胸、腹、盆腔脏器的“门”和大血管附近,并多依据其所在的部位和伴随血管来命名,即淋巴结的名称可以反映其位置关系。身体各部位和各器官的淋巴引流多遵守就近引流的原则,通过淋巴管引流注入附近的淋巴结,然后再经过数个淋巴结或直接注入淋巴干与淋巴导管。局部区域或器官的集合淋巴管直接注入的淋巴结称为局部淋巴结,也可称为该器官的一级淋巴结。局部淋巴结的输出管再进入的淋巴结称为二级淋巴结、三级或四级淋巴结。通过的淋巴结屏障越多,越有利于机体消灭病菌和阻止其在体内的扩散。虽然有些淋巴管在行走中经过一些有无不定、位置也不定的小淋巴结,但多数局部淋巴结的位置恒定,接受一定部位和一定器官的淋巴管。了解局部淋巴结的位置、收受淋巴的范围及其淋巴流向,对原发病变的判断有重要意义。

(一)头颈部淋巴结

由面部的淋巴结群和颈部的淋巴结群组成。头面部的淋巴结沿头颈交界处环形排列,从正中向两侧依次为颏下淋巴结、下颌下淋巴结、腮腺淋巴结、乳突淋巴结和枕淋巴结等。面部淋巴结较小而分散,扁椭圆形,不恒定,多沿面部动、静脉分布,引流面部皮肤和空腔部分黏膜的淋巴。

1.颏下淋巴结

位于下颌舌骨肌的表面,两侧二腹肌前腹与舌骨体之间的三角区内,每侧 3~5 个,长径 0.2~0.6 cm,收纳颏部、下唇皮肤、舌前部和下颌前部牙龈淋巴,其输出管沿颏下动脉走行,注入下颌下淋巴结或颈内静脉淋巴结。

2.下颌下淋巴结

位于下颌下三角内,下颌下腺与下颌骨体之间,有 3~10 个,长径 0.2~0.7 cm,收集眼眶内、鼻、口腔等部位皮肤、黏膜和腺体的淋巴管,其输出管多注入颈内静脉淋巴结和颈外侧淋巴结,少数可注入颈静脉肩胛舌骨肌淋巴结。

3.腮腺淋巴结

可分为腮腺浅和腮腺深淋巴结两群,腮腺浅淋巴结位于腮腺表面,有 3~5 个,长径0.5~

1.0 cm,卵圆形,按位置又分为耳前淋巴结和耳下淋巴结。耳前淋巴结位于耳屏的前方、腮腺的表面,沿颞浅动、静脉分布,收纳额部、顶前部及颞部皮肤和耳廓、外耳道、颧部及眼睑外侧的淋巴,其输出管注入腮腺深部淋巴结、颈外侧深淋巴结群的颈内静脉淋巴结。耳下淋巴结位于腮腺下部的表面,沿面后静脉排列,收纳骨膜、耳廓前下部及颊部的淋巴管,其输出管注入腮腺深淋巴结、颈外侧浅淋巴结及颈内静脉淋巴结。腮腺深淋巴结位于腮腺实质内,腺小叶之间,有1~10个,接受腮腺浅淋巴结的输出淋巴管,其输出管注入颈内静脉淋巴结。

4.面淋巴结

位于面部皮下,面肌的浅侧,位置比较分散,淋巴结细小,不恒定,有1~3个,只有在炎症或肿瘤的情况下才能查到,多沿面动脉的走行方向分布,包括下颌淋巴结、鼻唇淋巴结、颊淋巴结和颧淋巴结,收纳眼睑、眶、鼻、颊、唇、口腔黏膜及下颌部位的淋巴,其输出管注入下颌淋巴结、腮腺淋巴结或颈内静脉淋巴结。

5.乳突淋巴结

也称耳后淋巴结,位于耳廓的后方,多在耳后肌的深侧、胸锁乳突肌止点处的表面,有1~3个,呈扁椭圆形,长径0.5 cm左右,收纳枕顶后部、颞部皮肤和耳廓后面、外耳道的淋巴,其输出淋巴管注入颈内静脉淋巴结和副神经淋巴结及颈外侧淋巴结。

6.枕淋巴结

枕淋巴结有浅、深两群,前者位于枕部皮下,后者位于头夹肌的深面,有1~3个,长径0.5~1 cm,收集枕、项部皮肤、肌肉和骨膜的淋巴,其输出管注入颈外浅淋巴结、颈外深淋巴结及副神经淋巴结。

7.颈前淋巴结

位于颈前正中部,分为颈浅淋巴结和颈深淋巴结。颈浅淋巴结沿颈前浅静脉排列,有1~2个,较小且不恒定,收集舌骨下颈前浅层结构的淋巴管,其输出管注入颈内静脉淋巴结或颈横淋巴结。颈深淋巴结位于颈部器官如喉、气管、甲状腺附近,包括喉前淋巴结、甲状腺淋巴结、气管前淋巴结及气管旁淋巴结,有5~13个,长径0.1~0.8 cm,收集喉、气管、甲状腺的淋巴,其输出淋巴管注入颈内淋巴结。

8.颈外侧淋巴结

可分为颈外侧浅淋巴结和颈外侧深淋巴结,沿局部两侧颈静脉分布。颈外侧浅淋巴结位于皮下组织深层,沿颈外静脉排列,其上部淋巴结位于腮腺后缘与胸锁乳突肌前缘之间,下部淋巴结位于胸锁乳突肌的表面,有1~5个,收纳枕淋巴结、乳突淋巴结及耳下淋巴结的输出管。颈外侧深淋巴结也称颈深淋巴结,其内侧群沿颈内静脉和颈总动脉排列,称为颈内淋巴结,其外侧群沿副神经和颈横动脉排列,称为副神经淋巴结和颈横淋巴结;有25~65个,长径0.2~2.2 cm,收集颈外侧浅淋巴结、颈前淋巴结、乳突、腮腺、颏下、下颌下等淋巴结的输出管,流向颈锁淋巴干、胸导管、骨下干和右淋巴导管。

9.咽后淋巴结

分咽后内侧淋巴结和咽后外侧淋巴结两组,分别位于咽上部正中缝附近和咽部外后方,有1~3个,小而不恒定,收集鼻腔、腭部、咽鼓管、扁桃体等处的淋巴,其输出管注入颈外侧深淋巴结。

（二）上肢淋巴结

上肢淋巴系有深、浅淋巴管和淋巴结组成。浅淋巴管引流皮肤的淋巴，与浅静脉伴行，深淋巴管引流肌肉、肌腱、骨、关节等处的淋巴，深浅淋巴管之间有交通，注入局部淋巴结。上肢的淋巴结多位于掌侧面与内侧面的凹陷处，如手掌侧、肘窝、臂部和腋窝，按解剖部位分为手部淋巴结、前臂淋巴结、肘淋巴结、上臂淋巴结及腋淋巴结。

1.手部及前臂的淋巴结

小而不恒定，一般沿桡、尺动脉及分支配布。肘淋巴结分为浅、深两群。肘浅淋巴结位于内髁上方，深筋膜浅面，沿贵要静脉分布，也称为滑车上淋巴结，有1～2个，平时很小，收纳手和前臂尺侧浅层的淋巴；肘深淋巴结沿肱动脉的末端、桡尺动脉的起始部分布，位于肘窝深筋膜的深面，有2～5个，接受手和前臂深部的淋巴。两组的输出管均注入手臂淋巴结或腋淋巴结外侧群。

2.上臂淋巴结

位于肘深淋巴结的上方，有1～5个沿肱动脉分布，收纳前臂、上臂深部的淋巴，接受来自肘浅、肘深淋巴结、前臂淋巴结的输出管的淋巴，其输出管注入腋淋巴结尖群、外侧群及锁骨上淋巴结。

3.腋淋巴结

腋淋巴结是上肢最大的一群淋巴结，位于腋窝腔内，沿血管和神经排列，数目较多，按分布的部位和收纳淋巴的范围，可分为以下几类。

（1）外侧淋巴结群位于腋窝的外侧壁，胸小肌下缘，沿腋静脉的前、内侧分布，有2～3个，收纳上肢大部分淋巴，其输出管注入中央群和尖群。

（2）前群又称为胸肌淋巴结群，位于胸大肌下缘的深面、腋窝内侧壁，沿胸外侧动、静脉排列，大致在第2～6肋，有1～6个，接受脐以上的腹前壁、侧壁与胸前外侧壁及乳房中央、外侧部的淋巴，其输出管注入中央群和腋尖群。

（3）后群又称为肩胛下淋巴结，位于腋窝后壁，沿肩胛下动静脉分布，有3～4个，接纳脐水平以上腹、胸后壁浅层淋巴，其输出管注入中央淋巴结和腋尖淋巴结群。

（4）中央群位于腋窝中央的脂肪组织内，有3～5个，为腋淋巴结中最大的淋巴结群，接受腋淋巴结前群、外侧群及肩胛下淋巴结群的淋巴，也可直接收纳乳房的部分集合淋巴管，其输出管注入尖群淋巴结。

（5）尖群位于腋窝的尖部，在胸小肌和锁骨下肌之间，也称为锁骨下淋巴结，沿腋静脉的前面和下面分布，有2～4个，接受腋淋巴结前群、外侧群、后群及中央群的输出淋巴管，并直接收纳乳房的集合淋巴管。乳腺的大部分淋巴都引流入该淋巴结，其输出管组成锁骨下淋巴干。

（三）下肢淋巴结

按解剖位置，下肢淋巴结分为小腿淋巴结、腘淋巴结、股淋巴结和腹股沟淋巴结，主要沿下肢深静脉配布，以腘窝和腹股沟部位的淋巴结数目较多且较恒定。

腘淋巴结位于腘窝内，分为浅、深两群。腘浅淋巴结位于小隐静脉与腘静脉的汇合处、筋膜的深面，有1～3个，收集足外侧、小腿后面浅层淋巴，其输出管注入腘深淋巴结，部分沿静脉上行注入股深淋巴结或腹股沟淋巴结。腘深淋巴结位于腘窝深部，沿动、静脉排列，有1～6

个,接受浅淋巴结的输出淋巴管、小腿深部的集合淋巴管,其输出管沿胭静脉、股静脉上行汇入大腿深部的集合淋巴管,注入腹股沟淋巴结。

腹股沟淋巴结位于腹股沟韧带的下方,大腿根部的前面,股三角内,分为浅、深两群。腹股沟浅淋巴结是人体最大的一群淋巴结,位于阔筋膜浅面的皮下组织内,容易扪及,分上群和下群。上群沿腹股沟韧带的下方水平排列,有 2~7 个,收纳腹前壁下部、臀部、外阴部、会阴浅层、肛管皮肤部及子宫底部的淋巴;下群沿大隐静脉上端纵行排列,有 2~6 个,收纳除足外侧缘和小腿后外侧部以外的整个下肢的浅淋巴。腹股沟浅淋巴结的输出管注入腹股沟深淋巴结。腹股沟深淋巴结位于股静脉根部的周围,有 1~6 个,接受下肢深部、外阴区的淋巴和腹股沟浅淋巴结的输出管,其输出管注入髂外淋巴结。

(四)胸内淋巴结

包括纵隔前淋巴结、纵隔后淋巴结和气管支气管淋巴结,主要收纳胸腔内器官的淋巴。

纵隔前淋巴结分为上、下两群,位于主动脉弓的前上壁和前下壁,上腔静脉与左、右无名静脉的汇合处及心包的前面,有 1~6 个,收纳肺上叶、气管、心包及心脏的输出淋巴管,其输出管一部分合成纵隔前淋巴干,一部分注入颈静脉内淋巴结。

纵隔后淋巴结位于上纵隔的后部和下纵隔的后部,在心包后方、食管胸段和胸主动脉前方及两侧,相互连接成为两条纵行的淋巴链,数目较多,分布较广,主要包括位于食管胸段与胸主动脉之间的食管旁淋巴结和位于左、右肺韧带两层胸膜之间的肺韧带淋巴结,收纳胸段食管、后面心包、纵隔后部、两肺下叶及食管下段的淋巴,其输出管注入气管旁淋巴结或直接注入胸导管。

(五)腹腔的淋巴结

腹腔的淋巴结可分为两群:①位于腹后壁腹膜后间隙内、腰椎前与两侧、沿腹主动脉及下腔静脉周围配布的壁侧淋巴结,共有 30~50 个,又称腰淋巴结。②沿腹主动脉不成对的三大分支,即腹腔动脉、肠系膜上动脉及肠系膜下动脉配布的脏侧淋巴结,也是数目较多,分布广泛。

壁侧淋巴结又可分为左腰淋巴结、右腰淋巴结和中间腰淋巴结,主要收纳左右髂总淋巴结的输出淋巴管、腹膜后间隙器官、组织的集合淋巴管,及来自腹腔淋巴结、肠系膜淋巴结与肠系膜下淋巴结的输出淋巴管。

左腰淋巴结包括主动脉外侧淋巴结、主动脉前淋巴结和主动脉后淋巴结,位于主动脉周围。主动脉外侧淋巴结位于腹主动脉的左侧,又称主动脉左侧淋巴结,可依生肾蒂分为上、中、下三群,借淋巴管相连形成淋巴链,其上端可达膈肌的主动脉裂孔,下端在腹主动脉分为左、右髂总动脉处与左侧髂总淋巴结连续,接受左髂总淋巴结的输出淋巴管以及左侧的肾、肾上腺、输尿管腹部、睾丸、卵巢、子宫、胰腺的淋巴,腹腔淋巴结、肠系膜上淋巴结的部分输出淋巴管也注入主动脉外侧淋巴结,其输出管形成左腰淋巴干,汇入乳糜池。主动脉前淋巴结位于腹主动脉前,部分位于胰腺的后方,在睾丸(卵巢)动脉起始部分为上下两组,接受髂总淋巴结及下组淋巴结的输出管,收纳睾丸、卵巢、输卵管、子宫、肾、肾上腺、输尿管腹部的淋巴,其输出淋巴管流向主动脉外侧淋巴结、主动脉腔静脉间淋巴结,及左、右腰淋巴干。主动脉后淋巴结位于主动脉后方、腰椎的前面,接收后腹壁的深部组织肌肉的淋巴及部分主动脉外侧淋巴结的输出管,其输出淋巴管注入左腰淋巴干或乳糜池。

中间腰淋巴结位于腹主动脉与腔静脉之间,又称为主动脉腔静脉间淋巴结或主动脉右侧淋巴结,收纳睾丸、肾、肾上腺、卵巢、输卵管、子宫的淋巴及接受髂总淋巴结的输出淋巴管,并借淋巴管与左、右腰淋巴结相连,其输出淋巴管汇入右腰淋巴干和腔静脉后淋巴结。

右腰淋巴结分为腔静脉前、腔静脉外侧和腔静脉后淋巴结,位于腔静脉周围。腔静脉外侧淋巴结位于下腔静脉之右侧、腰椎体的前方,紧贴右侧的交感神经干,又称腔静脉右侧淋巴结,3～5个淋巴结借淋巴管相互连接形成右侧腰淋巴链,下端起自右髂总静脉与下腔静脉交角处的髂总淋巴结,向上止于右肾蒂上方膈肌的右内侧脚,接受右侧肾、肾上腺、卵巢、输卵管、子宫的淋巴和来自髂总静脉淋巴结、腹腔淋巴结、肠系膜上淋巴结的输出淋巴管,其输出淋巴管多注入右腰淋巴干。腔静脉前淋巴结位于下腔静脉前面,在右肾动脉起点水平以下,以肠系膜下动脉的起始处平面为界分为上、下两群,接收右侧肾、肾上腺、卵巢、睾丸的淋巴和来自髂总静脉淋巴结的输出管,其输出淋巴管汇入主动脉腔静脉间淋巴结、腔静脉外侧淋巴结。腔静脉后淋巴结位于下腔静脉与腹后壁之间,在肠系膜下动脉起始处,多分布于右肾静脉与下腔静脉起始部平面之间,收纳右侧肾、肾上腺、睾丸、卵巢、输卵管、子宫的淋巴和少数来自髂总静脉淋巴结、主动脉腔静脉间淋巴结、腔静脉前淋巴结的输出淋巴管,其输出淋巴管多注入右腰淋巴干。

脏侧淋巴结主要包括腹腔淋巴结、肠系膜上淋巴结和肠系膜下淋巴结。腹腔淋巴结位于腹腔动脉干周围,一部分常贴腹腔动脉三大分支(胃左动脉、肝总动脉和脾动脉)的根部,有1～3个,形体较大,接受沿腹腔动脉分支排列的淋巴结的输出淋巴管,即收纳胃、肝、胆囊、胰、脾的淋巴,其输出淋巴管参与组成肠淋巴干或直接注入乳糜池,部分汇入腰淋巴干;沿腹腔动脉各分支分布的腹腔淋巴结主要有位于胃小弯的胃胰淋巴结、位于贲门附近的贲门淋巴结、位于胃大弯的胃网膜淋巴结、位于幽门附近的幽门淋巴结、位于胰头与十二指肠之间的胰十二指肠淋巴结、位于小网膜两层腹膜之间与肝十二指肠韧带之间的肝淋巴结及沿脾动脉配布的脾淋巴结。肠系膜上淋巴结位于肠系膜上动脉的根部周围,部分紧贴腹主动脉的前面,接受沿肠系膜上动脉各分支排列的淋巴结输出管,即收集十二指肠下半部、空肠、回肠、阑尾、盲肠、升结肠、横结肠及胰头的淋巴,其发出的输出淋巴管参与组成肠淋巴干;沿肠系膜上动脉分支排列的淋巴结主要有位于腹膜两层之间沿空肠动脉和回肠动脉及其分支排列的肠系膜淋巴结、沿回肠动脉干排列的回肠淋巴结、沿右结肠动脉排列的右结肠淋巴结、沿中结肠动脉排列的中结肠淋巴结。肠系膜下淋巴结位于肠系膜下动脉根部周围,靠近腹主动脉前面,接受沿肠系膜下动脉分支排列的淋巴结之输出淋巴管,收集左半部横结肠、降结肠、乙状结肠和直肠壶腹部的集合淋巴管,其输出淋巴管组成肠淋巴干;沿肠系膜下动脉各分支排列的淋巴结主要有左结肠淋巴结、乙状结肠淋巴结和直肠上淋巴结。

(六)盆部淋巴结

盆部的淋巴结可分为位于盆壁内沿盆壁血管走行排列的壁侧淋巴结和沿盆腔脏器配布的脏侧淋巴结。盆部的淋巴结与子宫颈癌及膀胱癌的根治手术关系密切。

壁侧淋巴结主要包括位于髂总动脉周围的髂总淋巴结、位于髂外动静脉周围的髂外淋巴结和沿髂内动脉及其分支排列的髂内淋巴结。每侧髂总淋巴结有2～6个,借淋巴管相连成链,接受髂外淋巴结、髂内淋巴结、髂间淋巴结及骶淋巴结的输出淋巴管,并直接收纳子宫颈及子宫体下部的部分淋巴,其输出淋巴管多注入主动脉外侧淋巴结和主动脉腔静脉间淋巴结。髂外淋巴结有 3～10 个,沿髂外动、静脉排列,接受腹股沟浅淋巴结及腹股沟深淋巴结的输出淋巴管,并收纳子宫颈、子宫体下部、阴道上部、膀胱、尿道前列腺部、前列腺、阴茎头的淋巴,其输出淋巴管注入髂总淋巴结。髂内淋巴结沿髂内动脉干及分支排列,有 3～10 个,包括闭孔动脉周围的闭孔淋巴结、臀上动脉周围的臀上淋巴结和臀下淋巴结,接受子宫颈、阴道上中部、膀胱以及阴蒂、阴茎头、臀部深浅层、直肠肛管黏膜部的集合淋巴管,其输出淋巴管注入髂间淋巴结、髂外淋巴结及髂总淋巴结。脏侧淋巴结沿髂内动脉的脏支配布,其位置、数目、大小不恒定,常按淋巴结所伴的内脏名称称为某器官旁淋巴结,分为膀胱淋巴结、子宫旁淋巴结、阴道旁淋巴结及直肠旁淋巴结,分别接受膀胱、子宫颈及子宫体下部、阴道上部和直肠壶腹部的集合淋巴管,其输出淋巴管分别注入髂内淋巴结、髂间淋巴结及肠系膜下淋巴结。

三、淋巴结疾病的检查方法

淋巴结病变常表现为淋巴结肿大,由各种不同的病因所致,从病因学和病理学上可分为良性病变和恶性病变两大类。良性病变常见有反应性增生、感染性疾病、淋巴结核等。恶性病变常见的有恶性淋巴瘤、淋巴结转移瘤。因所处的位置分布和淋巴结受累程度的不同,淋巴结的超声检查方法可有不同。头面部、颈部、腋窝、锁骨上窝、腹股沟等浅表淋巴结的超声检查一般用频率为7.5～13 MHz的线阵探头,极为浅表的淋巴结则需用更高频率的探头或在探头与淋巴结之间加一薄的水囊。腹、盆腔、腹膜后、髂窝及纵隔等部位的淋巴结依患者的体形条件可选择 2.5～5.0 MHz 的凸阵或线阵探头。有条件时,食管旁、气管周围及纵隔内和胃、胰腺周围的淋巴结检查可选择内镜超声或经食管超声的途径。一般情况下,在检查淋巴结之前,应先找到所扫查部位的主要血管或主要解剖标志,以确定病变淋巴结的位置和分布范围及水平段,如检查颈部淋巴结时应显示颈总动脉和颈内静脉,检查腋窝淋巴结时应沿腋血管扫查,检查腹膜后淋巴结时应以腹主动脉、下腔静脉或腹膜后器官作为判断淋巴结所处的解剖层面,并参考腹主动脉的分支或下腔静脉的属支来明确淋巴结的解剖水平段,乳腺内区域检查淋巴结则应在双侧的肋间扫查。做浅表淋巴结血流扫查时,手法要轻一些,因为即使轻微的挤压就可减弱结内低速血流信号。由于技术层面上方法学的不足和淋巴结病理学的复杂性,超声对淋巴结病变的评价一直受到限制。尽管超声仪器的空间分辨力已经得到了很大的改善,可以更深入地研究淋巴结的结构特征,CDFI、能量多普勒、声学造影提高了结内血流信号的显示率,但较低的敏感性和特异性使得超声仍无法与细针活检相媲美,因后者能以微创的代价得到病变淋巴结结构特征的准确信息。因此,除了淋巴结超声图像的分析外,根据临床需要还可在超声引导下对病变淋巴结进行活检穿刺。

四、正常淋巴结的超声表现

(一)正常淋巴结超声显像

增大的淋巴结,尤其是位置浅表的肿大淋巴结,超声检查很容易检出,但由于正常结构改变的多样性和复杂性,淋巴结病理学对声像图的分析可能帮助不大。比如,临床上很难找到没有经历过淋巴结反应性变化的成年人,而淋巴结炎症变化可以弥漫,也可以局限,有时的表现与局灶性肿瘤相似,同时微小的转移灶通常不破坏淋巴结的结构,故几乎不可能对"正常"淋巴结的超声图像标准下一个明确的定义。正常淋巴结的径线多较小,现有的超声设备难以清楚显示,但可分辨出大小 5 mm 左右的淋巴结,其长轴超声切面形态学结构类似肾脏,短轴呈"靶样"结构。淋巴结的周围部分主要为实质性组织,而皮质淋巴窦较少,内部的反射界面相对缺乏,故呈低回声带,或宽或窄,代表由淋巴结小结、副皮质区等构成的皮质区,回声较均匀,大部分淋巴结的皮质呈向心宽阔型,小部分呈狭窄型。淋巴结的中央部分为较强回声区,呈带状或团状,代表淋巴结门,有输出管、小动脉、小静脉及神经进出,并含有少许脂肪组织,同时髓质淋巴窦内有丰富的液体,与淋巴管、血管壁及脂肪构成较多的声反射界面,故回声增多。正常情况下,淋巴结门的回声也表现为宽阔型和狭窄型。正常淋巴结内也可探及血流信号,一般为少量的点状分布,淋巴结门的血流阻力指数 RI 通常在 0.6 左右。

(二)观察指标及临床意义

超声观察的指标多来自对浅表淋巴结的观测,包括淋巴结的形态学和血流信号两个方面。形态学指标中常用的有淋巴结的径线大小、纵横径比、淋巴结门、淋巴结皮质、内部回声、淋巴结之间的关系、解剖区域及与周邻组织结构的关系;血流信号包括淋巴结内部血流的分布形式、动脉血流阻力指数等。

1.淋巴结大小

要求在最大切面上测量淋巴结的纵径、横径,或长、短轴两个切面上测量长径(纵径)、厚径(横径)和宽径,一般认为横径比纵径有价值。就浅表淋巴结而言,有报道平均横径,反应性淋巴结多在(6.0±2.9)mm,转移性淋巴结多在(11.6±5.4)mm,恶性淋巴瘤多在(16.2±9.9)mm,当淋巴结横径大于10 mm时,约80%可能是恶性淋巴结,20%是良性增生,但有报道认为仅以淋巴结的大小不能判别良、恶性淋巴结,故应建议临床做细胞学检查。

2.纵横径比(L/S)

称圆形指数(roundness index,RI),即同一长轴切面上最大纵径(L)除以最大短径(S),是二维声像图上鉴别良、恶性肿大淋巴结的主要指标。据报道,以 L/S≥2.0 作为判断反应性淋巴结与恶性淋巴结区别的指标,其敏感性为81%～95%,特异性为65%～96%。

3.淋巴结形态

纵、横径比实际上是淋巴结形态的量化指标,单就淋巴结形状可分为长圆形和圆形。肿大淋巴结中,反应性淋巴结长圆形居多,而转移性和淋巴瘤性淋巴结圆形占的比例较大。

4.淋巴结门

与淋巴结皮质同为超声描述淋巴结形态的指标,是淋巴结病变定性判别的重要线索。通常表现为淋巴结门高回声区存在或消失,可分为三种类型:①宽阔型,在长轴切面上淋巴结门的形态与淋巴结一致,呈椭圆形。②狭窄型,淋巴结门回声区呈细缝状。③缺少型,淋巴结门高回声带不能显示。

5.淋巴结皮质

皮质回声依据其厚度也可分为三型:①狭窄型,长轴切面上,淋巴结最大横径处皮质厚度<淋巴结门直径的1/2。②向心宽阔型,长轴切面上,淋巴结最大横径处皮质厚度≥淋巴结直径的1/2。③偏心宽阔型,一侧皮质的厚度至少是另一侧的 2 倍。由以上标准所述,淋巴结门狭窄型的淋巴结也属皮质宽阔型,如果淋巴结门缺少,淋巴结皮质的厚度便难以评估,此两项指标要结合描述。

6.内部回声

根据病理性质的不同,淋巴结内部的回声强度可有增强或减低,内部回声光点分布也可以均匀或不均匀。正常和反应性淋巴结的内部皮质回声多是均匀的低回声区,恶性、结核和化脓性炎症性淋巴结内部回声的变化多样,可呈实质不均匀增强、局灶液性无回声区等。

7.彩色多普勒血流显像(CDFI)

因为炎症淋巴结与肿瘤淋巴结多普勒所见有明显的重叠,对于一部分患者而言,超声图像及血流分析并不能取代组织活检。CDFI主要用于观察淋巴结内部血流信号的有、无、多少和分布情况,除了血流信号缺失之外,其血流的分布形式有多种报道,通常可见四种类型:①淋巴结门型,血流信号沿淋巴结门分布,可见单一的供血血管,或中央长轴走行的血管,或一淋巴结门血管伴有规则的、对称的由中央向外的分支。②斑片型,血管散在斑片状或血管的节段在淋巴结内杂乱分布,没有淋巴结门结构。③周边型,多条血管分布于淋巴结的周边部分,或呈提篮状,血流信号为向心性的。④混合型,为上述两种类型的混合。良性病变的淋巴结内部的血流分布多呈血流信号缺失或淋巴结门型,而恶性淋巴结则多表现为混合型、斑片型和周边型。

8.频谱分析

利用脉冲多普勒对淋巴结内的小动脉血流阻力参数进行测量,主要的观察指标有阻力指数(resistive index,RI)、搏动指数(pulsatility index,PI)、血流速度。有关的报道可能因观察样本的不同,在良、恶性淋巴结中这些指标意义有所差别。有学者认为反应性淋巴结的RI大多大于0.6,恶性淋巴结的RI多小于0.6,即反应性淋巴结的动脉血流多为高阻力型,恶性淋巴结多见低阻力型,但更多的报道指出,以结内最大流速或次最大流速处取样,良性病变淋巴结的血流多为低阻力型,其平均RI为0.59 ± 0.11、PI为0.90 ± 0.23,恶性病变淋巴结的平均RI为0.92 ± 0.23、PI为2.66 ± 1.59,收缩期最大血流速度两者差别不大,但舒张期末速度恶性病变淋巴结要低于良性病变淋巴结。

9.解剖区域

非特异性感染的受累淋巴结一般与感染灶在同一解剖区域或同一侧肢体。特异性感染的淋巴结核和恶性淋巴瘤及转移淋巴结多累及整个解剖区域及相邻区域,甚至身体远离病灶的部位,如面部、口腔有炎症时,颈部淋巴结肿大,结肠恶性肿瘤的淋巴结转移多见于腹腔淋巴结群,而胃癌则可出现锁骨上窝的淋巴结肿大。

10.与周邻组织结构的关系

头颈部的淋巴结对颈部血管有无压迫,管壁是否完整,食管周围淋巴结是否侵犯降主动脉,腹腔淋巴结有无包绕腹主动脉及其分支,纵隔淋巴结对心包有无挤压等。

五、常见淋巴系统疾病的超声表现

(一)淋巴结反应性增生

1.病理与临床

淋巴结反应性增生是造成淋巴结肿大最常见的原因。多由急慢性感染、药物、异种蛋白产生的抗原引起免疫反应。主要的病理改变是淋巴滤泡增生,最初滤泡增生仅限于皮质,严重时可发展到髓质,髓质减少。随着感染的控制,淋巴结可恢复正常形态。

2.声像图表现

超声表现为淋巴结增大,可以单发或多发,多数不发生融合。增大的淋巴结仍保持规则的卵圆形,L/S>2。淋巴结皮质呈均匀性增厚的低回声,包绕髓质,皮髓质分界清晰,髓质所占比例相对减少。彩色多普勒超声显示血流增多,由淋巴门进入,呈规则分支状分布,血流指向皮质(图4-4)。

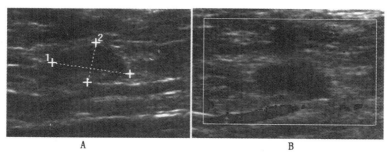

图 4-4　乳腺炎腋下淋巴结反应性增生
A.二维超声显示淋巴结皮质略增厚,皮髓质分界尚清晰;B.彩色多普勒超声显示淋巴结内未见明确血流

3.报告书写举例

右腋下可见多个淋巴结回声,呈椭圆形,其中较大者1.0 cm×0.4 cm,皮髓质分界尚清晰,皮质均匀增厚。CDFI:淋巴结内未见明确血流。

超声提示:右腋下淋巴结皮质增厚,不除外反应性增生。

4.鉴别诊断

(1)与正常淋巴结鉴别:正常淋巴结呈长的椭圆形或扁圆形,皮髓质分界清晰,髓质位于淋巴结一侧、一端或中央;正常淋巴结的血流主要位于髓质内,呈点状、线状。反应性增生的淋巴结短径稍增大,仍为椭圆形,皮髓质均增宽,分界仍然清晰;其血流可增加,仍由淋巴门进入,呈规则分支状分布于髓质内。

(2)与恶性淋巴结鉴别(表4-1)。

表 4-1　良、恶性淋巴结的超声鉴别要点

	良性	恶性
病因	急性或慢性炎性疾病	淋巴瘤或恶性肿瘤转移
淋巴结形态	扁平状或椭圆形,圆形少见	圆形或类圆形
长短径比值	≥2	<2
皮髓质	比值正常或变小,结构清晰	比值增大或髓质消失
皮质回声	正常水平,均匀	偏高不均匀(转移癌),偏低均匀(淋巴瘤)
淋巴门	居中,清晰	偏心或消失
血流信号	放射状分布,无非淋巴门处穿支血管	分布不规则,有非淋巴门处穿支血管
淋巴结融合	无	多见
Vmax	较低	较高
RI	较低	较高

(二)结核性淋巴结炎

1.病理与临床

结核性淋巴结炎可以是全身结核的局部表现,也可以是局部感染的结果,好发于颈部。主要病理改变是淋巴结肉芽肿性炎,伴干酪样坏死,可有液化坏死,偶有钙化形成。全身症状不明显,多以淋巴结无痛性肿大为首发症状。

2.声像图表现

超声表现为淋巴结增大,以短径增大较明显(L/S<2),淋巴结呈类圆形,常为多发,肿大淋巴结之间可相互融合。淋巴结皮质呈不均质低回声,髓质受压偏向淋巴结一侧,严重者髓质显示不清。出现液化坏死时,肿大淋巴结内可出现极低回声甚至无回声。陈旧的病变以及治疗后的病变可以出现强回声钙化灶。除上述直接征象外,一些间接征象也有助于诊断,如皮肤与皮下组织受累时可肿胀、厚薄不均,淋巴结与周围组织分界不清。彩色多普勒超声显示淋巴结内部血流分布不均匀,血流信号减少。由于淋巴结髓质被挤压至一侧,所以彩色血流信号也偏于淋巴结一侧(图 4-5)。

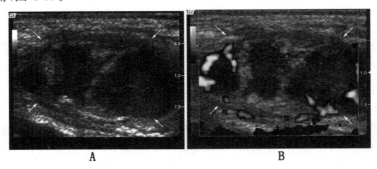

图 4-5　结核性淋巴结炎声像图

A.二维超声显示淋巴结内部回声不均,髓质显示不清;

B.彩色多普勒超声显示淋巴结周边见较丰富血流

3.报告书写举例

左颈部可见多个明显增大淋巴结,边界不清,其中较大者 1.8 cm×1.0 cm,内部回声不均,髓质显示不清。CDFI:于淋巴结周边见较丰富血流。

超声提示:左颈部淋巴结肿大。

4.鉴别诊断

结核性淋巴结炎应与其他肿大淋巴结鉴别,特别是淋巴瘤。两者有很多相似之处,如 L/S 均<2,髓质可消失,肿大淋巴结相互融合较常见。正因为如此,两者的鉴别才十分重要。两者的不同之处在于:淋巴瘤皮质增宽多为非均匀性,而结核性淋巴结炎皮质增宽以均匀性多见;结核性淋巴结炎可有结内液化、坏死或钙化,结节与周边皮肤、组织有粘连,而淋巴瘤无上述改变。彩色多普勒超声显示结核性淋巴结炎的血流多位于结节周边,淋巴瘤的血流仍位于淋巴门的部位。

(三)恶性淋巴瘤

1.病理与临床

恶性淋巴瘤是原发于淋巴网状系统常见的恶性肿瘤,分为非霍奇金淋巴瘤(Non-Hodgkin

lymphoma,NHL)和霍奇金淋巴瘤(Hodgkin′s lymphoma,HD)两大类。我国以 NHL 多见，国外 HD 较多见。其病因一般认为与辐射、化学致癌剂、病毒如类疱疹病毒(EB病毒)等因素有关。本病主要侵犯淋巴结和结外淋巴网状组织。NHL 病变部位可以是全身淋巴结，也可以是结外淋巴组织。HD 病变部位主要是淋巴结，以颈部及锁骨上淋巴结最为多见，血管增生明显。

恶性淋巴瘤以男性多见，男女之比为 1.5∶1。各年龄段均可发生，国内以 50～60 岁人群发病率最高。早期无明显症状，仅以浅表淋巴结肿大为首发症状。凡淋巴结无原因渐进性持久性增大，或先有淋巴结肿大，后出现发热者均应高度警惕是否为恶性病变。

2.声像图表现

超声表现为淋巴结明显肿大，多数为多发，可仅局限于单一解剖部位，也可以多个解剖部位同时发生。对怀疑本病的患者要注意检查全身其他部位有无肿大的淋巴结及受累及的脏器，以利于临床分期及预后的判断。(图 4-6)

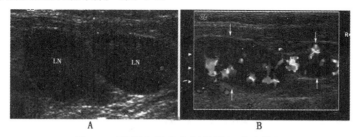

图 4-6　颈部非霍奇金恶性淋巴瘤声像图
A.二维超声显示淋巴结回声减低，呈类圆形，边界清晰，髓质显示不清;B.彩色多普勒超声显示淋巴结内丰富且不规则血流

常规二维超声检查可见淋巴结明显增大，形态呈卵圆形或圆形。L/S 比值＜2。中央髓质强回声消失或呈细线状，皮质非均匀增厚，使髓质及门部变形偏向一侧。由于临床常见的 NHL 的病理改变主要是单一成分肿瘤细胞克隆性增生浸润，故大多数恶性淋巴瘤性淋巴结内较均匀的回声减低，仪器分辨力不够高时，显示近似于无回声，部分淋巴结有融合，融合的淋巴结之间仍能看出分界。

彩色多普勒超声显示淋巴结内血供丰富，血流信号几乎充满整个淋巴结，采用多普勒能量图技术可以更加清晰地显示血管分布状态，门部血管粗大呈主干状，从主干血管发出许多分支伸向髓质和皮质，分布于整个淋巴结，其分支纤细，走行弯曲，有时非淋巴门处可见穿支血管。

3.报告书写举例

双颈部可见明显增大淋巴结，回声减低，呈类圆形，边界尚清晰，其中较大者 1.6 cm×1.4 cm，髓质显示不清。CDFI:淋巴结内可见丰富且不规则血流。

超声提示:颈部淋巴结肿大，淋巴瘤可能性大。

4.鉴别诊断

与结核性淋巴结炎鉴别:见结核性淋巴结炎部分。

(四)淋巴结转移癌

1.病理与临床

经淋巴系统转移是全身各系统恶性肿瘤转移的主要途径之一。浅表淋巴结由于位置表浅易于被发现,临床上触诊淋巴结增大,质地硬,固定,但患者可能无明显临床症状,故正确判断淋巴结病变性质,确定有无淋巴结转移,对于肿瘤的确诊、分期、治疗方案的确定、疗效观察和肿瘤进展的监控均有一定的临床意义。

颈部淋巴结转移癌的原发灶绝大多数在头颈部,尤以鼻咽癌和甲状腺癌的转移最为多见。锁骨上窝淋巴结转移癌的原发灶多在胸、腹部。腋窝淋巴结转移癌的原发灶多在乳腺。肿瘤细胞的浸润,使淋巴结内结构破坏,并有肿瘤新生血管形成,而由于肿瘤组织的环绕压迫,新生血管走行迂曲,不规则。

2.声像图表现

超声表现为淋巴结肿大,外周包膜不清晰或有切迹,形态呈圆形、类圆形或分叶状,L/S 比值<1.5~2.0,淋巴结的浸润程度与 L/S 比值的减低呈密切相关。中央髓质强回声消失,或变窄呈细线状,皮质回声为不均匀的低回声或回声增强,并可有皮质不均匀增宽,门部偏心,淋巴结融合,可有坏死或局灶性钙化,对周围组织、大血管有挤压和浸润等征象。(图 4-7)

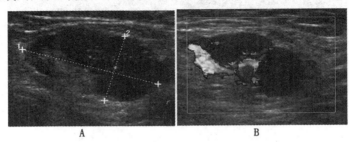

图 4-7　乳腺癌腋下淋巴结转移声像图

A.二维超声显示腋下淋巴结皮质不均匀增厚,皮髓质分界尚清晰,髓质偏心,皮质内可见点状强回声;B.彩色多普勒超声显示淋巴结内粗大且不规则血流

彩色多普勒超声显示淋巴结转移癌有多血供和少血供,多血供者居多。结内血管失去正常分布形态,血流信号分布不均匀,血管移位,分支纤细,走行迂曲、紊乱,有的沿周边走行,多普勒能量图能够更加完整、清晰地显示肿瘤血管分布形态,非淋巴门处可见穿支血管。少血供者,结内血流很少,可有 1~2 条血流信号。

3.报告书写举例

左腋下可见明显增大淋巴结,呈椭圆形,其中较大者 1.7 cm×0.9 cm,皮质不均匀增厚,皮质内可见点状强回声,髓质受压移位。CDFI:淋巴结内可见粗大且不规则血流。

超声提示:左腋下淋巴结肿大,皮质内可见点状钙化,考虑乳腺癌淋巴结转移。

4.鉴别诊断

与良性淋巴结肿大鉴别:见淋巴结反应性增生部分。

六、淋巴结超声造影

在恶性肿瘤的诊断和治疗中,对肿瘤引流区内的淋巴结进行评价是十分重要的。前哨淋巴结是最具肿瘤转移危险性的,通过对前哨淋巴结的评价能够早期发现肿瘤转移,并能预测整个淋巴引流区是否受到侵犯。此外,淋巴结肿大往往是全身疾病的局部表现,而鉴别肿大淋巴结的良、恶性,对疾病的诊断和治疗有很大帮助。在高分辨率灰阶和彩色多普勒超声基础上,超声造影技术能进一步评价淋巴结的微循环情况,为明确肿大淋巴结的性质提供了更多信息。

淋巴系统的超声造影主要包括经静脉淋巴超声造影和经皮淋巴系统超声造影。当肿瘤转移到淋巴结时,肿瘤细胞会破坏其生长区域大部分微细血管。因此在灰阶超声造影上,淋巴结内部肿瘤浸润的区域常表现为低灌注区,坏死组织则表现为无灌注区。上述经静脉超声造影的特征为诊断转移性淋巴结提供了有力的依据。经皮淋巴系统超声造影可以显示从肿瘤的引流淋巴管,追踪至前哨淋巴结。由于造影剂微泡颗粒较大,以及黏附、吞噬等因素,造影剂微泡只停留在第一级淋巴结内。这样可以准确定位前哨淋巴结,减少淋巴结清扫范围,减轻相应并发症。如果肿瘤细胞取代了正常的淋巴结内组织,则造影时显示该处充盈缺损。因此,发生转移的淋巴结常见的造影表现为不均匀增强、局灶性增强以及充盈缺损。

第五章　胃肠道疾病超声诊断

第一节　正常胃肠超声图像

一、胃肠声像图

胃肠内容物有气体、液体、食糜或粪便。在声像图中，胃肠管腔内气体易于识别；食糜或粪便可呈不同程度的中等至强回声。液体的回声决定于液体本身的纯净程度。在正常生理情况下，以上几种物质多呈混合类型存在于胃肠内。实时超声的动态观察可见它们在胃肠腔内流动的情况，同时因蠕动而在形态上发生的变化特点有助于和腹部肿块区别。

二、胃肠常用标准切面声像图

(一)胃常用标准切面声像图

1.食管-胃连接部长轴切面

显示腹段食管、贲门、胃底和高位胃体长轴图像。探头沿左肋弓向外上倾斜，见肝左外叶脏面下后方自横膈食管裂孔有一尖端向后上的鸟嘴状结构，其中心不规则强回声为管腔和内膜面的界面回声，紧邻前后两条线状弱回声为前后壁的黏膜下与肌层结构。外侧强回声为浆膜面与周围结构所形成的界面。

2.食管-胃连接部短轴切面

显示腹段食管、贲门和部分胃底的短轴图像。探头置于剑突下，与长轴切面垂直，于肝左叶与腹主动脉间或左侧靶环征象为腹段食管和贲门的短轴切面。在胃腔良好充盈下，食管或贲门结构外侧旁的含液区为胃底。

3.胃底与高位胃体切面

患者仰卧位或身体稍向左倾斜卧位。饮水使胃充盈后探头沿左肋弓或左上腹纵断扫查，声像图中见肝左叶脏面下后方含液结构，形态呈椭圆状，近头侧端为胃底，近足侧方为高位胃体。胃底顶部紧靠左侧横膈，外后侧壁与脾相邻；胃体后方有胰体尾和左肾。

4.胃体、胃窦切面

患者取坐位或立位，探头自左肋弓下沿充盈胃腔从胃体向胃窦滑行扫查，了解胃的体表投影。声像图中，靠近腹壁侧胃壁为胃前壁，对侧为胃后壁；胃前、后壁间靠近肝脏侧为胃小弯，外下方为胃大弯。再持探头对胃做横行扫查，若充水胃腔呈左右两个互相分离的圆或类圆液腔时，分别为胃体和胃窦横切面。探头向下移行，胃体、胃窦小弯侧相互靠拢，当汇合成横"8"字状时，汇合区域代表胃角。再自胃角向下，胃腔断面呈椭圆状，此时近患者左侧部分是胃体大弯侧，右侧是胃窦大弯侧。

牛角型胃的位置高，呈横位，声像图中胃角的征象常不明显。无力型胃的胃体和胃窦小弯之间的距离狭窄，胃角位于脐水平以下。

（二）十二指肠声像图特征

十二指肠位置固定。第一段（球部）位于肝左内叶脏面下方,胆囊内侧。充盈良好的十二指肠在声像图中呈一长锥形含液结构,平行于胆囊长轴。第二段（降部）内侧为胰头。第三段（水平段）位于胰头下方,在下腔静脉与腹主动脉前方横过。第四段较短,在胰体、尾足侧续接空肠。

（三）空、回肠位置与形态

空肠多居于左上腹和中腹部,黏膜皱襞密集明显。空虚状态下,局部长轴切面可见如绒状的黏膜皱襞,液体良好充盈时,长轴切面上可见多条带状强回声自肠壁伸向腔内,这些条带结构长短不齐,和肠管长轴呈垂直状排列,称为"琴键"征。

回肠位于中下腹和右下腹,黏膜皱襞逐渐稀少,内膜面相对平坦。

若在腹水衬托下,肠管和肠系膜结构也能清晰显示。其短轴像呈现蘑菇状结构,蘑菇头部为肠管短轴,蘑菇颈、根为肠系膜。长轴肠管可呈腊肠状。

（四）大肠标准切面声像图

正常生理情况下,难以显示出大肠精确而易于辨认的图像,需根据解剖关系和肠道内容物加以识别,通常以充盈的气体或粪块和肠壁形成的强回声界面多见,表面呈波浪状。此结构的形成和大肠壁的半月状黏膜皱襞有关。回盲区位于右下腹外侧,探头纵向扫查时,近右髂窝的盲端结构为盲肠,盲端下方是超声寻找阑尾的主要区域。升、降结肠属于间位脏器,位置比较固定,主要在腹部两侧寻找,双侧的肾脏对于确认结肠也有一定帮助。结肠分别在肝脏右下缘和脾脏下缘折曲形成结肠肝曲和脾曲。结肠肝曲位置升高进入肝脏前膈面和胸、腹壁间隙时称为间位结肠,该部位管腔内气体或粪块积聚会影响肝脏乃至胆囊的超声检查。横结肠和乙状结肠借肠系膜和腹后壁连接,位置相对变化较大,持探头沿结肠作连续扫查可以减小声像图对这些结构判断的失误。结肠灌水的检查方法对于定位有重要作用。充液的结肠内壁上有半月状黏膜皱襞,在回盲部还可以见到回盲瓣。

直肠在下腹壁或会阴部检查,也可以使用直肠腔内探头。经腹壁的检查要在膀胱良好充盈下进行。子宫阴道后方的管壁结构就是直肠（男性则在膀胱和前列腺后方）。

三、胃肠管壁结构和测量

（一）正常胃壁

空腹胃底及高位胃体胃壁因黏膜较集中而显得较胃窦壁厚,厚度有时可达 1.0 cm。随胃腔充盈,黏膜和黏膜皱襞展开,其厚度趋近于胃窦处胃壁。充盈状态下胃黏膜皱襞自黏膜层向胃腔内隆起呈小乳头或小丘状。皱襞间有强弱回声相间排列的层次结构。沿胃长轴见胃黏膜皱襞与胃平行状。

高分辨率仪器能将胃壁分为 5 层结构。表现为 3 条强回声线和 2 条弱回声线相间平行排列状。从内膜开始,第一条（强）回声线和第二条（弱）回声带为自黏膜表面的界面至黏膜腺体深部的界面回声。第三条（强）回声带是黏膜下与其前后结构（黏膜肌和胃壁固有肌层的浅肌层）形成的界面回声。第四条（弱）回声带是大部分胃固有肌层。第五条强回声线则表示浆膜下,浆膜层与其周围的界面回声。胃壁内、外两条强回声线间距离代表胃壁厚度。正常人胃壁厚度范围为 3～5 mm（平均值大多在 4.1～4.5 mm间）。胃幽门肌处壁的厚度不超过 6.0 mm(新生儿则小于 4.0 mm)。高频超声对胃壁的层次显示效果较好。

(二)小肠

小肠管壁呈线状中等强回声,厚度多在 3.0 mm 以下。一般情况下小肠管径充盈时小于
3.0 cm。

(三)大肠

大肠壁厚度与小肠相同。直肠腔内探头可显示大肠壁的 5 层结构。

第二节　胃肠肿瘤

一、胃肠癌

(一)胃癌

1.临床病理和表现

胃癌在我国消化道恶性肿瘤中占第一位。最常见于胃幽门窦,其他依次为胃小弯、贲门
区、胃底及胃体。病理组织分类以腺癌和黏液腺癌最多见。肿瘤最初发生于黏膜层,以肿块或
管壁增厚的形式向腔内生长,同时向四周扩展,并向胃壁深方浸润。局限于黏膜层的较小胃癌
称为原位癌;肿瘤深度浸润未超过黏膜下层者属于早期胃癌;超过黏膜下层称为进展期胃癌,
又叫作中晚期胃癌。癌肿的大体形态学分成肿块型、溃疡型、管壁增厚三种基本类型。国际公
认的进展期胃肠癌病理形态学的分型是 Borrmann 于 1926 年提出的四种类型:Borrmann Ⅰ 型
为向腔内生长的局限而不规则的肿块,称为肿块型;肿瘤表面坏死形成凹陷是溃疡型胃癌的特
征,Borrmann Ⅱ 型溃疡周围癌组织局限,和正常胃壁界限分明,为局限(或单纯)溃疡型;Bor-
rmann Ⅲ 型的溃疡周围癌组织向周围浸润生长,界限不清,病变范围扩大,为浸润溃疡型;Bor-
rmann Ⅳ 型为弥漫浸润型胃癌,是癌组织在胃壁广泛浸润的结果,大部分或全部胃壁增厚,部
分病例的肿瘤组织主要在黏膜下生长,黏膜结构残存。

早期胃癌常无明显症状,逐渐出现胃区不适或疼痛、恶心、呕吐,消化道出血常见于溃疡型
胃癌,晚期胃癌引起腹水、恶病质。腹部实质脏器(如肝脏、胰腺等)、淋巴结、腹膜、盆腔、左锁
骨上淋巴结是癌瘤容易侵及的部位。

2.声像图表现

(1)管壁不规则增厚或肿块形成。

(2)内部回声呈低回声,欠均匀;低分化和黏液腺癌内部回声较少,较均匀。

(3)病变区内膜面不平整,或有管腔狭窄。

(4)常见功能异常:蠕动减缓、幅度减低或蠕动消失、胃潴留等。

(5)彩色超声多普勒所见:在部分较大肿瘤实质内常发现有不规则的血流信号。

3.超声分型

(1)结节蕈伞型(Borrmann Ⅰ):肿瘤向腔内生长,呈结节状或不规则蕈伞状,无明显溃疡
凹陷(图 5-1)。

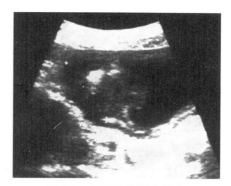

图 5-1　胃窦结节蕈伞型癌

胃窦小弯侧胃壁结节状隆起,实质为低回声,欠均匀,周围正常胃壁
层次结构清楚,胃后方小圆球状淋巴结,手术病理证实为胃腺癌转移

(2)局限增厚型(BorrmannⅠ):肿瘤部分胃壁增厚,范围局限,与正常胃壁界限清楚。

(3)局限溃疡型(BorrmannⅡ):溃疡明显,边缘隆起与正常胃壁界限分明。整个病变呈火山口状。

(4)浸润溃疡型(BorrmannⅢ):"火山口"征象明显,溃疡周围有较大范围的壁不规则增厚区(图 5-2)。

(5)局限浸润型(BorrmannⅣ):胃壁局部区域受侵,全周增厚伴腔狭窄,但内膜面无明显凹陷(图 5-3)。

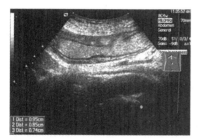

图 5-2　胃癌声像图

浸润溃疡型胃癌,有回声型胃充盈剂衬托下,胃壁前壁增厚(++2,和++3标示范围),中央部位见溃疡凹陷(黑箭头标示部位),后壁部分也有轻度增厚

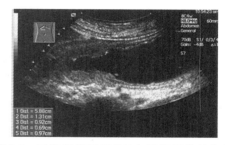

图 5-3　局限浸润型胃癌(自然组织谐波条件下,使用 8.0 MHz 凸阵腹部探头)

在无回声液体衬托下,胃窦癌变部位低回声增厚(++),正常胃壁层次消失,胃腔狭窄

(6)弥漫浸润型(BorrmannⅣ):病变范围广泛,侵及胃大部或全胃,壁厚明显、管腔狭窄。部分病例可见胃黏膜层残存,呈断续状,胃第三条强回声线紊乱、增厚、回声减低、不均匀或中断(图 5-4)。

4.胃癌深度侵及范围

(1)早期胃癌:肿瘤范围小、局限、胃壁第 3 层(黏膜下层及浅肌层线)存在。但黏膜下层受侵时此层次则呈断续状。在此类型中,息肉型(早期癌Ⅰ型)和壁厚者超声显示较好(图 5-5),对早期癌Ⅱc 和Ⅲ型(凹陷型)显示率差。胃早期癌的确诊要依靠胃镜活检。

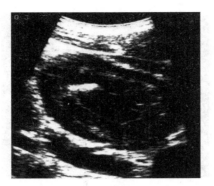

图 5-4　弥漫浸润型胃癌

胃窦短轴切面,胃腔像,胃壁全周增厚,胃壁正常层次破坏,第三层回声减低、中断

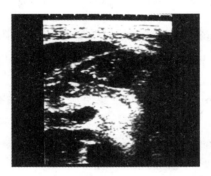

图 5-5　胃幽门窦早期癌(息肉型)

胃幽门窦前壁局限性小隆起,呈乳头状,肿块深方第三条黏膜

下强回声线完整,局部肌层蠕动正常。手术病理证实为原位癌

(2)肌层受侵:胃壁第 3、4 层回声线消失,但第 5 层线尚完整。胃壁趋于僵硬。

(3)浆膜受侵:胃壁第 5 层强回声线不清。

(4)侵出浆膜:胃壁第 5 层强回声线中断,肿瘤外侵生长。

5.贲门癌

贲门癌是发生在贲门部(包括和贲门邻近的食管末端、胃底和近端胃小弯)的胃癌;贲门癌的声像图特征与胃癌相同,超声分型也和胃癌一致。其中,弥漫浸润型管壁全周呈规则或不规则性增厚,病变范围较广,常上延及腹段食管,下可侵及胃底体较大范围,梗阻征象较明显(图 5-6)。贲门短轴切面呈现"靶环"征,液体通过困难,局部管腔狭窄明显。位于食管起始段和腹段的食管癌可分别经颈部和腹部超声探及病变,常见征象为"假肾"征。检查中主要注意病变大小厚度和周围浸润,胸段食管癌需内镜超声检查。

6.残胃癌

胃癌术后的超声检查重点是对腹腔(包括肝脏、腹膜后、盆腔)等处转移病灶的发现和观察。残胃位置深,受干扰因素较多。尤其毕Ⅱ式手术,残胃与空肠吻合时胃内容物易迅速进入小肠,在胃充盈状态下超声对残胃癌的显示效果并不理想,超声未见明显病变时应建议内镜超声或胃镜检查确诊。

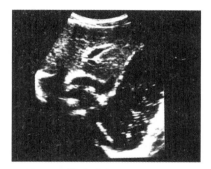

图 5-6　胃底贲门局限浸润型癌

食管-胃连接部长轴切面,腹段食管前后壁至胃底内侧壁低回声增厚为肿瘤

(二)小肠癌

1.临床病理和表现

小肠癌在临床少见,其中 1/3～1/2 发生在十二指肠的第二段到十二指肠空肠曲,也可以发生在回肠远端。肿瘤的形态学变化是不规则肿块形成或管壁增厚。早期症状少,随肿瘤增大而引起病变以上部位管腔梗阻,患者有呕吐、腹痛等,便血或呕血和肿瘤溃疡有关。肿瘤周围和腹膜后淋巴结容易因转移而肿大;肿瘤还可以向肝脏和胰腺转移。

2.声像图表现

(1)管壁不规则向心性增厚或肿块形成,管腔狭窄。最常见的超声征象是"假肾"征和"靶环"征。

(2)肿瘤实质呈低回声,欠均匀;低分化和黏液腺癌内部回声较少,较均匀。

(3)病变区内膜面不平整,外界也常因肿瘤浸润而显得边界不清。

(4)常见功能异常:近端肠管内容物积聚,通过困难,胃潴留。

(5)彩色超声多普勒所见:常被用于观察肿瘤周围的浸润程度,肿瘤向外界浸润常使周围的血管受压而使血流信号减少或消失。

3.超声分型

(1)肿块型:低回声型不规则肿块凸向腔内,实质回声欠均匀(图 5-7)。

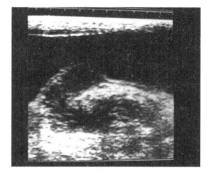

图 5-7　十二指肠下曲癌

高位肠梗阻患者,急诊超声检查发现胃潴留(st),幽门开放,十二指
肠内容物向胃腔反流,在十二指肠下曲发现不规则状低回声肿瘤

（2）管壁增厚型：以局部管壁增厚为特点，大多数在超声检查时已经波及全周，管腔狭窄，近端肠管因内容淤积而扩张，通过受阻。

（三）大肠癌

1.临床病理和表现

大肠癌是胃肠道常见的恶性肿瘤，占胃肠道肿瘤的第二位。包括结肠癌和直肠癌。以回盲部、直肠、乙状结肠、结肠肝曲和脾曲为高发处。

大肠癌的病理形态可分为类型。①肿块型：呈菜花样肿物凸向肠腔内。②管壁增厚型：以不规则的管壁增厚形式向心性生长，同时向周围扩展，常因管腔通过障碍而发生肠梗阻。③溃疡型：多在管壁增厚型肿块基础上发生，肿瘤中央出现凹陷溃疡，此型出现梗阻症状者不多，但常伴有便血。大肠癌可以直接向局部扩散，腹腔种植；也常引起淋巴结，或肝脏等部位的转移。便血是大肠癌主要症状，其他常见症状有腹痛、便秘、腹胀，肿瘤晚期常出现腹水。

2.声像图表现

（1）增厚型：肠壁向心性不规则增厚伴管腔狭窄，肿瘤实质为稍欠均匀的低或较低回声；常见超声病理征象为"假肾"征和"靶环"征。病变处管腔通过不畅、近端肠管淤胀或肠梗阻。在肿瘤和近端正常肠管交界处呈现管腔向心性收缩的挛缩状（图5-8）。

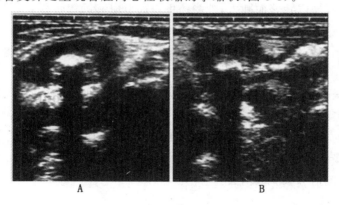

图5-8 结肠肝曲癌

A.短轴切面；B.长轴切面。结肠肝曲管壁不规则增厚，实质回声
不均，局部管腔狭窄，狭窄管腔内强回声伴有声影的结构为粪块
（S）。近端升结肠（AS）管腔内容物淤积。LN：淋巴结肿大（转移）

（2）肿块型：表现为局限性、形态不规则或呈菜花状的、向腔内隆起的较低回声型肿块，表面不平整，实质回声不均。肿块外界常因癌组织浸润而显得界限不清；病变周围肠壁多正常。

（3）溃疡型：以管壁增厚为主，中心区有局限的溃疡凹陷，溃疡基底处的管壁和周围部分相比明显变薄。

（4）其他表现：肿瘤部位肠管僵硬，肠蠕动消失。

（5）肿瘤转移征象：可见肿瘤淋巴回流区淋巴结肿大，肝脏等器官内转移灶。

（6）彩色超声多普勒所见：在肿块型和部分管壁增厚型肿瘤实质内有较丰富的、不规则的血流信号。

二、胃肠恶性淋巴瘤

(一)临床病理和表现

胃肠恶性淋巴瘤是源于胃肠黏膜下淋巴组织的恶性肿瘤。肿瘤常呈单发或多发肿块状，也可以管壁增厚方式生长。病变处常有黏膜覆盖，黏膜面有时发生溃疡。肿瘤发生的常见部位是胃体窦、空肠近段和升结肠。极少数也可发生在横结肠或回肠末端。

本病常以上腹饱胀、疼痛、恶心、呕吐、黑便、食欲减退或腹部肿块等就诊时被影像学或内镜检出。

(二)声像图表现

(1)肿瘤位于黏膜下，大部分瘤体表面可见拱桥样黏膜皱襞。

(2)胃肠壁弥漫性增厚或局限型肿物，有时表现为黏膜下多结节。

(3)实质呈均匀的低回声或近似无回声，透声性好，后方回声略增强。

(4)适当调节仪器增益条件可见肿物内部多结节或网格结构。

(5)胃肠腔狭窄的程度不严重。

(6)部分病例可出现溃疡凹陷，溃疡凹陷周围的胃黏膜层完整。

(7)有时可见肝脾大或腹部淋巴结肿大。

(8)彩色超声多普勒所见肿瘤内部见散在不规则走行的低速血流信号。

(三)超声分型

1.巨块型

病变广泛，壁厚明显，并伴有肿块形成。内部回声欠均匀，并见瘤内有大小不等的结节融合征象。各结节间有中等回声边界，使整个肿块区呈网织状。

2.浸润型

全周广泛而明显壁增厚，增厚壁呈结节隆起状。瘤内有多个低回声小结节。

3.多结节型

是胃恶性淋巴瘤的一种，胃黏膜隆起、肥大；胃黏膜下有多发小低回声结节。

4.肿块型

局限性肿块。胃部肿块型淋巴瘤在胃腔充盈下可见黏膜被抬起现象。肠道肿块型淋巴瘤则因肿块局限，内部回声低而均匀，易误诊为囊肿。

5.溃疡型

分大溃疡型和小溃疡型两种。大溃疡型病变以较大而明显的溃疡为特征，溃疡环堤处有黏膜层覆盖，肿瘤体内常见数个低回声结节，是最具有超声诊断特点的一种类型(图5-9)。小溃疡型病变呈中等度壁均匀增厚(厚度为 1.0～1.5 cm)。溃疡多发且表浅(称为"匐行溃疡")，超声不易辨认，易误诊为胃癌。

三、胃肠间质瘤

(一)临床病理和表现

胃肠间质瘤属于消化管黏膜下肿瘤。既往的平滑肌瘤和平滑肌肉瘤、神经组织来源性肿瘤属于此类。肿瘤可发生在消化道的任何部位。较小的肿瘤多是圆球状，随即可以向分叶状或更不规则形态发展。肿瘤的生长方式：或将黏膜顶起向管腔内生长；或突出浆膜，长在管壁外;也可以向管腔内、外同时扩展。肿瘤的病理组织学变化为溃疡形成;较小的肉瘤就会出现实质的弥漫性出血坏死、继而出现液化,当坏死液化腔和溃疡相通时有假腔形成。患者临床常见症状为腹部不适或疼痛,常因消化道出血、腹部肿块而就诊。

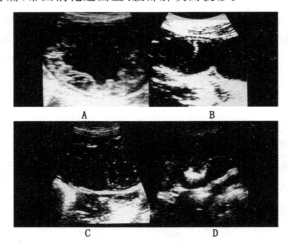

图 5-9　胃黏膜下恶性淋巴瘤声像图

A. 胃黏膜下肿瘤(胃恶性淋巴瘤-多发结节型),胃全周性增厚,黏膜层呈波浪状隆起;B.胃黏膜下肿瘤(胃恶性淋巴瘤-肿块型);C.肿瘤处的黏膜层呈"拱桥"样;D.胃黏膜下肿瘤(胃恶性淋巴瘤-溃疡型)

(二)声像图表现

(1)胃肠区圆球状或分叶状肿块(图 5-10)。

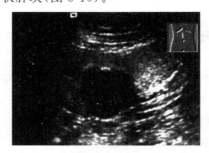

图 5-10　胃黏膜下良性肿瘤(间质瘤)

有回声胃充盈剂衬托下,胃后壁黏膜下类圆球状实性肿瘤,实质为不均匀的低回声,肿瘤表面有溃疡形成

(2)内部呈均匀或较均匀的低回声。

(3)肿瘤最大直径多在 5.0 cm 以下(偶见于直径 9.0 cm 者)。

(4)肿块边界清晰。

(5)可有小溃疡,溃疡规整,基底较平滑。

(三)间质瘤的恶变

(1)肿瘤的形态多为分叶状或不规则状。

(2)直径大于 5.0 cm,文献报道肿瘤平均直径多在 10.0 cm。

(3)瘤体内部回声增强、不均匀。

（4）常有深、大而不规则的溃疡凹陷。

（5）实质内液化，液化区较大而不规则。

（6）若液化与溃疡贯通，肿瘤内生成假腔（图 5-11）。

（7）易引起周围淋巴结和肝脏转移。

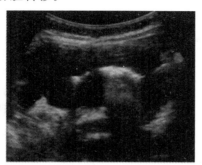

图 5-11　小肠间质瘤（恶性）

肿瘤（T）呈分叶状，中心假腔形成，有窦道和小肠腔相通

（四）超声分型

1.腔内型

肿物向腔内生长，局部管腔变窄；胃充盈下检查常见被肿瘤抬起的黏膜。此型在小肠和大肠少见。

2.壁间型

肿瘤同时向腔内、外生长，管腔内黏膜稍见隆起。

3.腔外型

肿瘤主要向浆膜外生长，管腔受压变形不明显。

四、胃肠脂肪类肿瘤

（一）临床病理和表现

包括脂肪瘤和血管平滑肌脂肪瘤，属于黏膜下肿瘤，良性居多，临床较少见。肿瘤体积一般较小（直径 2.0～4.0 cm），肿瘤多为管腔内生型。可生长在胃到结肠的各段，临床多以肠梗阻、肠套叠等并发症来就诊时被超声检查确定。

（二）声像图表现

位于黏膜下的圆球或扁圆球体肿块，实质为较强回声。超声检查时容易被误认为胃肠内容物。肠道脂肪类肿瘤的声像图上不容易发现隆起的黏膜皱襞。

五、胃息肉

（一）临床病理和表现

胃息肉属于胃黏膜层上皮性良性肿瘤，分真性和假性两种。假性息肉系黏膜炎性增生形成；真性息肉，又名息肉样腺瘤，最常见。由增生的黏膜腺上皮构成，多为单个。表面呈结节状，多数有蒂，大小一般不超过 2 cm。息肉样腺瘤属于癌前期病变。发病部位以胃窦多见。

发病早期通常无明显症状。部分有上腹不适、腹痛、恶心、呕吐及消化道出血等症状。发生在幽门部较大的息肉可引起幽门梗阻。

(二)声像图表现

空腹超声检查时,很难发现较小的胃息肉;在胃充盈条件下,声像图上表现为自胃黏膜层向腔内隆起病变,呈圆球状、乳头状或分叶状,大小约 1.0 cm(偶可见大于 2.0 cm 者),息肉质地软,瘤体多为不均匀的中等或较强回声。基底部有较细的蒂与胃壁连接,局部胃壁层次结构和蠕动正常(图 5-12)。

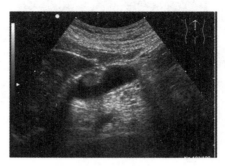

图 5-12　胃窦息肉

胃窦短轴切面:胃前壁乳头状隆起,实质为等回声

六、胃壁囊肿

(一)临床病理和表现

胃壁囊肿属于胃黏膜下囊性肿瘤,临床很少见,大多数囊肿继发于胃壁的迷走胰腺,是胰液潴留性的假性囊肿。形成的囊肿向胃腔内膨出。患者主要症状是胃区不适、腹胀等。

(二)声像图表现

表现为向胃腔内膨出的黏膜下囊性无回声,囊壁薄而平滑,囊液清晰(图 5-13)。

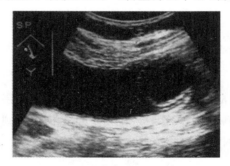

图 5-13　胃壁假性胰腺囊肿

胃腔无回声液体充盈,胃体大弯侧球状黏膜隆起,内部为液性无回声,术前超声诊断胃壁囊肿,手术病理确诊为胃壁假性胰腺囊肿

七、阑尾黏液囊肿

(一)临床病理和表现

阑尾黏液囊肿是发生在阑尾的囊性肿瘤,临床也比较少见。大多数囊肿因阑尾黏膜粘连,管腔闭塞后黏液潴留所致。少数为原发于阑尾的囊性黏液腺癌。此种肿瘤极易破裂,流出的黏液向全腹扩散,在腹膜上形成大小不等的多处转移,同时有大量腹腔积液。患者经常因腹水、腹胀而来就诊。

（二）声像图表现

表现为盲肠下方的长椭球状囊性无回声区,囊壁薄而均匀。囊液稠厚或感染时使回声增强不均匀。囊腺癌形态欠规则,囊壁厚而不平整,回声不均匀,囊液稠厚呈不均质的低回声。转移的肿块表现为腹膜上形态各异的低回声结构。实质间可见散在小的囊性区。腹水稠厚,变换体位时可见飘落的细小回声。

第三节　胃非肿瘤性疾病

一、贲门失弛缓症

(一)病理和临床表现

贲门失弛缓症是食管神经肌肉功能障碍所致的一种疾病,又名贲门痉挛。主要表现是食物不能顺利通过贲门入胃,导致食物潴留,食管壁可出现继发性肥厚、炎症、憩室、溃疡或癌变。

本病多见于青壮年,男女发病无差异。主要症状是吞咽困难,剑突下或胸骨后疼痛。

(二)声像图表现

(1)空腹见腹段食管扩张,内容物潴留。近贲门口的长轴超声断面上形成鸟嘴状或尖锥状,短轴断面表现为扩大的食管管腔。

(2)嘱患者饮水后液体滞留于食管下段,食管壁蠕动增强,贲门口关闭状,液体不能通过。

(3)贲门管壁轻度、均匀性、局限性增厚(6～8 mm)。

(4)再嘱患者饮热水或刺激膻中、中脘、足三里等穴位时食管内液体迅速通过贲门喷射状入胃,最后仍然有少量液体残存于食管下端。

二、先天性肥厚性幽门狭窄

(一)病理和临床表现

先天性肥厚性幽门狭窄(congenital hypertrophic pyloric stenosis,CHPS)属于新生儿的先天性疾病。患儿的幽门肌过度肥厚,致使幽门管狭窄,胃内容物潴留。男婴的发病率明显高于女婴,临床症状主要是呕吐,常在出生后 2～3 周开始,就诊时间多在 1～2 个月。体检患儿消瘦,右上腹可扪及橄榄形肿块。严重者可引起脱水和碱中毒。

(二)声像图表现

(1)幽门胃壁肌层全周性、均匀性、局限性增厚。短轴超声断面呈均匀性“靶环”征。长轴断面呈梭形或橄榄形,长 2.0～2.5 cm,壁厚度 4～8 mm(图 5-14)。

(2)幽门管狭细,胃内容物通过困难,胃腔内容物潴留,有时可见胃壁逆蠕动。

三、胃黏膜巨大肥厚症

(一)临床病理和表现

胃黏膜巨大肥厚症是一种较少见的胃黏膜过度增生性疾病,发病部位在胃底、体,很少累及胃窦部。病理表现为胃黏膜外观隆起、增大,黏膜皱襞间凹沟深,X 线和胃镜称之为脑回样黏膜皱襞。发病无年龄差异,男性较女性多见。主要症状是上腹部疼痛、食欲减退、呕吐、体重减轻和腹泻。患者常有低蛋白血症,严重时出现浮肿和腹水。

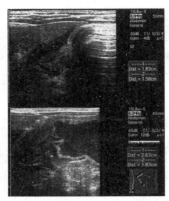

图 5-14 先天性肥厚性幽门狭窄(8 MHz 频率自然组织谐波条件)

5周男婴,消瘦,吐乳。空腹幽门区"橄榄核"状低回声包块(上图＋＋标示范围)。母乳充盈胃腔后,过幽门主轴长轴切面显示胃幽门均匀性增厚(下图:＋＋标示范围),幽门管腔狭窄

(二)声像图表现

空腹超声检查见胃底、体部"假肾"征。胃充盈后见胃底、体黏膜层明显增厚,黏膜皱襞肥大,走行迂曲。黏膜实质为低回声,内有多发(数毫米)小囊肿样结构,为黏膜腺体过度分泌所致的潴留性囊肿,一般胃壁蠕动功能无异常变化。严重时可见腹水。

四、胃肉芽肿病

胃肉芽肿病是一种胃壁炎性肉芽肿性浸润,又称为炎性假瘤。由多种不同病因引起。感染性肉芽肿包括胃壁结核病、梅毒、血吸虫病等;病因不明的肉芽肿主要有嗜酸性肉芽肿和Crohn病。疾病的确诊需要胃内镜活检和对疾病病史的了解,血清特异性检查对梅毒的确诊有重要帮助。

声像图表现:①胃壁低回声增厚。②息肉样改变。③有时可以发生溃疡。④增厚胃壁或息肉均为低回声。

由于肉芽肿的超声表现无特异性,容易被误诊为胃肿瘤,因而属于非特异性检查。

五、胃和十二指肠球溃疡

(一)病理和临床表现

溃疡病的全称为消化性溃疡,是消化道最常见的疾病之一。继发于激素等药物或精神因素者称应激性溃疡。由于放射照射引起的叫作放射性溃疡,放射性溃疡和放射性胃肠炎常同时发生。溃疡的发病部位以胃小弯的角切迹、幽门管和十二指肠球部最多见。基本病理是黏膜层局限性凹陷,直径多在 2.0 cm 内,凹陷深度超过黏膜肌层。溃疡周围的黏膜经常伴有水肿、充血或增生等炎症变化。通常单发,多发性溃疡仅占 5％～10％。溃疡病的严重并发症有出血、幽门梗阻和溃疡穿孔。常见症状有腹痛和腹部不适。胃溃疡的疼痛部位在剑突下,疼痛的节律性不明显,多为餐后痛;十二指肠球溃疡的疼痛在上腹部腹正中线偏右部位,疼痛的特点为节律性、周期性,疼痛的时间在空腹和夜间。

(二)声像图表现

(1)空腹超声检查可以发现胃或十二指肠球部壁局限性增厚,厚度常小于 1.5 cm。范围

局限,增厚胃壁呈较低回声。

（2）胃充盈状态下,典型的胃溃疡周围的黏膜层及黏膜下层局限性增厚,中央有较平滑的溃疡凹陷(图 5-15A、B)。

（3）急性较大溃疡以胃壁局限性胃黏膜层缺损凹陷为主,溃疡基底胃壁变薄,甚至向浆膜外凸;胃壁增厚程度轻微(图 5-15C、D)。

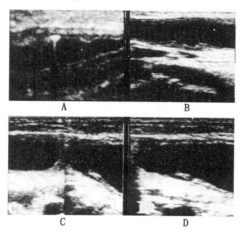

图 5-15　胃溃疡

A.胃窦前壁小溃疡内气体积存,呈现强回声伴有"彗星尾"样征象("comet"sign);B.胃窦后壁慢性溃疡,呈现小"火山口"征象,溃疡底部增厚处的黏膜结构清晰可见;C.过胃体长轴切面,恶性淋巴瘤患者,接受化疗过程中因激素过量,突发腹痛、呕血,急诊超声检查,胃腔充盈下见胃角近后壁凹陷,溃疡基底明显变薄,超声提示胃角应激性穿通性急性溃疡;D.过胃角短轴切面图像

（4）小而较浅的溃疡仅以局限性壁增厚为唯一表现。

（5）幽门管溃疡以水肿充血的局限性壁增厚为主要特点,经常伴有胃排空延迟;急性期时常出现幽门痉挛和胃潴留,幽门管腔狭窄,液体难以充盈。

（6）十二指肠球溃疡的超声表现:局限性管壁增厚,球部变形,液体充盈欠佳、通过球部迅速(激惹现象);溃疡面有局限性凹陷,当溃疡内有气体贮存时表现为壁间小点状强回声,小的溃疡面超声不容易发现。

（7）三维超声对溃疡面的显示近似于胃内镜图像。

六、胃炎

(一)病理和临床表现

胃炎是由多种病因引起的急性和慢性胃黏膜弥漫性炎症。

感染性物质或毒素,化学性、物理性(温度或机械)损伤,心、肝、肾、肺等严重疾病均可以成为急性胃炎的病因。急性胃炎的主要病理有胃黏膜充血、水肿,严重者出现浅表糜烂;酸碱烧伤所致的急性胃炎,严重时出现胃黏膜部分断裂、脱落和出血,病情较凶险。

慢性胃炎在我国属于常见病,约占胃病患者的50％以上。成年人胃内镜检查统计中几乎90％以上有程度不同的胃黏膜慢性炎症表现。慢性胃炎分慢性浅表性胃炎和慢性萎缩性胃炎两种。经常在同一个胃内,两者同时存在。慢性胃炎的病理比较复杂,主要有胃黏膜水肿,炎性细胞浸润。慢性萎缩性胃炎的基本病理改变是腺体萎缩、黏膜层变薄,进而出现肠上皮化生。门静脉高压所致胃黏膜炎性改变主要是黏膜充血。

疣状胃炎属于慢性胃炎,又称为豆疹样胃炎或慢性胃炎活动期;胃黏膜轻度糜烂和多发小疣状隆起是此种胃炎的特点。

胃炎的主要症状是上腹部不适或疼痛,轻者常无任何症状。

(二)声像图表现

1.急性胃炎

空腹胃壁轻度低回声型增厚,厚度多在1.5 cm以下;胃充盈后胃黏膜层肥厚,黏膜皱襞粗大,尤其在胃窦区出现粗大黏膜皱襞有确诊意义(图5-16)。

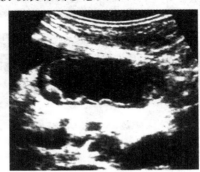

图5-16　急性胃炎

胃窦短轴切面图像,胃黏膜层增厚,黏膜皱襞增多肥大

因酸碱烧伤,胃黏膜急性损伤时可见粗大的黏膜表面呈不平整状,或可见黏膜断续及部分呈游离状。

二维彩色多普勒超声在急性胃炎的肥厚黏膜中可以测到血流信号。

2.慢性胃炎

超声诊断慢性胃炎存在着较大争议。因为慢性胃炎的超声表现也经常见于许多正常人;而超声的诊断和胃镜活检结果经常出现不一致。因此单纯用超声诊断慢性胃炎宜慎重。

当胃黏膜上出现多发的较强回声疣状赘生物时,可以考虑豆疹样胃炎或慢性胃炎活动期。

二维彩色多普勒超声或有回声型超声造影剂检查时,发现幽门区的液体反流征象,对于诊断胆汁反流性慢性胃炎有一定帮助。

七、胃黏膜脱垂

(一)病理和临床表现

胃黏膜脱垂是由于胃窦黏膜下结缔组织疏松,致使黏膜皱襞活动度过大,在胃壁蠕动收缩时被推送入幽门或十二指肠球。随局部蠕动的完结,胃窦黏膜皱襞又退回原位。多发生于30～60岁的男性,其临床表现缺乏特征性,常有上腹部不适或疼痛,左侧卧位可使疼痛加剧。此外,该病多与溃疡及胃炎并存,多数患者的症状可被溃疡和胃炎的症状掩盖。

(二)声像图表现

(1)胃窦部黏膜肥厚隆起,局部层次尚可辨认。

(2)在胃充盈下实时超声观察,见指状黏膜随胃蠕动向幽门移动,继而进入十二指肠球,然后随蠕动波消失,胃窦黏膜回复到胃窦部。

八、胃扭转

(一)病理和临床表现

胃正常位置的固定机制发生障碍,或胃受邻近脏器病变影响发生移位,胃沿某一轴线产生反转或重叠,称为胃扭转。上腹部疼痛为主要症状。

(二)声像图表现

空腹超声检查无阳性发现。胃充盈下检查时见胃腔失去正常形态,扭转部位的胃腔缩小,胃壁出现明显皱折;或在同一切面下见前后重叠的两个胃腔。

九、胃下垂

(一)病理和临床表现

在站立位胃正常充盈时,胃的最下缘达盆腔,胃小弯角切迹在髂嵴连线以下,十二指肠球部向左偏移,称胃下垂。主要是胃膈韧带与胃肝韧带松弛无力,以及腹部肌肉松弛所致。

临床主要症状有慢性腹痛与不适感、腹胀、恶心、嗳气与便秘等。轻度胃下垂多无症状。

(二)超声诊断标准

(1)站立位胃正常充盈时,胃小弯角切迹在髂嵴连线以下。

(2)胃呈低张力型。

(3)胃排空明显延迟,餐后 6 小时仍然有 1/4～1/3 的胃内容物充盈。

十、胃潴留和急性胃扩张

(一)病理和临床表现

胃腔内容物积存,胃排空功能明显延迟,称为胃潴留。若伴有急性而明显的胃腔扩大,胃壁蠕动消失,则称为急性胃扩张。胃潴留多继发于幽门或高位肠梗阻患者。急性胃扩张最常见于腹部手术后,还可以继发于外伤,有时发生在糖尿病患者。胃潴留的主要症状有胃区胀满、呕吐等,严重者胃区膨隆;急性胃扩张最常见症状是胃区疼痛,一般较轻微。

(二)声像图表现

空腹检查,胃潴留表现为胃腔内有大量细碎均匀的食糜,胃腔扩张,胃幽门开放困难等。急性胃扩张则表现为胃腔高度扩张,胃壁松弛,蠕动消失。

十一、幽门梗阻

(一)病理和临床表现

幽门梗阻通常继发于炎症反应的水肿、充血或反射性幽门痉挛;另外见于瘢痕组织或肿瘤阻塞幽门通道所致。前者以内科治疗能缓解;后者需以手术治疗。

呕吐是幽门梗阻的主要症状,一般发生在进食后 30～60 分钟,每次呕吐量较多,内含陈旧食物。

(二)声像图表现

(1)空腹胃腔内有大量液性内容物潴留。

(2)幽门管狭窄,液体通过困难。

(3)胃壁蠕动可亢进或消失,并常发生胃窦部管壁逆蠕动。

(4)病因诊断:胃窦部肿瘤可见局部壁隆起或增厚性实性低回声肿物,幽门管狭窄变形,内膜面不平整。其他良性病变幽门管壁增厚轻微或无阳性变化。

十二、胃肠穿孔

(一)病理和临床表现

胃肠穿孔最常发生在胃或十二指肠球溃疡和急性阑尾炎,也可以发生在肿瘤和手术后的患者。

临床表现为突然发作的持续性腹部剧痛,进而延及全腹。腹部触诊腹肌紧张,全腹压痛和反跳痛。慢性穿孔病变可能仅有局限症状,常较轻。

(二)声像图表现

腹腔内游离性气体是超声诊断穿孔的最主要征象。超声检查的重要部位在上腹部以及肝脾与横膈之间。平仰卧位时,腹腔游离气体多在上腹的腹壁下。在斜侧位时,肝脾和膈下的气体便是膈下游离气体。胃后壁穿孔的气体首先出现在小网膜囊,同时伴有小网膜囊积液。其他部位的穿孔也常伴有腹腔积液;较局限的积液,局部管壁增厚等异常和局部压痛对穿孔部位的判断有帮助。

十三、异物和胃结石

(一)病理和临床表现

胃异物以误吞食入最常见,文献中也有蛔虫和胆囊十二指肠穿孔后结石进入胃腔的报道。对病史和对异物形态的了解在超声检查时是必要的。

柿子、黑枣、头发和红果均可在胃酸的作用下积聚形成结石。胃结石患者有明确的食入致病食物或异物的近期病史。患者常因上腹部不适、饱胀、疼痛、食欲减退等胃部症状前来就诊。部分病例胃石患者的腹部可扪及肿块。结石进入肠道容易引起肠梗阻。

(二)声像图表现

空腹超声检查仅可发现较大的结石,较小异物或结石须在胃充盈下检查;当胃腔得以良好充盈时,超声可以显示直径仅数毫米的异物,尤其对透 X 线的软性物质超声检查效果明显优于 X 线检查。异物的回声和其本身的密度有关,大多表现为等至强回声,结石则以表面类弧状强回声伴有声影为特征性表现(图 5-17)。

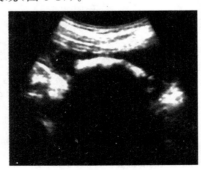

图 5-17　胃石症

4 周前食涩柿子史,因胃区不适接受超声检查,胃充盈下检查,见胃腔内弧状强回声伴有声影(AS)

十四、胃底静脉曲张

(一)病理和临床表现

门静脉高压时,胃冠状静脉侧支扩张,进而延及胃底以及食管管壁的静脉,静脉发生扩张和迂曲,病变局部黏膜膨隆。静脉曲张容易破裂引起出血。临床表现以门静脉高压为主,如脾大、脾功能亢进、腹腔积液等。胃底静脉曲张破裂者出现呕血与黑便,严重者发生出血性休克。

(二)声像图表现

(1)空腹见贲门胃底壁增厚,壁间有蜂房状小而不规则的囊样结构。

(2)使胃充盈下检查见病变区黏膜下的葡萄状或迂曲的管状液性无回声。

(3)常伴肝硬化、门静脉增宽及脾大等超声征象。

(4)二维彩色多普勒能显示曲张静脉内的血流信号;频谱多普勒中多为低速度连续性静脉血流。

第四节　肠道非肿瘤性疾病

一、肠系膜上动脉综合征

(一)病理和临床表现

肠系膜上动脉综合征是指肠系膜上动脉和腹主动脉的夹角过小,十二指肠水平部受压,十二指肠水平部以上肠管扩张、淤滞而产生的一种临床综合征,约占十二指肠淤滞症的 50%。本病多见于瘦长体型的青年女性。

主要临床症状为慢性间歇性、进食后腹部胀满、疼痛甚至呕吐。患者仰卧位时症状明显,俯卧位或膝胸位时症状减轻乃至消失。

(二)声像图表现

(1)进食后,十二指肠水平部近端的肠腔淤胀,肠系膜上动脉和腹主动脉夹角过小,局部十二指肠肠管受压狭窄,内容物难以通过。

(2)低张力胃型或胃下垂,胃内容物潴留,胃排空时间延长。

(3)患者采用膝胸位后,肠系膜上动脉和腹主动脉夹角加大,十二指肠腔内淤积缓解。

二、克罗恩病

(一)病理和临床表现

克罗恩病(Crohn disease)是消化道非特异性慢性炎性疾病。可以发生在全消化道的任何部位,但以回肠末端最常见。病变或局限单发,也可见于几处肠管,故又称为末端节段性回肠炎。病理表现是肠壁充血、水肿,黏膜下肉芽肿样增生所导致肠壁增厚、变硬,黏膜面常有多发溃疡,浆膜面纤维素性渗出使邻近肠段、器官或腹壁粘连,因病变局部肠管狭窄可以继发肠梗阻。如果继发感染可形成脓肿或瘘管。病变区肠系膜有淋巴结肿大。本病多反复发作,病史长。

患者的常见症状为腹痛、腹泻、稀便或黏液便,病变侵及结肠可为脓血便伴黏液,少数患者可发生脂肪泻、低热或中等度发热。

(二)声像图表现

(1)回肠远端、回盲区肠管或结肠某段肠壁全周性轻度增厚,呈均匀性低回声或结节状。管壁厚度在 1.0～1.5 cm。

(2)管壁增厚处管腔狭窄,内膜面不平滑,内容物通过缓慢。

(3)近端肠管扩张。

(4)肠周围脓肿时提示有瘘管形成。

(5)病变周围淋巴结肿大,呈低回声,实质回声均匀。

(6)彩色二维超声多普勒检查时可能在病变处查见散在的血流信号。

三、急性阑尾炎

(一)病理和临床表现

急性阑尾炎在急腹症中居首位。病理上分为单纯性阑尾炎、化脓性阑尾炎和坏疽性阑尾炎。单纯性阑尾炎的主要改变是充血、水肿和白细胞浸润,阑尾肿胀轻微。化脓性阑尾炎也叫蜂窝组织炎性阑尾炎,阑尾肿胀明显,壁间形成多发性小脓肿,腔内积脓,阑尾周围可有脓性渗出液。坏疽性阑尾炎的管壁缺血、坏死,容易继发穿孔,周围有较多渗出液。患者的症状和体征是转移性右下腹疼痛,阑尾区压痛和反跳痛。血液常规检查白细胞计数升高,中性粒细胞增多。

(二)声像图表现

阑尾位置变异大,超声检查中受肠气干扰,很难见到正常的阑尾。在腹水状态下,患者站立位检查可见和盲肠相连的蚓突状结构就是阑尾。

(1)阑尾体积肿胀时在声像图表现为一低回声的管状结构,阑尾的短轴断面呈卵圆形或不规则形状。

(2)阑尾管腔因积液而扩张,腔内致密强回声是肠石的特征,一般肠石后方可以出现声影。

(3)阑尾黏膜因炎症回声增强,呈现为管壁和腔内积液之间的一条线状强回声。

(4)阑尾肿大如团块状,壁间回声不均匀,是阑尾炎的程度加重或脓肿形成的表现。

(5)肿大的阑尾周围有局限性积液则提示阑尾周围脓肿。

(6)回肠末端经常伴有轻度肠管内容物淤积,管壁蠕动较缓慢。

四、肠套叠

(一)病理和临床表现

伴有肠系膜结构的肠管被套入相连接的另一段肠腔内称为肠套叠。常见于小儿外科急诊,成人则多继发于肿瘤。被套入的肠管因血液循环障碍使肠壁充血、水肿而增厚,继而发生坏死。

肠套叠几乎都伴有近端肠管的梗阻。

肠套叠的主要临床表现为突然发生的间歇性腹痛、呕吐、血便、腹部包块。

(二)声像图表现

(1)肠套叠包块套叠的肠管长轴切面上可见肠管重叠的"套桶"样征象,多层肠管呈平行排列,反折处肠管的折曲现象上下对称;短轴切面为大、中、小三个环状结构形成的偏心性"同心环"或"靶环"状。外圆呈均匀的低回声,为远端肠壁回声,中间和内部两个环状管壁稍增厚,是被套入的近端肠管。中环和内环的界面由浆膜组成,常在局部见到较强回声的肠系膜。彩色超声多普勒检查在此部位了解血流的改变,以判断肠壁的血液循环变化。

(2)肠梗阻表现套叠以上的肠管内容物在套叠处因通过受阻出现淤积。

(3)中年以上的肠套叠需注意病因的检查,主要是肠壁内生型肿瘤,其中又以脂肪瘤最常见,肿瘤实质多为强回声。

五、肠梗阻

(一)病理和临床表现

肠腔内容物不能正常向下运行通过,称为肠梗阻,是临床常见而严重的一种急腹症。根据病因和病理表现分为机械性肠梗阻和麻痹性肠梗阻;还根据梗阻的程度分成完全性肠梗阻和不完全性肠梗阻。病理生理改变是梗阻部位以上的肠管内容淤积、积液和积气,严重并发症有肠穿孔和肠壁坏死。机械性肠梗阻的淤张肠管管壁蠕动活跃,梗阻远端常可以发现病因如肿瘤、结石、肠套叠等;麻痹性肠梗阻时肠壁蠕动波减缓甚至消失。

肠梗阻的主要症状是阵发性腹部绞痛、腹胀、呕吐;机械性肠梗阻的肠鸣音亢进。完全性肠梗阻时无排便和排气。梗阻晚期发生水、电解质紊乱和休克。

(二)声像图表现

(1)肠管内容物淤积,腔内积液、积气,梗阻早期气体不多;肠管淤张的范围、程度是判断梗阻的部位和性质的重要依据。

(2)肠壁黏膜皱襞水肿、增厚。

(3)机械性肠梗阻肠壁蠕动增强,幅度增大,频率加快,甚至有时出现逆蠕动,肠腔内容物随蠕动也有反向流动。

(4)麻痹性肠梗阻时肠管淤胀,肠蠕动弱或消失。

(5)绞窄性小肠梗阻时肠蠕动也表现为减缓甚至消失;腹腔内出现游离液体回声。短期内超声复查见腹腔游离液体明显增加。

(6)梗阻原因诊断:机械性肠梗阻远端出现异常回声对于原因的确定有重要帮助,常见原因有肿瘤、异物、肠套叠、肠疝等;麻痹性肠梗阻可以出现在机械性肠梗阻晚期,更多见于手术后或继发于其他急腹症(如急性胆囊炎、急性胰腺炎、急性阑尾炎等)。手术后的麻痹性肠梗阻表现为全肠管的淤胀,而继发于其他急腹症时淤胀的肠管局限而轻微。

第六章　肝脏疾病超声诊断

第一节　肝脏正常声像图

一、二维超声表现

（一）肝脏外形、轮廓

肝脏的外形近似楔形，肝左叶纵断面、横断面均似三角形，右叶肋缘下斜断面、右肋间斜断面均似楔形。正常肝轮廓光滑整齐，轮廓线为清晰高强回声带，粗细均匀。

（二）肝脏边缘角

临床医师在剑突下、右肋缘下用触诊方式，凭医生的主观感觉和经验判定肝脏边角为"锐利"或"圆钝"。超声检查通过直观图像，进行测量，了解边缘角大小，通常需观察、测量的边缘角有左叶下缘角、外缘角和右叶下缘角。

左叶下缘角在腹主动脉长轴断面测量，外缘角在肝左叶横断显示门静脉左支的断面中测量，正常均小于 45°角。右叶下缘角在肝右肾纵断面中测量，正常应小于 75°（图 6-1、图 6-2）。

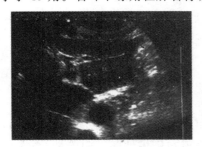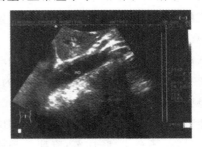

图 6-1　肝左叶边缘角

A.左叶外缘角 LL:左肝 PV:门静脉左支↑外缘角

B.左叶下缘角 LL:左肝 AO:腹主动脉 SMA:肠系膜上动脉 CA:腹腔动脉→左叶下缘角

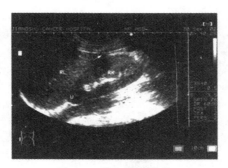

图 6-2　肝右叶下缘角

RL:右肝 RK:右肾↓下缘角 U:右肾上极 L:右肾下极

（三）肝脏大小

肝脏大小因个体差异很大，其外形呈不规则几何体，断面很难标准化，测值的重复性差，因此在分析肝脏大小时，应考虑到这些因素。下列径值可作参考（1983 年全国超声学术会议制定，表6-1）。

表 6-1　正常肝超声测量参考值

		平均值	标准差	标准点	范围（cm）
右腋前线上下径		11.11	1.14	0.10	8.88～13.34
右锁骨中线	前后径	11.32	0.92	0.08	9.25～13.12
	上下径	10.67	1.17	0.10	8.38～12.96
腹主动脉前	前后径	5.77	0.83	0.07	4.14～7.40
	上下径	6.16	1.09	0.10	4.02～8.30
右肝上下径*		12.15	1.11	0.13	9.97～14.33

＊右肝上下斜径，右肋缘下斜断面，显示第二肝门及肝右静脉时进行测量

（四）肝脏内部管道

肝内管道包括肝动脉、门静脉、肝静脉及肝内胆管（亦称肝管）。入肝动脉为肝固有动脉，在肝门处可见，但肝内动脉常不易显示和识别。门静脉、肝静脉在肝内呈自然的树枝状分布，其形态和走向符合解剖学断面特点，肝管的分布情况基本和门静脉状态一致。肝内管道呈树枝样立体结构，因此难以在一个二维断面上显示，需作多方位系列断面始能较全面了解。

1.门静脉

通过剑突下及右肋缘下斜断面可观察门静脉主干的左、右分支形态，左支横部、矢状部、左内支及左外叶上、下段支构成"工"形空间结构（图6-3）。

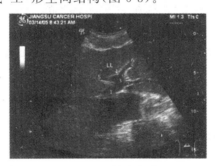

图 6-3　门静脉左支

LL，左肝；1，左支横部；2，左支角部；3，矢状段；4，左支囊部；5，左内叶门静脉；6，左外下段支；7，左外上段支

右侧肋间断面可观察门静脉右下及其右前、后分支。右支与胆囊有固定的空间投影关系，右干长轴与胆囊长轴近似垂直，右前支与胆囊长轴接近平行，超声对这些结构的空间解剖关系的显示，可以互相印证脏器结构的解剖位置（图6-4）。门静脉主干内径 9～11 mm，最大值不超过 14 mm，右门静脉内径7 mm，左门静脉横段内径 6～6.5 mm。门静脉右干短粗，其Ⅱ级分支为右前支和右后支，右后支水平向外，右后上段支呈"C"形向右后上分布，供应肝右后叶上段。

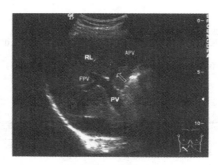

图 6-4 门静脉右支

RL,右肝；PV,门静脉；APV,门静脉右前支；FPV,门静脉右后支

2.肝静脉

右肋缘下在第二肝门斜断面,可显示注入下腔静脉的肝右静脉、肝中静脉、肝左静脉(图 6-5)。但此断面所处位置较高,一般状态下不易显示,需嘱被检查者深吸气屏气状态,使横膈下降肝位置下移才可能探及。高分辨的仪器实时扫描时,可见到管内血流的点状回声呈向心性游动。肝静脉左支内径5 mm,中支为5~7 mm,右支为 7~10 mm。肝静脉与门静脉的鉴别如表 6-2。

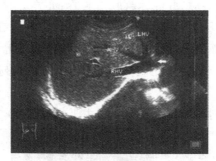

图 6-5 肝静脉

RL,右肝；LL,左肝；MHV,肝中静脉；RHV,肝右静脉；LHV,肝左静脉；箭头指向第二肝门

表 6-2 门静脉与肝静脉的鉴别

区别点	肝静脉	门静脉
血管汇集方向	血液反流从肝脏边缘开始,管腔内径由细变粗向第二肝门下腔静脉汇集,该处内径最粗,管腔行径较直	于第一肝门处内径最粗,左、右分支行经过曲弯,管腔以第一肝门处最粗,第二肝门处门静脉难以显示
血管壁	管壁薄,回声不强	管壁厚,回声强
血流方向	肝脏四周流向第二肝门粗端(向心性)血流流出肝外	从第一肝门处,从管径较粗处流向较细的第二、三级分支
CDFI	肋缘下斜断面 3 支肝静脉血流呈蓝色,频谱呈三相波形	右肋间斜段门静脉后干及其前、后分支显示"Y"形,呈深红色,频谱呈带状,略有起伏

3.肝动脉

肝动脉较细小,在肝内不易显示,在肝门部门静脉前方呈现闪烁样点状回声,色彩鲜亮,肋间斜断显示红色,血流方向与门静脉一致,进入肝脏。

4.肝内胆管

肝内胆管亦称肝管,由肝内毛细肝管逐渐汇合成区域肝管、段肝管、左右肝管,左右肝管汇合成总肝管,总肝管内径4～6 mm,左右肝管直径为2 mm。肝管在肝内与相应门静脉伴行,肝管位于门静脉前方,但右后支及左外段支在门静脉后方。

(五)肝脏实质

正常实质断面回声由弥漫细小点状回声组成,点状回声分布均匀,灰度中等。肥胖者肝区深部因声能衰减,回声稀少;消瘦者全肝回声普遍增强。

(六)肝脏的韧带

肝脏的韧带是条索状结缔组织,由腹膜皱折演变而成。有肝与胃、十二指肠,及与肾、结肠之间的韧带,还有三角韧带、冠状韧带、镰状韧带、肝圆韧带和静脉韧带。与肝脏超声诊断关系较密切的韧带如下。

1.肝圆韧带

起自脐移行至脐切迹,经脐静脉窝止于门静脉左支囊部。肝圆韧带在胎儿时期是开放的脐静脉,胎儿出生后,萎闭成为肝圆韧带(图6-6)。

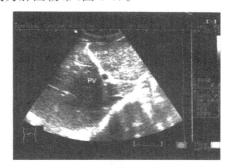

图 6-6　肝圆韧带

LL,左肝;PV,门静脉;箭头所指为肝圆韧带

2.肝静脉韧带

由静脉导管闭塞而成,止于左门静脉下壁近角部处。此韧带借门静脉左支矢状部与肝圆韧带相连,组成肝脏脏面"H"形结构的左纵沟(图6-7)。

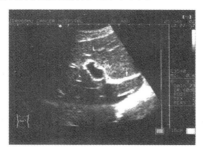

图 6-7　静脉韧带

L,左肝;PV,左门静脉角部;箭头所指为静脉韧带

此外,还有镰状韧带在肝脏膈面将肝脏分为大、小两部分,是传统的肝左、右叶分界标志,

是肝左叶间裂所在标志,借此可将左半肝分为左内、外两叶,其下端经脐切迹与肝圆韧带相连,上端返伸至冠状韧带。肝胃韧带在肝脏脏面与静脉韧带相连,右缘移行至肝十二指肠韧带,由两层较薄的腹膜汇合而成,也称小网膜。

二、彩色多普勒血流显像表现

彩色多普勒血流显像(CDFI)检查可提示肝脏的血流动力学信息,了解肝内血流方向、速度、范围以及有无血流异常情况。通常采用正红负蓝,即血流朝向探头的正向血流用红色表示,血流背离探头的反向血流用蓝色表示。因此在检查肝脏时彩色显示结果要注意探头与血流方向关系。

(一)正常肝脏的门静脉、肝静脉及肝动脉血流显像表现

1.门静脉

探头在上腹部沿门静脉血管行走方向扫查,门静脉呈深蓝色,右侧肋间扫查右支门静脉呈斜行分支如"Y"形,血流呈深红色,肝左叶横断门静脉左支呈"工"字形结构,血流呈深红色。门静脉流速快时,红色中闪烁白色。收缩期及舒张期血流信号,可闻及连续性吹风样柔和的音频,频谱呈宽带状,并随呼吸频率呈微弱波浪状。门静脉平均流速(15.2 ± 2.9) cm/s。

2.肝静脉

右肋缘下斜断面在显示第二肝门的同时,可显示3支蓝色肝静脉,血流呈层流,均匀一致;肝静脉汇入下腔静脉根部,在心脏舒张期末可见短暂红色相,是反向血流所致。肝静脉频谱在收缩期及舒张期血流之后,即舒张末期有一反向血流波形,这是右心房收缩的结果,其主要振幅呈负向波形,故肝静脉为三相波形。

3.肝动脉

肝内小动脉支不易显示,常在肝动脉进入第一肝门处可见动脉,频谱是与心搏一致的搏动性频谱,在收缩期血流之后,还可见较高的舒张期血流,流速57~66 cm/s。

(二)有关肝血流参数

1.肝脏血流入量

门静脉和肝动脉是流入肝内血流的主要血管,两者流量之和即为肝脏流入量。正常流入肝血液门静脉占75%,肝动脉占25%。

门静脉血流量$(mL/min)=$血管截面积$\times0.57V_{max}\times60$

肝动脉血流量$(mL/min)=\dfrac{门静脉流量\times25\%}{75\%}$

2.支肝静脉流量之和为肝脏血流出量

肝脏正常血流量目前国内尚未统一测值,赵玉华提出的测值,参数与国内外诸多学者提出的数值相近,可供参考(表6-3)。

表6-3　门静脉、肝静脉血流速度与血流量

	收缩期		舒张期	
	V_{max}	BFV	V_{max}	BFV
门静脉主干	18.18 ± 6.43	624.62 ± 240.73	22.31 ± 7.27	824.59 ± 259.99
左支(矢状部)	11.87 ± 3.26	257.67 ± 99.29	13.51 ± 3.52	306.70 ± 129.48

续表

	收缩期		舒张期	
	V_{max}	BFV	V_{max}	BFV
右支(分叉前)	16.12±4.61	324.35±115.22	19.73±5.31	406.56±155.67
肝右静脉	20.38±8.33	413.26±231.32	18.50±6.60	303.22±150.20
肝中静脉	28.45±9.75	623.58±346.42	23.90±9.15	488.48±273.04
肝左静脉	27.90±8.80	387.32±168.15	21.87±7.06	271.89±107.11

V_{max}=最大血流速度(cm/s),BFV=每分钟血流量(mL/min)

三、正常肝脏的超声分叶、分段

正常肝脏分叶、分段可利用超声显示肝内结构(如血管、韧带、肝门等)以及对周围脏器(胆、肾)与肝脏空间位置的确定,来判别肝脏叶、段的分界标志,划分肝叶、肝段。

(一)左、右半肝的超声分界标志

肝正中裂为左、右半肝解剖分界标志,此裂行走方向从胆囊切迹至第二肝门下腔静脉左缘连线上,此裂与肝中静脉行径正相吻合,故在显示这些结构时,就可以划分出左、右半肝。

(1)肝中静脉作分界标志(图6-8)。

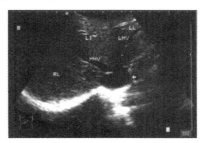

图6-8　肝中静脉分界标志

MHV,肝中静脉;LHV,肝左静脉;RL,右半肝;LL,左半肝;LI,左内叶;箭头指向第二肝门

(2)经胆囊切迹——第二肝门左缘连线作分界标志如图6-9。

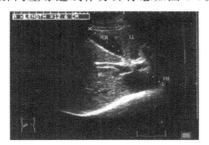

图6-9　胆囊切迹——第二肝门左缘连线

RL,右肝;LL,左肝;GB,胆囊;PH,第二肝门

(二)肝右前、后叶的超声分界标志

右叶间裂是肝右前叶、后叶解剖分界标志,其行进方向与肝右静脉一致,显示此静脉可对肝右前叶、后叶划分。

(1)肝右静脉作右前、后叶分界标志如图 6-10。

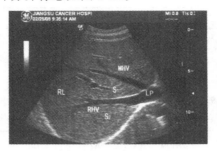

图 6-10 肝右前、后叶分界标志

RL,右肝;RHV,肝右静脉;S₁,肝右前叶;S₂,肝右后叶;LP,第二肝门

(2)经第一肝门、胆囊颈作分界标志如图 6-11。

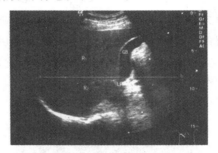

图 6-11 肝右前、后叶经肝门分叶法

GB,胆囊;LP,第一肝门(ab 线经胆囊颈水平线,水平线之前区域为右前
叶,水平线之后区域为右后叶);R₁,肝右前叶;R₂,肝右后叶

(3)肝－右肾纵断面分叶法如图 6-12。

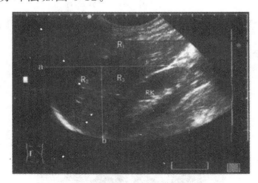

图 6-12 肝-右肾纵横断面分叶法

RK:右肾 a 线为右肾腹侧水平线,b 线是经右肾上极向 a 线所
作的垂线;R₁:右前叶;R₂:肝右后叶上段;R₃:肝右后叶下段

(三)肝左内、外叶的超声分界标志

左叶间裂是左内叶、左外叶的解剖分界标志,此裂行径与肝圆韧带和静脉韧带及两者连线
一致,也与门静脉左支矢状部轴线相一致,超声可借此分界标志(图 6-13)。

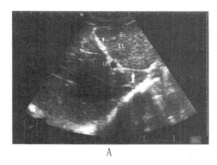 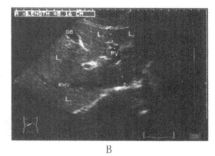

A   B

图 6-13　肝左内叶、左外叶分叶法

LL:左肝;LPV:门静脉左支矢状部;小箭头:肝圆韧带;大箭头:静脉韧带;S₁:左内叶;S₂:左外叶;GB:胆囊;PV:门静脉左支矢状断面;RHV:肝右静脉;L₁:肝右后叶;L₂:肝右前叶;L₃:肝左内叶;L₄:肝左外叶

(四)肝左外叶上、下段的超声分界标志

左段间裂是左外叶上、下段的解剖学的分界标志,此裂与肝左静脉行径一致。借此静脉显示可作分界标志(图 6-14)。

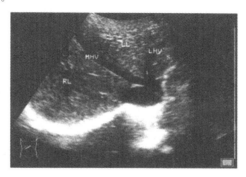

图 6-14　肝左外叶上、下段分段法

RL:右肝;LL:左肝;MHV:肝中静脉;LHV:肝左静脉;S₁:肝左外叶下段;S₂:肝左外叶上段

(五)门静脉系是肝叶、段划分的良好标志

门静脉是汇集腹腔消化系的富有养分的血液,由门静脉左右支及其分支向肝脏各叶、段分布血供,各分支分布至肝脏相应的肝叶、肝段,因此门静脉分布与肝叶、肝段相吻合,借门静脉显像可以确定肝脏相应的叶和段。诸门静脉分支对应供血至肝叶、肝段,如图 6-15 所示。

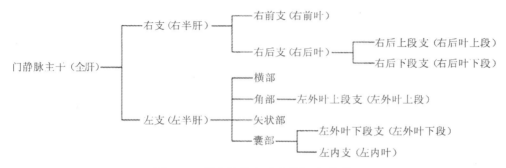

图 6-15　门静脉分支对应的肝叶、肝段

(六)尾状叶左、右段的超声分界标志

肝脏正中裂是尾状叶左、右段分界标志,尾状叶门静脉血供,右段从门静脉右干近侧发出1~3支小门静脉支,分布尾状叶右段。左段血供主要由横部远端发出1~3支,少数是4~5支分布于左段,或整个尾状叶全由门静脉左支供血。

第二节 肝弥漫性病变

肝脏弥漫性病变为一笼统的概念,是指多种病因所致的肝脏实质弥漫性损害。常见病因有病毒性肝炎、药物性肝炎、化学物质中毒、血吸虫病、肝脏淤血、淤胆、代谢性疾病、遗传性疾病、自身免疫性肝炎等。上述病因均可引起肝细胞变性、坏死,肝脏充血、水肿、炎症细胞浸润,单核吞噬细胞系统及纤维结缔组织增生等病理变化,导致肝功能损害和组织形态学变化。肝脏弥漫性病变的声像图表现,可在一定程度上反映其病理形态学变化,但是对于诊断而言,大多数肝脏弥漫性病变声像图表现缺乏特异性,鉴别诊断较为困难,需结合临床资料及相关检查结果进行综合分析。

一、病毒性肝炎

(一)病理与临床概要

病毒性肝炎是由不同类型肝炎病毒引起,以肝细胞的变性、坏死为主要病变的传染性疾病。按病原学分类,目前已确定的病毒性肝炎有甲型、乙型、丙型、丁型、戊型肝炎5种,通过实验诊断排除上述类型肝炎者称非甲至戊型肝炎。各型病毒性肝炎临床表现相似,主要表现为乏力、食欲减退、恶心、厌油、肝区不适、肝脾大、肝功能异常等,部分患者可有黄疸和发热。甲型和戊型多表现为急性感染,患者大多在6个月内恢复;乙型、丙型和丁型肝炎大多呈慢性感染,少数病例可发展为肝硬化或肝细胞癌,极少数呈重症经过。因临床表现相似,需依靠病原学诊断才能确定病因。

病毒性肝炎的临床分型:①急性肝炎;②慢性肝炎;③重型肝炎;④淤胆型肝炎;⑤肝炎后肝硬化。

病毒性肝炎的基本病理改变包括肝细胞变性、坏死,炎症细胞浸润,肝细胞再生,纤维组织增生等。其中,急性肝炎主要表现为弥漫性肝细胞变性、坏死,汇管区可见炎症细胞浸润,纤维组织增生不明显;慢性肝炎除炎症坏死外,还有不同程度的纤维化;重型肝炎可出现大块或亚大块坏死;肝硬化则出现典型的假小叶改变。

(二)超声表现

1.急性病毒性肝炎

(1)二维超声。①肝脏:肝脏不同程度增大,肝缘角变钝。肝实质回声均匀,呈密集细点状回声(图6-16A)。肝门静脉管壁、胆管壁回声增强。②脾:脾大小正常或轻度增大。③胆囊:胆囊壁增厚、毛糙,或水肿呈"双边征",胆汁透声性差,胆囊腔内可见细弱回声。部分病例胆囊腔缩小,或胆囊暗区消失呈类实性改变(图6-16A)。④其他:肝门部或胆囊颈周围可见轻度肿大淋巴结(图6-16B)。

（2）彩色多普勒超声：有研究报道，肝动脉收缩期、舒张期血流速度可较正常高。

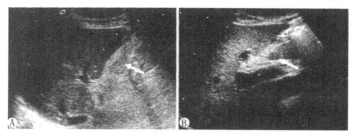

图 6-16　急性病毒性肝炎

二维超声显示肝实质回声均匀，呈密集细点状回声，胆囊缩小，胆囊壁增厚，
胆囊腔暗区消失呈类实性改变（A，↑）；肝门部淋巴结轻度肿大（B，↓）

2.慢性病毒性肝炎

（1）二维超声。①肝脏：随肝脏炎症及纤维化程度不同，可有不同表现。轻者声像图表现类似正常肝脏；重者声像图表现与肝硬化接近。肝脏大小多无明显变化。肝脏炎症及纤维化较明显时，肝实质回声增粗、增强，呈短条状或小结节状，分布不均匀，肝表面不光滑（图 6-17A）。肝静脉及肝门静脉肝内分支变细及管壁不平整。②脾脏：脾可正常或增大（图 6-17B），增大程度常不及肝硬化，脾静脉直径可随脾增大而增宽。③胆囊：胆囊壁可增厚、毛糙，回声增强。容易合并胆囊结石、息肉样病变等。

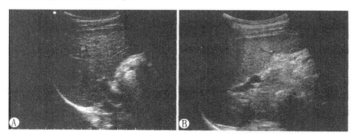

图 6-17　慢性病毒性肝炎

二维超声显示肝表面不光滑，肝实质回声增粗呈短条状，分布不均匀，
肝内血管显示欠佳（A）；脾增大，下缘角变钝，脾实质回声均匀（B）。肝
穿刺活检病理：慢性乙型肝炎 G3/S3（炎症 3 级/纤维化 3 期）

（2）彩色多普勒超声：随着肝脏损害程度加重，特别是肝纤维化程度加重，肝门静脉主干直径逐渐增宽，血流速度随之减慢；肝静脉变细，频谱波形趋于平坦；脾动、静脉血流量明显增加。

3.重型病毒性肝炎

（1）二维超声。①肝脏：急性重型病毒性肝炎，肝细胞坏死明显时，肝脏体积可缩小，形态失常，表面欠光滑或不光滑（图 6-18A），实质回声紊乱，分布不均匀，肝静脉逐渐变细甚至消失；亚急性重型病毒性肝炎，如肝细胞增生多于坏死，则肝脏缩小不明显；慢性重型病毒性肝炎的声像表现类似慢性肝炎，如在肝硬化基础上发生重症肝炎，则声像图具有肝硬化的特点。②胆囊：胆囊可增大，胆囊壁水肿增厚，胆汁透声性差，可见类实性回声（图 6-18A）。③脾脏：可增大或不大。④腹水（图 6-18A）。

(2)彩色多普勒超声:重型病毒性肝炎患者较易出现肝门静脉高压表现,如附脐静脉重开(图6-18B),肝门静脉血流速度明显减低或反向等。

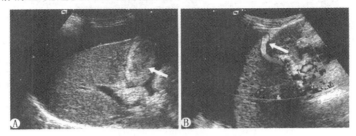

图 6-18　重型病毒性肝炎

二维超声显示肝脏形态失常,右肝缩小,肝表面欠光滑,肝实质回声增粗,分布
均匀,胆囊壁增厚,不光滑,胆囊腔内充满类实性回声(A↑),后方无声影,肝前
间隙见液性暗区(A);CDFI显示附脐静脉重开,可见出肝血流显示(B↑)

4.其他

淤胆型肝炎声像图表现无特异性。肝炎后肝硬化超声表现见肝硬化。

(三)诊断与鉴别诊断

病毒性肝炎主要需与下列疾病鉴别。

(1)淤血肝:继发于右心功能不全,声像图显示肝大,肝静脉及下腔静脉扩张,搏动消失,血流速度变慢或有收缩期反流,肝门静脉一般不扩张。急、慢性肝炎肝脏可增大,肝静脉及下腔静脉无扩张表现,且慢性肝炎及肝炎后肝硬化者多数肝静脉变细。

(2)脂肪肝:肝大,肝缘角变钝,肝实质回声弥漫性增强,但光点细密,并伴有不同程度的回声衰减,肝内管道结构显示模糊,肝门静脉不扩张。

(3)血吸虫性肝病:患者有流行区疫水接触史,声像图显示肝实质回声增强、增粗,分布不均匀,以汇管区回声增强较明显,呈较具特征性的网格状或地图样改变。

(4)药物中毒性肝炎:由于毒物影响肝细胞代谢和肝血流量,导致肝细胞变性、坏死。声像图显示肝脏增大,肝实质回声增粗、增强,分布欠均匀,与慢性病毒性肝炎类似,鉴别诊断需结合临床病史及相关实验室检查结果综合分析。

(5)酒精性肝炎:声像图表现可与病毒性肝炎类似,诊断需结合临床病史特别是饮酒史。

二、肝硬化

(一)病理与临床概要

肝硬化是一种常见的由不同原因引起的肝脏慢性、进行性、弥漫性病变。肝细胞变性、坏死,炎症细胞浸润,继而出现肝细胞结节状再生及纤维组织增生,致肝小叶结构和血液循环途径被破坏、改建,形成假小叶,使整个肝脏变形、变硬而形成肝硬化。

根据病因及临床表现的不同有多种临床分型。我国最常见为门脉性肝硬化,其次为坏死后性肝硬化以及胆汁性、淤血性肝硬化等。肝硬化按病理形态又可分为小结节型、大结节型、大小结节混合型。门脉性肝硬化主要病因有慢性肝炎、酒精中毒、营养缺乏和毒物中毒等,主要属小结节型肝硬化,结节最大直径一般不超过 1 cm。坏死后性肝硬化多由亚急性重型肝炎、坏死严重的慢性活动性肝炎、严重的药物中毒发展而来,属于大结节及大小结节混合型肝硬化,结节大小悬殊,直径一般为0.5~1 cm,最大结节直径可达6 cm。坏死后性肝硬化病程短,发展快,肝功能障碍明显,癌变率高。

肝硬化的主要临床表现:代偿期多数患者无明显不适或有食欲减退、乏力、右上腹隐痛、腹泻等非特异性症状,肝脏不同程度增大,硬度增加,脾轻度增大或正常。失代偿期上述症状更明显,并出现腹水、脾增大、食管-胃底静脉曲张等特征性表现,晚期有进行性黄疸、食管静脉曲张破裂出血、肝性脑病等。

(二)超声表现

1.肝脏大小、形态

肝硬化早期肝脏可正常或轻度增大。晚期肝形态失常,肝脏各叶比例失调,肝脏缩小,以右叶为著(图6-19);左肝和尾状叶相对增大,严重者肝门右移。右叶下缘角或左叶外侧缘角变钝。肝脏活动时的顺应性及柔软性降低。

2.肝表面

肝表面不光滑,凹凸不平,呈细波浪、锯齿状(图6-19)、大波浪状或凸峰状。用5 MHz或7.5 MHz高频探头检查,显示肝表面更清晰,甚至可见细小的结节。有腹水衬托时,肝表面改变亦更清晰。

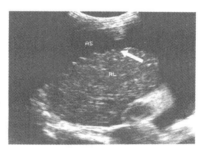

图6-19　肝硬化

二维超声显示右肝(RL)缩小,形态失常,肝表面呈锯齿状(↑),肝实质回声增粗,
分布不均匀,肝内血管显示不清,肝静脉变细。肝前间隙见液性暗区(AS)

3.肝实质回声

肝实质回声弥漫性增粗、增强,分布不均匀(图6-20),部分患者可见低回声或等回声结节(图6-20A、B)。

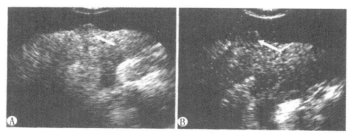

图6-20　肝硬化结节

二维超声显示肝缩小,肝表面凹凸不平,右肝前叶肝包膜下一稍低回声结节,向肝外突出,结
节边界不清,内部回声均匀(A↑);CDFI显示等回声结节内部无明显血流显示(B↑)

4.肝静脉

早期肝硬化肝内管道结构无明显变化。后期由于肝内纤维结缔组织增生、肝细胞结节状再生和肝小叶重建挤压管壁较薄的肝静脉,致肝静脉形态失常,管径变细或粗细不均,走行迂曲,管壁不光滑,末梢显示不清。CDFI 显示心房收缩间歇期肝静脉回心血流消失,多普勒频谱可呈二相波或单相波,频谱低平,可能与肝静脉周围肝实质纤维化和脂肪变性使静脉的顺应性减低有关。

5.肝门静脉改变及门静脉高压征象

(1)肝门静脉系统内径增宽主干内径＞1.3 cm,随呼吸内径变化幅度小或无变化,CDFI 显示肝门静脉呈双向血流或反向血流。肝门静脉主干血流反向是肝门静脉高压的特征性表现之一。肝门静脉血流速度减慢,血流频谱平坦,其频谱形态及血流速度随心动周期、呼吸、运动和体位的变化减弱或消失。

(2)侧支循环形成:也是肝门静脉高压的特征性表现之一。

附脐静脉开放:肝圆韧带内或其旁出现无回声的管状结构,自肝门静脉左支矢状部向前、向下延至脐,部分附脐静脉走行可迂曲(图 6-21A),CDFI 显示为出肝血流(图 6-21B),多普勒频谱表现为肝门静脉样连续带状血流。

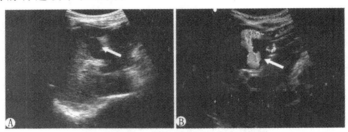

图 6-21　附脐静脉重开

二维超声显示附脐静脉迂曲扩张,自肝门静脉左支矢状

部行至肝外腹壁下(A↑);CDFI 显示为出肝血流(B↑)

胃冠状静脉(胃左静脉)扩张、迂曲,内径＞0.5 cm。肝左叶和腹主动脉之间纵向或横向扫查显示为迂曲的管状暗区或不规则囊状结构,CDFI 显示其内有不同方向的血流信号充填(图 6-22A、B),为肝门静脉样血流频谱。胃冠状静脉是肝门静脉主干的第 1 个分支,肝门静脉压力的变化最先引起胃冠状静脉压力变化,故胃冠状静脉扩张与肝门静脉高压严重程度密切相关。

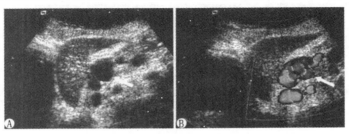

图 6-22　胃冠状静脉扩张

二维超声显示胃冠状静脉呈囊状扩张,边界清晰(A↑);CDFI

显示暗区内红蓝相间不同方向的彩色血流信号(B↑)

脾肾侧支循环形成:脾脏与肾脏之间出现曲管状或蜂窝状液性暗区,可出现在脾静脉与肾静脉之间、脾静脉与肾包膜之间或脾包膜与肾包膜之间,呈肝门静脉样血流频谱。

脾胃侧支循环形成:脾静脉与胃短静脉之间的交通支,表现为脾上极内侧迂曲管状暗区或蜂窝状暗区(图6-23A、B),内可探及门静脉样血流频谱。

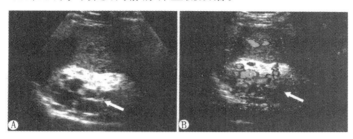

图6-23　胃底静脉扩张

二维超声显示脾上极内侧相当于胃底部蜂窝状暗区(A↑);CDFI显示暗区内充满血流信号(B↑)

(3)脾脏增大,长度>11 cm,男性厚度>4 cm、女性厚度>3.5 cm,脾实质回声正常或增高。如有副脾者亦随之增大。脾静脉迂曲、扩张,内径>0.8 cm(图6-24A、B)。

(4)肠系膜上静脉扩张,内径>0.7 cm,部分可呈囊状扩张。

(5)腹水:多表现为透声性好的无回声区。少量腹水多见于肝周或盆腔;大量腹水则可在肝周、肝肾隐窝、两侧腹部、盆腔见大片液性暗区,肠管漂浮其中。如合并感染,液性暗区内可见细弱回声漂浮或纤细光带回声。

(6)肝门静脉血栓及肝门静脉海绵样变。

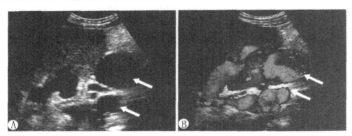

图6-24　脾静脉瘤样扩张

二维超声显示脾门区血管迂曲扩张,部分呈囊状改变(A↑);
CDFI显示扩张管腔内充满彩色血流信号(B↑)

6.胆囊

胆囊壁增厚、毛糙,回声增强。肝门静脉高压时,胆囊静脉或淋巴回流受阻,胆囊壁可明显增厚呈"双边"征。

(三)不同类型肝硬化特点及超声表现

1.门脉性肝硬化及坏死后性肝硬化

以上述超声表现为主。

2.胆汁性肝硬化

胆汁性肝硬化的发生与肝内胆汁淤积和肝外胆管长期梗阻有关。前者多由肝内细小胆管疾病引起胆汁淤积所致,其中与自身免疫有关者,称原发性胆汁性肝硬化,较少见。后者多继发于炎症、结石、肿瘤等病变引起肝外胆管阻塞,称为继发性胆汁性肝硬化,较多见。主要病理表现为肝大,呈深绿色,边缘钝,硬度增加,表面光滑或略有不平。主要临床表现为慢性梗阻性黄疸和肝脾大,皮肤瘙痒,血清总胆固醇及 ALP、GGT 显著增高。晚期可出现肝门静脉高压和肝衰竭。

二维超声:肝脏大小正常或轻度增大,原发性胆汁性肝硬化则进行性增大。肝表面可平滑或不平整,呈细颗粒状或水纹状。肝实质回声增多、增粗,分布不均匀。肝内胆管壁增厚、回声增强,或轻度扩张。如为肝外胆管阻塞可观察到胆管系统扩张及原发病变声像。

3.淤血性肝硬化

慢性充血性心力衰竭,尤其是右心衰竭使肝脏淤血增大。长期淤血、缺氧,使肝小叶中央区肝细胞萎缩变性甚至消失,继之纤维化并逐渐扩大,与汇管区结缔组织相连,引起肝小叶结构改建,形成肝硬化。淤血性肝硬化肝脏可缩小,肝表面光滑或呈细小颗粒状,断面呈红黄相间斑点,状如槟榔,红色为肝小叶中央淤血所致,黄色为肝小叶周边部的脂肪浸润。临床以右心衰竭及肝硬化的表现为主。

二维超声:早期肝脏增大,晚期缩小,肝表面光滑或稍不平整,肝实质回声增粗、增强,分布尚均匀。下腔静脉、肝静脉扩张,下腔静脉内径达 3 cm,肝静脉内径可达 1 cm 以上,下腔静脉管径随呼吸及心动周期变化减弱或消失(图 6-25A)。彩色多普勒超声显示收缩期流速减低,或成反向血流,舒张期血流速度增加(图 6-25B)。肝门静脉扩张,脾增大,腹水。

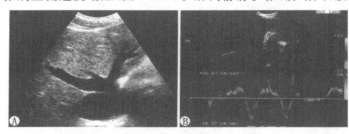

图 6-25　淤血肝
二维超声显示肝静脉、下腔静脉管径增宽(A);频谱多普勒显示肝静脉
(B)及下腔静脉频谱呈三尖瓣反流波形,V 波、D 波波幅较高,S 波降低

(四)诊断与鉴别诊断

典型肝硬化,特别是失代偿期肝硬化,其声像图表现具有一定的特点,诊断并不困难,但不能从声像图上区分门脉性、坏死后性、原发性胆汁性肝硬化等肝硬化类型。早期肝硬化超声表现可与慢性肝炎类似,超声诊断较困难,需肝穿刺活检病理确定。继发性胆汁性肝硬化、淤血性肝硬化则需结合病史及原发病变表现,以及肝脏声像改变、脾脏大小、有无肝门静脉高压等表现,综合判断分析。肝硬化需与下列疾病鉴别。

1.弥漫型肝癌

多在肝硬化基础上发生,肿瘤弥漫分布,与肝硬化鉴别有一定难度,鉴别诊断要点见表6-4。

表 6-4　弥漫型肝癌与肝硬化鉴别

项目	弥漫性肝癌	肝硬化
肝脏大小、形态	肝脏增大，形态失常，肝表面凹凸不平	肝脏缩小（以右叶明显），形态失常
肝内管道系统	显示不清	可显示，特别是较大分支显示清楚，但形态及走行失常，末梢显示不清
肝门静脉栓子	肝门静脉管径增宽、管壁模糊或局部中断，管腔内充满实性回声，其内可探及动脉血流信号，超声造影栓子在动脉期有增强（癌栓）	无或有，后者表现肝门静脉较大分支内实性回声，其内部无血流信号，超声造影无增强（血栓）。肝门静脉管壁连续，与肝门静脉内栓子分界较清
CDFI	肝内血流信号增多、紊乱，可探及高速高阻或高速低阻动脉血流信号	肝内无增多、紊乱的异常血流信号
临床表现	常有消瘦、乏力、黄疸等恶病质表现。AFP可持续升高	无或较左侧所述表现轻

2.肝硬化结节与小肝癌的鉴别

部分肝硬化再生结节呈圆形、椭圆形，球体感强，需要与小肝癌鉴别。肝硬化再生结节声像表现与周围肝实质相似，周边无"声晕"；而小肝癌内部回声相对均匀，部分周边可见"声晕"。CDFI：前者内部血流信号不丰富或以静脉血流信号为主，若探及动脉血流信号则为中等阻力；后者内部以动脉血流信号为主，若探及高速高阻或高速低阻动脉血流信号更具诊断价值。超声造影时，肝硬化结节与肝实质呈等增强或稍低增强；而典型小肝癌动脉期表现为高增强，门脉期及延迟期表现为低增强。动态观察肝硬化结节生长缓慢，小肝癌生长速度相对较快。

3.慢性肝炎及其他弥漫性肝实质病变

早期肝硬化与慢性肝炎及其他弥漫性肝实质病变声像图表现可相似，鉴别诊断主要通过肝穿刺活检。

三、酒精性肝病

(一)病理与临床概要

酒精性肝病（ALD）是由长期大量饮酒导致的中毒性肝损害，主要包括酒精性脂肪肝、酒精性肝炎、酒精性肝硬化。ALD 是西方国家肝硬化的主要病因（占 80% ~ 90%）。在我国 ALD 有增多趋势，成为肝硬化的第二大病因，仅次于病毒性肝炎。

酒精性脂肪肝、酒精性肝炎及酒精性肝硬化是酒精性肝病发展不同阶段的主要病理变化，病理特点如下。

1.酒精性脂肪肝

肝小叶内＞30%的肝细胞发生脂肪变，以大泡性脂肪变性为主，可伴或不伴有小坏死灶及肝窦周纤维化。戒酒 2 ~ 4 周后轻度脂肪变可消失。

2.酒精性肝炎

肝细胞气球样变、透明样变，炎症坏死灶内有中性粒细胞浸润。可伴有不同程度的脂肪变性及纤维化。

3.酒精性肝硬化

典型者为小结节性肝硬化,结节直径为 1～3 mm;晚期再生结节增大,结节直径可达 3～5 mm,甚至更大。结节内有时可见肝细胞脂肪变或铁颗粒沉积,可伴有或不伴有活动性炎症。

(二)超声表现

1.酒精性脂肪肝

声像图表现类似脂肪肝,肝脏增大,肝实质回声较粗、较高、较密集,深部回声逐渐衰减,膈肌回声显示欠清,肝内管道结构模糊。由于声波衰减,CDFI 显示肝门静脉、肝静脉血流充盈不饱满。脾无明显增大。

2.酒精性肝炎

肝脏增大,肝实质回声增粗、增强,分布均匀或欠均匀,回声衰减不明显,肝内管道结构及膈肌显示清楚。肝门静脉、肝静脉血流充盈饱满。

3.酒精性肝硬化

声像图表现与门脉性肝硬化相似。早期肝脏增大,晚期缩小。肝表面不光滑,肝实质回声增粗,分布不均匀,肝门静脉增宽,脾大。晚期可出现腹水、肝门静脉高压表现。

(三)诊断与鉴别诊断

酒精性肝病超声表现无特异性,诊断需结合病史,特别是酗酒史。而准确诊断不同类型酒精性肝病,则需通过肝穿刺活检病理诊断。需要与下列疾病鉴别。

(1)脂肪肝:声像图表现与酒精性脂肪肝相似,病因诊断需结合病史。

(2)病毒性肝炎:不同病程阶段病毒性肝炎声像图表现不一,部分表现与酒精性肝炎相似,病因诊断需结合病史及相关实验室检查。

(3)淤血肝:声像图显示肝大,肝静脉及下腔静脉扩张,搏动消失,收缩期血流速度变慢或有收缩期反流,肝门静脉不扩张;而酒精性肝炎则无肝静脉及下腔静脉扩张和相应血流改变。

四、脂肪肝

(一)病理与临床概要

随着生活水平的不断提高,脂肪肝的发病率也正在逐渐上升。脂肪肝是一种获得性、可逆性代谢疾病,当肝内脂肪含量超过肝重量的 5% 时可称为脂肪肝。早期或轻度脂肪肝经治疗后可以逆转为正常。引起脂肪肝的主要原因有肥胖、过度的酒精摄入、高脂血症、糖尿病、长期营养不良、内源性或外源性的皮质类固醇增多症、怀孕、长期服用药物(肼类、磺胺类药物、部分化疗药物等)、化学品中毒(四氯化碳、磷、砷等)等。此外,重症肝炎、糖原沉积病、囊性纤维病、胃肠外营养等也可引起脂肪肝。肝内脂肪含量增高时,肝细胞会出现脂肪变性,以大泡性肝细胞脂肪变性为主,偶可见点、灶状坏死,并可伴轻度纤维组织增生。脂肪肝进一步发展会转变为肝纤维化,甚至肝硬化,导致肝功能明显下降。脂肪肝一般以弥漫浸润多见,也可表现为局部浸润,导致局限性脂肪肝。脂肪肝一般无特征性临床症状,可有疲乏、食欲缺乏、嗳气、右上腹胀痛等症状,可伴有肝脏增大体征,血脂增高或正常,肝功能可轻度异常。

(二)超声表现

脂肪肝的声像图表现与肝脏脂肪沉积的量及形式有关,可分为弥漫浸润型脂肪肝及非均匀性脂肪肝两大类。

1.弥漫浸润型脂肪肝

弥漫浸润型脂肪肝是脂肪肝常见的类型,其声像图特点如下。

(1)肝实质前段回声增强,光点密集、明亮,呈云雾状,故有"亮肝"之称(图 6-26);肝实质后段回声随着深度增加而逐渐减弱,即回声衰减,且与前段增强回声无明显分界。膈肌因回声衰减可显示不清。

(2)肝脏内部管道结构显示欠清,较难显示肝门静脉及肝静脉的较小分支。管道壁回声亦相对减弱。因回声衰减,CDFI 显示肝内肝门静脉及肝静脉血流充盈不饱满或欠佳(图 6-26A),适当降低频率有助于更清楚地显示肝门静脉血流(图 6-26B)。

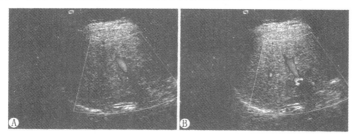

图 6-26　脂肪肝

因脂肪肝后方回声衰减,CDFI 显示肝内门静脉及肝静脉血流充盈不饱满,适当降低频率有助于更清楚显示肝门静脉血流(A 为 3 MHz,B 为 1.75 MHz)

(3)肝肾对比征阳性(图 6-27B)。正常情况下肝脏回声略高于肾实质。脂肪肝时,肝脏回声与肾实质回声对比,增强更加明显。轻度脂肪肝肝脏内部回声改变不明显时,可通过此征象进行判断。

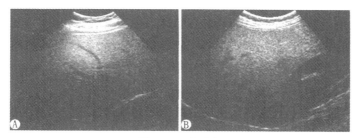

图 6-27　脂肪肝

二维超声显示肝实质前段回声增强,光点密集、明亮,呈"亮肝"改变,后段回声衰减(A);肝脏回声与肾实质回声对比明显增强,即肝肾对比征阳性(B)

(4)脂肪肝明显时,可伴有肝脏弥漫性增大,肝形态饱满,边缘变钝。文献报道可根据肝实质回声、肝内管道及膈肌显示情况,将弥漫性脂肪肝分为轻度、中度和重度 3 型(表 6-5)。但超声判断中度及重度脂肪肝往往容易出现误差,而分辨中度及重度脂肪肝的临床意义不大,故可参考上述标准,只对轻度及中、重度脂肪肝进行区分。

表 6-5　脂肪肝程度的超声分型

分型	肝脏前段回声	肝脏后段回声	肝内管道及膈肌显示情况
轻度	稍增强	稍衰减	正常显示
中度	增强	衰减	显示欠佳,提高增益可显示
重度	明显增强	明显衰减	显示不清

2.非均匀性脂肪肝

非均匀性脂肪肝是由于肝脏内局限性脂肪浸润,或脂肪肝内出现局灶性脂肪沉积缺失区,该区域为正常肝组织。非均匀性脂肪肝可表现为局灶性高或低回声区,容易误认为肝脏肿瘤。

(1)二维超声可表现为以下类型。①弥漫非均匀浸润型(图6-28):或称肝脏局灶性脂肪缺失,即肝脏绝大部分区域脂肪变,残存小片正常肝组织。声像图表现为背景肝呈脂肪肝声像,肝内出现局灶性低回声区,好发于肝脏左内叶及右前叶近胆囊区域或肝门静脉左、右支前方,也可见于尾状叶以及肝右叶包膜下区域。可单发或多发,其范围不大,形态多样,多呈类圆形或不规则长条形,一般边界清晰,无包膜回声,内部回声尚均匀。②叶段浸润型(图6-29):脂肪浸润沿叶段分布。声像表现为部分叶段呈脂肪肝表现,回声密集、增强;而另一部分叶段呈相对低回声,两者间分界明显,有"阴阳肝"之称,分界线与相应间裂吻合,线条平直,边界清楚。③局限浸润型及多灶浸润型:肝内局限性脂肪浸润。前者单发或2~3个,后者弥漫分布,呈局灶性致密的高回声,形态圆形或不规则,部分后方回声衰减。背景肝实质相对正常,表现为相对较低的回声区。部分局限脂肪浸润声像随时间变化较快,可在短期内消失。

(2)彩色多普勒超声:病变区域内部及周边可见正常走行肝门静脉或肝静脉分支,无明显异常血流信号(图6-28B,图6-29B、C)。

当肝脏出现以下脂肪肝典型表现:肝实质回声弥漫增强,肝肾回声对比增强,伴深部回声衰减;肝内血管壁回声减弱,显示欠清,则脂肪肝诊断较容易,其诊断敏感性可达85%以上,特异性达95%。

(三)诊断与鉴别诊断

(1)弥漫性脂肪肝应与表现为强回声的肝脏弥漫性病变鉴别,如慢性肝炎、肝硬化。肝硬化也可出现肝后段回声衰减,但回声多呈不均匀增粗,或呈结节状低回声,且出现肝门静脉高压表现,如肝门静脉扩张、侧支循环、脾脏增大、腹水等。

(2)体型肥胖者因腹壁皮下脂肪较厚,可出现回声衰减,需与脂肪肝鉴别,但其衰减对肝、肾均有影响,故肝肾对比不明显;而脂肪肝则肝肾对比征阳性。

(3)非均匀性脂肪肝与肝脏肿瘤的鉴别:①表现为局灶性低回声区时(弥漫非均匀浸润型)需与肝癌鉴别;②表现为局灶性高回声区时(局限浸润型)需与高回声型血管瘤及肝癌鉴别;③表现为弥漫分布高回声区时(多灶浸润型)需与肝转移瘤鉴别。

非均匀性脂肪肝无占位效应,无包膜,病变靠近肝包膜时无向肝表面局部膨出的表现;穿行于病变区域的肝门静脉或肝静脉走行正常,无移位或变形,内部及周边未见明显异常血流信号;另外,在两个相互垂直的切面测量病变范围时,径线差别较大,表明不均匀脂肪变呈不规则片状浸润。而血管瘤边缘清晰,多呈圆形或椭圆形,内部回声呈筛网状改变,周边可见线状高回声,较大者内部可见少许低阻动脉血流信号。肝癌及转移瘤均有明显占位效应,边界较清楚,部分可见声晕,周边及内部可见较丰富高阻动脉血流信号,周边血管移位、变形、中断,肝转移瘤可出现"靶环征"等特征性改变。鉴别时应注意肝脏整体回声改变,非均匀性脂肪肝往往有脂肪肝背景,另外需要结合临床检验 AFP 结果来分析,必要时行超声造影检查,有利于明确诊断。

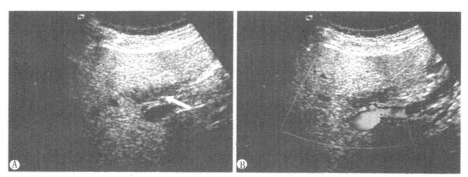

图 6-28　非均匀性脂肪肝

二维超声显示左肝内叶实质内肝门静脉左支前方局限性片状低回声区,边界尚清,内部回声尚均匀(A↑);CDFI 显示低回声区内部无血流信号(B),为弥漫非均匀浸润型脂肪肝

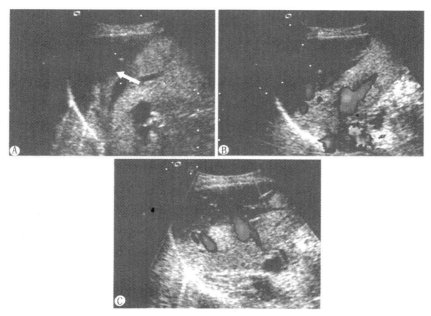

图 6-29　非均匀性脂肪肝

二维超声显示肝内部分叶段呈脂肪肝表现,回声密集、增强,而另一部分叶段呈相对低回声,两者间分界明显(A↑),呈"阴阳肝"改变;CDFI显示肝内血管走行正常,血流充盈饱满(B,C),为叶段浸润型脂肪肝

五、肝血吸虫病

(一)病理与临床概要

血吸虫病是由血吸虫寄生于人体引起的寄生虫病。日本血吸虫病在我国主要流行于长江流

域及其以南地区。主要病理改变是由于虫卵沉积在肝脏及结肠壁组织,引起肉芽肿和纤维化等病变。在肝脏,虫卵随肝门静脉血流达肝门静脉小分支,在汇管区形成急性虫卵结节,汇管区可见以嗜酸性粒细胞为主的细胞浸润。晚期肝门静脉分支管腔内血栓形成及肝门静脉周围大量纤维组织增生致管壁增厚,增生的纤维组织沿肝门静脉分支呈树枝状分布,形成特征性的血吸虫病性干线型肝纤维化。肝内肝门静脉分支阻塞及周围纤维化最终导致窦前性肝门静脉高压。此外,肝门静脉阻塞还可致肝营养不良和萎缩,肝脏体积缩小,但左叶常增大。严重者可形成粗大突起的结节(直径可达 2~5 cm),表面凸凹不平。肝细胞坏死与再生现象不显著。

临床表现因虫卵沉积部位、人体免疫应答水平、病期及感染度不同而有差异。一般可分为急性、慢性、晚期三种类型。急性期主要表现为发热、肝大与压痛、腹痛、腹泻、便血等,血嗜酸性细胞显著增多。慢性期无症状者常于粪便普查或因其他疾病就医时发现;有症状者以肝脾大或慢性腹泻为主要表现。晚期主要为肝门静脉高压的表现,如腹水、巨脾、食管静脉曲张等。

(二)超声表现

1.急性血吸虫病

(1)肝脏超声表现无明显特异性,主要表现为肝脏轻度增大,肝缘角圆钝。肝实质回声稍增高、增密,分布欠均匀。病情较重者可在汇管区旁见边界模糊的小片状低回声区。肝内管道结构清晰,走向正常,肝门静脉管壁可增厚,欠光滑。

(2)脾脏增大。

2.慢性期血吸虫病及血吸虫性肝硬化

(1)肝形态正常或失常。可见肝右叶萎缩,左叶增大,肝缘角圆钝。

(2)肝表面呈锯齿状或凸凹不平。

(3)肝实质回声根据肝门静脉主干及其分支周围纤维组织增生程度不同而异,二维超声表现如下。①鳞片状回声,肝内弥漫分布纤细稍高回声带,将肝实质分割形成小鳞片状,境界不清楚,范围为 3~5 cm。②斑点状强回声,在肝实质内弥漫分布大小不一的斑点状强回声,可伴声影,多为虫卵钙化所致。③网格状回声(图 6-30),肝实质内见纤细或增粗的高回声带,形成大小不一的网格状回声,网格内部肝实质呈低至中等回声,范围 2~5 cm,网格境界较模糊,也可境界清楚,形成近似圆形的低回声,易误诊为肝肿瘤。网格回声的高低及宽窄,反映了肝纤维化程度。

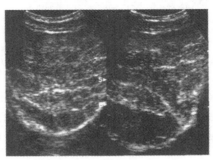

图 6-30　肝血吸虫病

二维超声显示肝脏大小、形态基本正常,肝表面欠光滑,肝实质回声增粗、
分布不均匀,肝内弥漫分布条索状高回声呈网格状,肝内血管显示不清

（4）肝门静脉管壁增厚、毛糙，回声增强。肝静脉末梢变细、回声模糊或不易显示。

（5）脾脏增大，脾静脉增宽，内径超过 0.8 cm，脾实质回声均匀。

（6）腹腔积液，病变晚期，腹腔内可探及大片液性暗区。

（7）彩色多普勒超声：肝门静脉高压时，肝门静脉、脾静脉及肠系膜上静脉不同程度扩张，血流速度减慢，侧支循环形成。

（三）诊断与鉴别诊断

1.肝炎后肝硬化

肝炎后肝硬化多为病毒性肝炎等引起，肝脏弥漫性纤维组织增生，肝细胞再生结节形成，直径多在 1 cm 以内，肝内回声增粗、增强，分布不均匀，可见散在分布的小结节状低回声团，边界模糊，但无血吸虫病肝纤维化时出现的"网格状回声"或"鳞片状回声"，脾大程度不及血吸虫性肝硬化；而血吸虫病由血吸虫卵的损伤引起，主要累及肝内肝门静脉分支，其周围纤维组织增生，肝实质损害轻、肝内出现粗大龟壳样纹理，呈"网格状"，脾大明显。

2.肝细胞癌

血吸虫性肝硬化，肝内出现较粗大的网格状高回声，分割包绕肝实质，形成低或中等回声团，可类似肝癌声像，但其病变为弥漫分布，改变扫查切面时无球体感，是假性占位病变；而结节型肝癌病灶数目可单个或多个，肿块周围常有"声晕"，球体感明显，可有肝门静脉癌栓、肝门部淋巴结肿大，结合肝炎病史及甲胎蛋白检查不难鉴别。

六、肝吸虫病

（一）病理与临床概要

又称华支睾吸虫病，是华支睾吸虫寄生在人体胆管系统内引起的一种疾病。此病多发生在亚洲，在我国主要流行于华南地区。因进食未煮熟的鱼虾而感染，盐腌鱼干不能杀死虫卵也可引起本病。

1.病理变化

由于虫体和虫卵的机械刺激和代谢排泄物毒性作用，造成胆管上皮细胞脱落，并发生腺瘤样增生，管壁增厚，管腔逐渐狭窄。虫体和虫卵阻塞引起胆汁淤积，胆管发生囊状或柱状扩张。肝细胞脂肪变性、萎缩、坏死。肝脏病变以左肝为著。胆管阻塞常继发细菌感染，导致胆管炎、胆囊炎、胆管源性肝脓肿。死虫碎片、虫卵、脱落胆管上皮细胞还可成为胆石的核心。长期机械刺激及毒性产物作用，可造成胆管上皮腺瘤样增生，有可能演变成胆管细胞癌。

2.临床表现

本病症状及病程变化差异较大。轻度感染者可无症状；中度感染者可出现食欲缺乏、消化不良、疲乏无力、肝大、肝区不适；重度感染者有腹泻、营养不良、贫血、水肿、消瘦等症，晚期可出现肝硬化、腹水，胆管细胞癌。粪便及十二指肠引流液中可发现虫卵，免疫学试验有助于本病诊断。

（二）超声表现

（1）肝脏轻度增大，以左肝为著，可能是左肝管较平直，虫卵更易入侵所致。肝包膜尚光滑，重症者肝包膜可增厚并凸凹不平。

（2）肝实质回声增粗、增强，分布不均匀，可见模糊的小片状中等回声沿胆管分布

（图 6-31）。

（3）肝内胆管不同程度扩张，其腔内有强弱不一的点状回声，胆管壁增厚、回声增强，肝内小胆管扩张呈间断的等号状强回声。较多的虫体局限聚集于某一处呈较大光团回声。

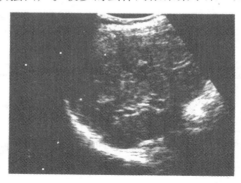

图 6-31　肝吸虫病

二维超声显示肝实质回声粗乱，肝内见多个小片状稍高回声，沿胆管走行分布，胆管壁增厚、回声增强，肝内血管显示欠清

（4）肝外胆管扩张、胆囊增大，扩张胆管腔及胆囊腔内可见点状及斑状弱回声，后方无声影，随体位改变可出现漂浮，胆囊壁增厚、不光滑。

（5）晚期可导致肝硬化，有脾大、腹水等表现。

（三）诊断与鉴别诊断

1.肝血吸虫病

两者声像图均表现为肝内回声增粗、增多及网格状回声改变，但血吸虫肝病一般不会有肝内小胆管间断的等号状扩张以及胆囊及扩张的胆总管内成虫的细管状高回声。结合流行病学、临床表现及实验室检查，一般不难鉴别。

2.病毒性肝炎

病毒性肝炎与肝吸虫病临床表现相似，但前者消化道症状如食欲缺乏、厌油、恶心、腹胀等均较后者明显。急性肝炎可表现为肝脏增大、肝实质回声减低，肝内管道结构回声增强，胆囊壁水肿、增厚，胆囊腔缩小，但无肝吸虫病肝内胆管的等号状扩张及胆囊腔内成虫的细管状高回声。

3.肝硬化

肝吸虫病晚期可引起肝硬化，其表现与胆汁淤积性肝硬化相同，主要依靠病史及实验室检查加以鉴别。

七、肝豆状核变性

（一）病理与临床概要

肝豆状核变性又称 Wilson 病，是一种常染色体隐性遗传性疾病，因铜代谢障碍引起过多的铜沉积在脑、肝脏、角膜、肾等部位，引起肝硬化、脑变性病变等。主要表现为进行性加剧的肢体震颤、肌强直、构音障碍、精神症状、肝硬化及角膜色素环等。多数在儿童、青少年或青年起病。本病起病隐匿，病程进展缓慢。以肝脏为首发表现者，可有急性或慢性肝炎、肝脾大、肝硬化、脾亢、腹水等表现,易误诊为其他肝病。铜过多沉积在肝脏,早期引起肝脏脂肪浸润,铜颗粒沉着呈不规则分布的岛状及溶酶体改变,继而发生肝实质坏死、软化及纤维组织增生,导致结节性肝硬化。

实验室检查的特征性改变为尿铜量增多和血清铜蓝蛋白降低,肝组织含铜量异常增高,血清铜氧化酶活性降低。

(二)超声表现

(1)早期肝脏大小、形态正常,包膜光滑,随疾病进展肝脏缩小,包膜增厚、不光滑。

(2)早期肝实质回声增粗、增强,分布不均匀,可呈强弱不等短线状或密布弧线状、树枝状回声。

(3)晚期为结节性肝硬化表现,肝实质回声不均,呈结节状改变(图6-32),肝内血管显示不清,肝静脉变细、走行失常(图6-32),门静脉频谱形态异常,肝门静脉、脾静脉扩张,血流速度减慢,肝门静脉高压声像(如附脐静脉重开)、腹水等。

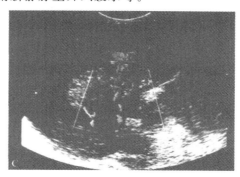

图6-32 肝豆状核变性

二维超声显示右肝萎缩,肝表面凹凸不平,肝实质回声增粗,分布不均匀,可见散在分布等回声小结节,部分向肝外突出,边界不清,肝内血管显示不清,肝前间隙见大片液性暗区;CDFI显示结节边缘可见短条状血流,内部无明显血流信号

(三)诊断与鉴别诊断

本病主要与急慢性肝炎、肝炎后肝硬化鉴别,主要依靠病史及实验室检查。

八、肝糖原累积病

肝糖原累积病是一组罕见的隐性遗传性疾病。本病特点为糖中间代谢紊乱,由于肝脏、肌肉、脑等组织中某些糖原分解和合成酶的缺乏致糖原沉积在肝脏、肌肉、心肌、肾等组织内,引起肝脾大、血糖偏低、血脂过高等症状,多发生于幼儿和儿童期。病理:光镜下见肝细胞弥漫性疏松变性,汇管区炎症细胞浸润,少量肝巨噬细胞增生肥大;电镜下肝细胞胞质内见大量糖原堆积及大小不等的脂滴,线粒体有浓聚现象,内质网等细胞器数量减少且有边聚现象。临床上可触及增大的肝脏表面平滑,质地较硬而无压痛。

超声表现:肝脏明显增大,表面光滑,肝实质回声增密、增强,后方无明显衰减。由于声像图表现无特异性,诊断时需结合临床,确诊依靠肝穿刺活检。

九、肝淀粉样变性

淀粉样变性是一种由淀粉样物质在组织细胞中沉积引起的代谢性疾病,主要累及心、肝、肾及胃肠道等器官。该病常见于中老年人,症状、体征缺乏特异性,临床上较少见而易被误诊。确诊后也常因无特异治疗方法,患者最终死于继发感染或心、肾衰竭。

肝脏受累者表现为淀粉样蛋白物质在肝窦周围间隙、间质或肝小叶中央及汇管区大量沉积,肝细胞受压萎缩。肝质地坚韧而有弹性。切面呈半透明蜡样光泽。

临床表现:肝脏明显增大,表面光滑,压痛不明显。肝功能除碱性磷酸酶明显升高外,其余受损较轻。

超声表现:肝脏明显增大,表面光滑,肝脏回声密实,分布均匀(图6-33)或不均匀,脾脏亦可增大。本病声像图无特异性改变,唯一确诊方法为肝穿刺活检。

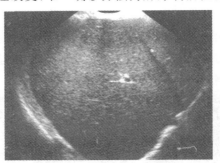

图6-33　肝淀粉样变

二维超声显示肝明显增大,肝实质回声密集,分布均匀,后段回声无明显衰减

第三节　肝囊性病变

一、肝囊肿

(一)病理与临床表现

非寄生虫性肝囊肿发病率为1.4%～5.3%,女性发病多于男性,分为先天性和后天性两类。一般所指的肝囊肿为先天性肝囊肿,又称真性囊肿。其发病原因多数学者认为在胚胎发育期,肝内局部胆管或淋巴管因炎症上皮增生阻塞导致管腔分泌物潴留,逐步形成囊肿;或因肝内迷走胆管与淋巴管在胚胎期的发育障碍所致。

肝囊肿的病理类型分为血肿和退行性囊肿、皮样囊肿、淋巴囊肿、内皮细胞囊肿、潴留性囊肿和囊性肿瘤。囊肿呈卵圆形、壁光滑,囊腔为单房或多房性。体积大小相差悬殊,小者囊液仅数毫升,大者含液量可达1 000 mL以上。囊液清亮,呈中性或碱性,有的可含有胆汁。囊肿周围的肝实质常见压迫性萎缩。其并发症包括感染、坏死、钙化和出血。

临床表现:囊肿较小者可长期甚至终生无症状。随着囊肿的逐渐增大,可出现邻近脏器的压迫症状,上腹部不适、饱胀、甚至隐痛、恶心与呕吐。亦可出现上腹部包块,肝大、腹痛和黄疸。囊肿破裂、出血、感染时出现相应的症状体征。

(二)超声影像学表现

(1)典型肝囊肿声像图特点:肝实质内圆形或卵圆形无回声区;包膜光整,壁薄光滑,呈高回声,与周围肝组织边界清晰;侧壁回声失落,后壁及后方回声增高(图 6-34)。

(2)多房性者表现为囊腔内纤细的条状分隔;体积较大囊肿合并感染出血时,囊腔内出现弥漫性点状弱回声,亦可分层分布,变动体位时回声旋动,囊壁可增厚,边缘不规则。

(3)囊肿较小者肝脏形态大小及内部结构无明显改变。较大者可引起肝轮廓增大,局部形态改变;肝组织受压萎缩;周边血管及胆管可呈压迫征象,囊肿巨大时可造成相邻器官的推挤征象。

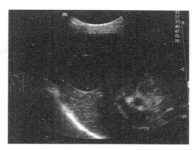

图 6-34　肝囊肿

(4)CDFI:囊肿内部无血流信号显示,囊肿较大周边血管受压时可出现彩色血流,速度增快。

(三)鉴别诊断

1.正常血管横断面

正常血管横断面虽呈圆形无回声区,但后方增高效应不明显,变换扫查角度则表现为管状结构,CDFI 显示彩色血流,即可与囊肿区别。

2.肝癌液化

具有分泌功能的腺癌肝转移及原发性肝癌液化,可为单个液区,亦可为不规则状无回声区,其中常有组织碎片和细胞沉渣产生的斑点状回声,外周为厚而不规则的实质性结构,可与肝囊肿鉴别。

3.肝包虫病

肝包虫病单纯囊型与肝囊肿单凭声像图区别有一定困难,除前者立体感较强,壁较单纯性囊肿为厚外,还应结合患者疫区居住史、包虫皮内试验(Casoni test)或间接荧光抗体试验(IF-AT)鉴别。

4.腹部囊性肿块

巨大孤立性肝囊肿应注意与肠系膜囊肿、先天性胆总管囊肿、胆囊积水、胰腺囊肿、肾囊肿、右侧肾积水及卵巢囊肿等相鉴别。

二、多囊肝

(一)病理与临床表现

多囊肝是一种先天性肝脏囊性病变,具家族性和遗传性。由胚胎时期发育过剩的群集小胆管的扩张所致。常并发肾、脾、胰等内脏器官多囊性改变。囊肿在肝内弥漫分布、大小不一,直径仅数毫米至十几厘米,绝大多数累及全肝,有的可仅累及某一肝叶。囊壁菲薄,囊液清亮或微黄,囊肿之间的肝组织可以正常。

临床表现:多数患者无症状,可在 35~50 岁出现体征,部分患者可伴肝区痛及黄疸,肝脏肿大及扪及右上腹包块。

(二)超声影像学表现

(1)肝脏体积普遍增大,形态不规则,肝包膜凸凹不平似波浪状。

(2)肝实质内布满大小不等的圆形或类圆形无回声区,其大小相差悬殊,较大者囊壁薄而光滑,后方回声增高,囊肿之间互不连通。实质内微小囊肿壁则呈"等号"状高回声。严重者肝内正常管道结构及肝实质显示不清(图 6-35)。

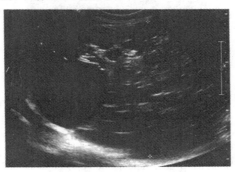

图 6-35　多囊肝

(3)轻型多囊肝,显示肝内有较多数目的囊肿回声,直径大小以 2~5 cm 多见,肝脏轻至中度肿大,形态无明显改变,肝内管道结构可以辨认,囊肿间可有正常肝组织显示。

(4)肾脏或脾脏可有相应的多囊性声像图表现。

(三)鉴别诊断

1.多发性肝囊肿

多发性肝囊肿与较轻的多囊肝不易区别,可试从以下几点鉴别:①多发性肝囊肿为单个散在分布,数目较少;②肝大不如多囊肝明显,囊肿之间为正常肝组织;③不合并其他脏器的多囊性病变。

2.先天性肝内胆管囊状扩张症(Caroli 病)

为节段性肝内胆管囊状扩张,显示肝区内大小不等的圆形或梭形无回声区,与多囊肝的鉴别点:①扩张的肝内胆管呈囊状或柱状,追踪扫查可见无回声区相互沟通;②无回声区与肝外胆管交通,且常伴胆总管的梭形扩张;③多有右上腹痛、发热及黄疸病史;④必要时超声导向穿刺及造影检查可以确诊。

3.先天性肝纤维化

先天性肝纤维化多见于婴幼儿,有家族遗传倾向,可合并肝内胆管扩张和多发性囊肿。声像图显示肝脏除囊性无回声区外,其余部分肝实质呈肝硬化表现、脾脏肿大及门脉高压表现。

三、肝脓肿

(一)病理与临床表现

肝脓肿可分为细菌性肝脓肿和阿米巴肝脓肿两大类。

1.细菌性肝脓肿

最常见的病原菌是大肠杆菌和金黄色葡萄球菌,其次为链球菌,有些则为多种细菌的混合感染。主要感染途径:①胆管系统梗阻和炎症;②门静脉系统感染;③败血症后细菌经肝动脉进入肝脏;④肝脏周围临近部位和脏器的化脓性感染,细菌经淋巴系统入肝;⑤肝外伤后感染;⑥隐源性感染,约30%的患者找不到原发灶,可能为肝内隐匿性病变,当机体抵抗力减弱时发病,有报道此类患者中约25%伴有糖尿病。

化脓性细菌侵入肝脏后,引起炎性反应,可形成散在的多发性小脓肿;如炎症进一步蔓延扩散,肝组织破坏,可融合成较大的脓肿。血源性感染者常为多发性,病变以右肝为主或累及全肝;感染来自胆管系统的脓肿多与胆管相通,为多发性,很少出现较大的脓肿或脓肿穿破现象;肝外伤后血肿感染和隐源性脓肿多为单发性。如肝脓肿未得到有效控制,可向膈下、腹腔、胸腔穿破。

2.阿米巴性肝脓肿

由溶组织阿米巴原虫引起,是阿米巴疾病中最常见的肠外并发症之一。阿米巴原虫多经门静脉进入肝脏,于门静脉分支内发生栓塞,引起局部组织缺血、坏死,同时产生溶组织酶,造成局部肝细胞的溶解破坏,形成多个小脓肿,进而相互融合形成较大的脓肿。病变大多数为单发性,90%以上发生于肝右叶,并以肝顶部为多。脓肿可向横膈、胸膜腔、气管内浸润,破溃而造成膈下、胸腔及肺脓肿。

临床表现:多见于青壮年男性,患者出现发热、寒战,呈弛张热型、肝区疼痛及胃肠道反应症状。体质虚弱、贫血,部分患者出现黄疸、肝脏肿大、右侧胸壁饱满、肋间隙增宽、触痛等。

(二)超声影像学表现

肝脓肿的病理演变过程,反映在声像图上可有以下表现。

(1)肝脓肿早期:病灶区呈炎性反应,充血水肿、组织变性坏死尚未液化。肝实质内显示一个或多个类圆形或不规则状低回声或回声增高团块;与周围组织境界清楚,亦可模糊不清;肝内血管分布可以无明显变化;CDFI可显示内部有点状或条状搏动性彩色血流,脉冲多普勒呈动脉血流,阻力指数≤0.55(图 6-36)。

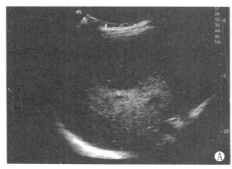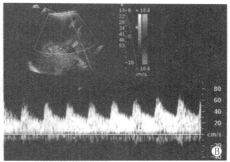

图 6-36　细菌性肝脓肿

A.肝右叶低回声不均质团块;B.CDFI 显示条状血流,PD 测及动脉血流频谱,RI=0.55

(2)脓肿形成期:坏死组织液化脓肿形成,显示肝实质内囊性肿块。壁厚而不均,内壁粗糙如虫蚀状;脓液稀薄时呈无回声,伴有稀疏细小点状强回声;较大脓腔未完全融合时,有不规则间隔;脓液黏稠含有坏死组织碎片,无回声区内出现密集细小点状强回声,其中散在不规则斑片状或索带状回声,并随体位改变旋动;伴有产气杆菌感染时,脓腔前壁后方有气体高回声;脓肿后方回声增高。

（3）慢性肝脓肿壁显著增厚，内壁肉芽组织增生，无回声区缩小，脓腔内坏死组织积聚，表现为类似实质性的杂乱高回声。脓肿壁钙化时，呈弧形强回声，后伴声影。

（4）伴随征象肝脏局部肿大或形态改变；脓肿靠近膈面时，可致膈肌局限性抬高，活动受限；或出现右侧胸腔积液；脓肿周围管状结构受压移位；感染源自胆管者可发现胆管阻塞和感染的相应表现。

（三）鉴别诊断

1.不同类型肝脓肿的鉴别

细菌性肝脓肿与阿米巴肝脓肿的治疗原则不同，两者应予鉴别。阿米巴肝脓肿起病常较缓慢，大多有痢疾或腹泻史。脓肿常为单个，体积较大，多位于右肝膈顶部。脓液呈巧克力色，可找到阿米巴滋养体，可与细菌性肝脓肿鉴别。

2.肝癌

肝脓肿早期未液化时呈实质性回声，与肝细胞癌的表现类似。但后者外周可有完整的低回声晕环绕，CDFI检出动脉血流。肝脓肿形成后应与转移性肝肿瘤相区别，腺癌肝脏转移灶多呈"牛眼"征，液化区后方回声不增高或出现衰减。同时应结合临床资料，并在短期内随访观察做出鉴别，必要时应做超声导向穿刺细胞学及组织学检查。

肝内透声较强的转移性肿瘤，如淋巴瘤、平滑肌肉瘤等可与脓肿混淆。鉴别主要依靠病史、实验室检查和诊断性穿刺。

3.其他肝脏占位病变

肝脓肿液化完全、脓液稀薄者需与肝囊肿鉴别。肝囊肿壁薄光滑，侧壁回声失落；肝包虫囊肿内有条状分隔及子囊，边缘可见钙化的强回声及声影；肝脓肿壁较厚，内壁不整，声束散射回声无方向依赖，囊壁显示清晰。同时病史亦完全不同。

4.胰腺假性囊肿

较大的胰腺假性囊肿可使肝左叶向上移位，易误为肝脓肿。应多切面扫查，判断囊肿与周围脏器的关系，并让患者配合深呼吸，根据肝脏与囊肿运动不一致的特点做出鉴别。

第四节　原发性肝癌

一、病理与临床表现

原发性肝癌以非洲东南部和东南亚为高发地区；我国多见于东南沿海，是国内三大癌症之一。好发年龄为 40～50 岁，男性明显多于女性。病因未完全明了，但流行病学和实验室研究均表明，主要与乙型肝炎病毒感染、黄曲霉毒素和饮水污染有关。1979 年我国癌变病理协作组在 Eggel 和 Nakashima 等分类基础上，结合我国的情况和经验，制定了原发性肝细胞性肝癌（HCC）的病理分型和诊断标准。①弥漫型：指癌组织或癌小结节弥漫分布于肝左右叶，多见于重型肝硬化后期。②块状型：癌块直径在 5 cm 以上，超过 10 cm 者为巨块型。此型有单块状型、融合块状型、多块状型三个亚型。③结节型：癌结节最大直径不超过 5 cm，有单结型、融合结节型、多结节型三个亚型。④小癌型：单个癌结节最大直径小于 3 cm，或多个癌结节不超过 2 个，相邻两个癌结节直径之和在 3 cm 以下。

1984 年，日本 Okuda 根据肝癌的生长方式、肝病背景及生物学标准，提出一种新的大体病理分类法，主要分为两个基本类型：膨胀型和播散型。膨胀型中，癌肿边界清楚，有纤维包膜形成，肿瘤压迫周围肝实质，可分为类硬化、假腺瘤及纤维硬化等三种亚型。播散型系癌肿边界不清楚者，可分为类硬化和浸润两种亚型。

1987 年，日本的 Kojiro 和 Nakashima 根据肝癌生长方式的差异并注意到肿瘤包膜、肝硬化及门静脉癌栓的情况，做了如下分类。①浸润型：肿瘤边界模糊不清，多不伴肝硬化，大小不一的病灶相互融合形成大的病灶。②膨胀型：肿瘤边界清楚，有纤维包膜，常伴肝硬化，又可分为单结节和多结节两个亚型。前者瘤界分明，伴肝硬化者有明显纤维包膜，无硬化者包膜多不明显。主瘤旁可有"卫星"结节，可侵犯门静脉系统。后者有 2 个以上的膨胀结节，病灶直径在 2 cm 以上。③混合型：由膨胀型原发癌灶结合包膜外与肝内转移灶的浸润型形成。肝内转移灶主要通过门静脉播散。本型亦可分为单结节和多结节两个亚型。④弥漫型：以多个小结节出现，直径 0.5～1 cm，布满全肝，互不融合，常伴肝硬化；这种癌肿主要通过门静脉在肝内播散。⑤特殊型：包括带蒂外生型肝癌和以肝门静脉癌栓为突出表现而无明确主瘤的肝癌。

组织类型：主要分为肝细胞癌、胆管细胞癌和混合型肝癌三种，后两种较少见。典型癌细胞呈多边形，边界清楚，细胞质丰富，核大，核膜厚，核仁亦很大。染色嗜碱或嗜酸。癌细胞排列呈巢状或索状，癌巢之间有丰富的血窦，癌细胞常侵入静脉在腔内形成乳头状或实质性团块。

按 Edmondson-Steiner 分类法，肝癌分化程度可分为四级：Ⅰ级分化高、少见；Ⅱ～Ⅲ级为中等分化，最多见；Ⅳ级为低分化，少见。

另外，还有一种肝细胞癌的特殊组织类型——纤维板层性肝癌，最早在 1976 年由 Petters 首次描述。本型多见于青年，平均年龄仅 24 岁，多发于肝左叶，有包膜，其组织表现为嗜酸性颗粒状细胞质，有穿行于癌细胞巢间的大量平行排列的板层状纤维基质。本型很少伴肝硬化或慢性乙型肝炎，预后较好。

临床表现：原发性肝癌患者起病隐匿，缺乏特异性早期表现，至亚临床前期及亚临床期的中位时间可长达 18 个月。当患者出现不适等症状时，多属中、晚期。临床主要表现为肝区疼痛、食欲不振、腹胀、乏力、消瘦等。其他可有发热、腹泻、黄疸、腹水、出血倾向以及转移至其他脏器而引起的相应症状。

二、超声影像学表现

（一）常规超声

1.形态

肝癌多呈圆形或类圆形，肿瘤较大时，可呈不规则形，并可向肝表面突起，使肝下缘等较锐的角变钝，或呈"驼峰"征改变。根据肝癌病理形态表现可分如下。

（1）结节型：肝癌相对较小，一般<5 cm，多为单发，亦可多发。肿瘤内部回声多不均匀或呈结节状融合，边界较清晰，可见晕圈或一纤薄的高回声带围绕（图 6-37）；亦可由于出血、坏死而呈混合回声型。

（2）巨块型：肝癌较大，常在 10 cm 左右，内部回声多不均质，以高低回声混合者居多，低回声者很少。肿瘤呈"结节中结节"状和内部有条状分隔，边界多不规则（图 6-38）。如周边有包膜，则有晕圈而使边界清晰。另外，有些巨块型肝癌分布在整个肝、段肝叶或数叶，尽管无明确边界，但肿瘤内部回声相对比较均匀，呈略低或略高回声，而周围肝硬化回声则呈不均匀状，可以资鉴别。有时在主瘤周围有散在低回声播散灶，个别巨大肿瘤可因破裂引起出血呈现无回声区。

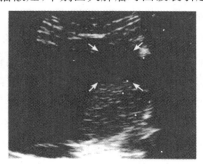

图 6-37　肝癌（结节型）

肝左叶癌，圆形，向表面突起，呈"驼峰"征

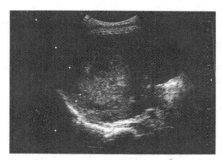

图 6-38　肝癌（巨块型）

内部高回声，呈结节中结节状

（3）弥漫型：肝内弥漫散在的细小肝癌结节，大小可数毫米至数厘米，内部回声高低不等，分布零乱，可呈斑块灶，无明确边界，如弥漫分布于整个肝脏，则很难与肝硬化鉴别，但此类患者常有门静脉癌栓形成，为诊断弥漫型肝癌提供了佐证。个别弥漫型肝癌的内部回声不均质程度较为紊乱，与肝硬化仍有所区别。

2.边界

肝癌有明显的假包膜形成时，边界往往较清晰而规则，周围见一 2～5 mm 的低回声圈，即晕圈，晕圈与正常组织之间可有一纤薄的光带（约 0.5 mm）；如肿瘤无明显包膜或呈浸润生长时，边界多不规则，模糊，甚至不清；而在弥漫性肝癌时，则无明确边界。

3.大小

超声能发现直径从数毫米至数十厘米不等的肝癌，其检出率主要受以下几方面影响：①肿瘤大小；②肿瘤内部回声；③肝硬化程度；④肿瘤的位置；⑤肿瘤包膜；⑥操作人员经验。

4.内部回声

根据肝癌内部回声高低分类如下。

(1)高回声型:占30%~50%,肿瘤内部回声比周围肝组织高且不均匀,呈结节状或分叶状,有时可见结节之间有纤维分隔,少数分布尚均匀。有报道认为高回声区预示肝癌细胞脂肪变性、坏死等倾向。

(2)低回声型:占总数15%~35%,多见于较小型肝癌中,内部回声较周围肝组织低,由密集的细小点状回声组成,分布多不均匀。较大肿瘤可呈结节状,并互相融合呈镶嵌状,并可显示低回声的"瘤中隔"。有时,在总体低回声区的中央可由少许点状高回声所点缀。低回声区常预示着肝癌细胞存活,血供丰富,很少有脂肪变性和纤维化等改变。

(3)等回声型:较少见,占2.2%,回声与周围肝组织类似,血管分布较均匀。这类肿瘤多伴有较典型的晕圈,故易识别,不然,则易漏诊。

(4)混合回声型:占10%左右,此类肿瘤常较大,系多结节融合所致,多为高低回声混合,可交织混合,亦可左右排列混合,使超声某一切面呈高回声区,而另一切面呈低回声区。肿瘤内部还可出现无回声及强回声区,提示内部有不同程度出血、液化、坏死、纤维化及钙化等改变。

5.后方回声

在后方有正常肝组织存在时,肝癌后方回声常稍增高,其增高程度因肿瘤类型不同而有所不同,总体来说增高程度多比肝囊肿弱,其增高比例约占肝癌的70%;如伴有纤维化、钙化等改变时,后方回声可轻度衰减;另外在有包膜的肝癌中,可有侧后声影等现象。

6.肝内间接征象

(1)管道压迫征象:肝癌较大时,可压迫肝静脉、门静脉、下腔静脉等,使其移位、变细、甚至"中断",而环绕在肿瘤周围(图6-39A)。另外,压迫肝门部或侵犯胆管内可引起肝内胆管扩张(图6-39B)。

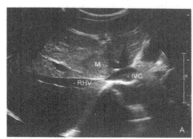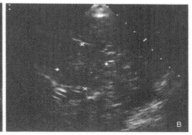

图6-39　肝癌(结节型)

A.右肝前叶上段(S8)癌,肝静脉 下腔静脉受压;B.肝左内叶癌侵犯
肝门引起肝内胆管扩张(M,肿块;RHV,右肝静脉;IVC,下腔静脉)

(2)脏器挤压征象:肿瘤压迫胆囊使其移位、变小,甚至"消失";位于右叶脏面的巨大肝癌压迫右肾,使其下移至盆腔;肝脏膈顶部的肿瘤压迫膈肌,使膈肌抬高;左叶肿瘤可推移脾脏向上方移位,以至"消失"。

7.肝内转移征象

(1)卫星灶:在主瘤旁或较远的肝组织内,呈多个低回声不均质团块,直径<2 cm,呈圆形,可有或无晕圈,球体感强,后方回声稍增高。

(2)门静脉癌栓:有报道,在肝癌中40%~70%出现门静脉受累,而B超可显示三级分支以内的癌栓,检出率较高,可达 70%。常出现在主瘤附近的门静脉,表现为门静脉内径明显增宽,最宽可达 3 cm,管壁可清晰或不清,腔内充满由中低回声密集点状强回声组成的不均质团块。如门脉主干被癌栓完全充填,则可见肝门周围有众多细小管道组成的网状团样结构,此为门静脉侧支形成所致的门脉海绵状变。另外,部分肝癌在门静脉内出现局部瘤样回声,亦为癌栓的一种征象,可为数毫米至数厘米。门脉癌栓对诊断弥漫型肝癌有一定帮助。

(3)肝静脉及下腔静脉癌栓:检出率较门静脉少,常在肝静脉主干内发现,内径不一定增宽,由低回声团块组成,常可延伸至下腔静脉,而下腔静脉癌栓多呈球状,可单个或多个,偶尔随血流有浮动感。

(4)胆管癌栓:少数患者因肿瘤侵犯胆管使肝内或肝外胆管受累,内充满实质样回声,并引起肝内胆管的扩张。

8.肝外转移征象

(1)肝门及胰腺周围淋巴结肿大:在晚期,肝癌可向肝外转移,最多处在肝门及胰腺周围出现大小不等的低回声团块,呈圆形或类圆形,部分可融合成团块,呈不规则形,严重者压迫肝门引起肝内胆管扩张。

(2)腹腔:在腹腔内有时可探测到低回声团块,肿瘤直径在 3~5 cm,有包膜,边界清,内分布不均。多位于腹壁下,可活动。个别可转移至盆腔压迫髂血管引起下肢深静脉血栓形成。在一些肝癌术后患者中,肝内可无肿瘤,但腹腔内已有转移。因此,对肝内无病灶而 AFP 持续阳性者,应进一步检查腹腔。

9.其他征象

由于我国肝癌和肝硬化联系密切,80%以上的肝癌有肝硬化征象,故声像图上肝实质回声增粗、增高、分布不均,呈线状甚至结节状,亦可有高或低回声结节,并可出现门脉高压、脾大、腹水等声像图改变。

(二)彩色多普勒

由于原发性肝癌在没有动脉栓塞前多具有较丰富的血供,因而为彩色多普勒检测提供了可靠基础。

(1)检出肝癌内的血流信号,呈现线条状、分支状、网篮状、环状、簇状等彩色血流。据报道,血流信号的检出率可达 95%,其中 98%为动脉血流信号,明显高于肝脏其他良性病变。同时,在实时状态下,肝癌内的彩色血流可呈现搏动状血流与心率一致。有时还可见彩色血流从肝癌内部延伸至门静脉的引流血管。

(2)脉冲多普勒常检出高阻力动脉血流,阻力指数(RI)和搏动指数(PI)分别大于 0.6 和 0.9,并且平均流速可呈高速型,最大可达 1 m/s 以上(图 6-40),这些表现均提示该肝内占位病变以恶性可能为大。在原发性肝癌中,有时可测及高速低阻的动脉样血流,表示肝癌内动静脉瘘存在,也有助于肝癌的诊断。

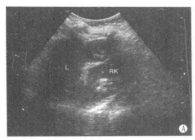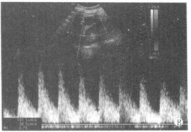

图 6-40　肝癌

A.显示肝右叶结节型癌及右肾(RK)压迹;B.PD 检测到动脉血流频谱,$V_{max}=131$ cm/s,RI≥0.75

(3)彩色多普勒使肝动脉较易显示,并在肝癌中明显增宽,可达 4～5 mm,而正常仅 2～3 mm,血流速度增快(图 6-41)。

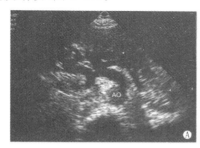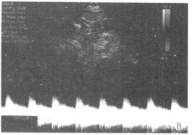

图 6-41　弥漫型肝癌肝动脉显著扩张

A.肝总动脉内径增宽(9 mm);AO,腹主动脉;B.肝动脉流速增高,CW 测及最大流速 294.5 cm/s

(4)在经介入治疗(包括 TAE、乙醇注射)后,肝癌内彩色血流可明显减少甚至消失,提示疗效佳;经 TAE 治疗的病员中,动脉型彩色血流可减少甚至消失,但门静脉型的彩色血流信号可代偿增多,应引起注意。另外,如原来血流消失的病灶再出现彩色血流信号,则提示肿瘤复发。

(5)当门静脉癌栓形成时,彩色多普勒可显示门静脉属完全性或不完全性阻塞,此时,彩色多普勒显示未阻塞处(即癌栓与管壁之间隙)有条状血流通过,癌栓内亦可见线状深色或多彩血流,用脉冲多普勒能测及动脉及静脉血流,这些均提示门脉内栓子为肿瘤性。但有报道,门静脉瘤栓中其动脉血流的检出率较低,仅 18.7%。同时,在门脉完全性阻塞时,门脉旁的肝动脉血流容易显示(图 6-42)。

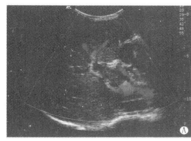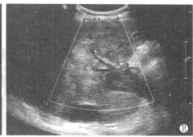

图 6-42　门静脉癌栓

A.门静脉不完全阻塞,CDFI 显示癌栓与管壁间有条状血流通过;B.门静脉完全阻塞,门静脉充满实质性低回声,肝动脉分支增宽,显示为条状红色血流

三、鉴别诊断

(一)肝血管瘤

如肝血管瘤为网状高回声团块,边界呈"花瓣"样改变时诊断较容易,但有些肝血管瘤可出现低回声不均质、混合回声不均质及晕圈样改变。有报道其出现率分别为 15%、20%、5%,对这类患者应更全面观察,在实时状态下,观察肿瘤有无立体像等加以鉴别,同时对较大肝血管瘤可结合 CT 增强延迟扫描、同位素血池扫描等较特异征象加以诊断,必要时可在实时超声引导下肝穿活检以明确诊断。

(二)肝脓肿

由细菌性或阿米巴原虫感染引起的肝内局灶性炎性改变,呈单发或多发。较典型时,壁厚,内膜粗糙呈"虫咬"状,为无回声或不均匀回声团块,诊断较容易。然而,随着近年来抗生素的广泛应用,肝脓肿的超声和临床表现常不典型。声像图显示肝内比正常组织回声稍低的区域,分布不均匀,边界模糊,包膜较薄,用常规 B 超诊断较困难。彩色多普勒显示内部有条状彩色血流,脉冲多普勒测及动脉血流频谱,阻力指数和搏动指数分别在 0.5、0.8 左右,提示良性病变,再结合这类患者多有短暂发热病史,有助于定性诊断。另外,如感染与肝癌并存,则超声诊断困难,必须行超声引导下穿刺活检。

(三)肝内局灶脂肪浸润

肝内局灶脂肪浸润可在肝内出现高回声或低回声灶,而低回声型与肝癌更容易混淆,但这些病灶多位于肝门旁,如肝右前叶、左内叶门脉旁,内部回声较低但多均匀,在实时状态下,边界可不规则或欠清,亦可向肝实质内呈"蟹足"样延伸。彩色多普勒显示病灶内无异常动脉血流信号。也有报道认为这类低回声型更易与肝癌混淆,应加以鉴别。

(四)转移性肝癌

多为低回声不均质团块,可有晕圈等改变,后方回声稍高,有侧后声影。这类病灶常为多发,并且非癌肝实质回声多无肝硬化表现,可以资鉴别。如患者有其他原发肿瘤史则更有助于诊断。

(五)胆囊癌

胆囊癌发病近年来有逐渐增多趋势,早期发现仍比较困难。其中一部分患者因肝内转移而就诊时,常在肝右叶出现局灶性低回声不均质团块,有晕圈,可向表面突起,易被误诊为原发性肝癌。操作人员在发现肝右叶癌肿且无肝硬化时,应仔细观察胆囊的情况。这类患者的胆囊因受压而变小,部分胆囊壁可不规则增厚而与右叶癌肿相连,甚至在胆囊癌实变时,可与右叶癌肿融合成一团块,胆囊隐约成一轮廓像,多伴有结石,有助于鉴别诊断。

(六)肝母细胞瘤

常出现于婴幼儿,多为无意触摸腹部时发现。肿瘤常较大,可达 5.5~17 cm。声像图上显示肝内巨大团块,多强弱不均,并有液化和包膜,多位于肝右叶,常推移右肾,超声无特异性表现,应结合临床做出诊断。

(七)术后瘢痕

肝肿瘤切除后,手术区多有渗出、出血、纤维化及机化等一系列改变,声像图可呈不均质团块、高回声为主的团块、混合回声团块,边界多不规则、模糊,但后方均有不同程度的衰减和缺乏立体感,可以资鉴别。如手术区堵塞明胶海绵,则呈较均匀的高回声区,伴后方衰减。彩色多普勒多未能显示手术区内的彩色血流信号。

第五节　肝血管瘤

一、病理与临床表现

肝血管瘤是肝脏最常见的良性肿瘤,占肝良性肿瘤的 41.6%～70%。肝血管瘤分海绵状血管瘤和毛细血管性血管瘤;前者多见,后者少见甚至罕见,可发生于肝脏任何部位,常位于肝脏被膜下或边缘区域。大小可在几毫米至几十厘米。肝血管瘤在组织学上是门静脉血管分支的畸形,表面可呈黄色或紫色,质地柔软,切面呈海绵状,组织相对较少,内含大量暗红色静脉血。肝血管瘤有时可出现退行性变,内部可出现新鲜或陈旧的血栓或瘢痕组织及钙化灶,并可完全钙化。镜下见肝血管瘤由衬以扁平内皮细胞的大小不等的血管腔构成,由数量不等的纤维组织分隔开来,血管腔中可有新鲜或机化血栓,少数血栓中可有成纤维细胞长入,这可能是导致形成"硬化性血管瘤"瘢痕的原因。临床表现:发病年龄一般为 30～70 岁,平均 45 岁,女性略多于男性,可单发或多发;儿童肝血管瘤与成人不同,常合并皮肤或其他内脏血管瘤,肝血管瘤自发性破裂的机会多于成人,约 50%合并皮肤血管瘤。肝血管瘤较小时,一般无临床症状;中期出现症状常提示肿瘤增大,可有肝区不适感;当肝血管瘤较大时,可引起上腹胀痛,扪及腹部包块等。

二、超声影像学表现

(一)常规超声

1.形态

以圆形者为多。在实时状态下缺乏球体感,有时呈"塌陷"状,肿瘤较大时,呈椭圆形或不规则形,并可向肝表面突起,巨大者可突向腹腔甚至盆腔。

2.直径

超声可发现小至数毫米的肝血管瘤,大者可达 35 cm 以上。上海复旦大学附属中山医院报道了 1 例肝海绵状血管瘤为 63 cm。

3.边界

多清晰,典型者可在肿瘤周边见一 2～4 mm 的高回声带,呈"花瓣"状围绕,光带与周围肝组织和肿瘤之间均无间断现象,有称它为"浮雕状改变";这一征象在肝血管瘤中具有较高特异性,其重要性不亚于肝癌中"晕圈"征的改变,但出现率仅 50%～60%。此外,有时可见肝血管瘤边缘有小管道进入,呈现"边缘裂开"征等改变。

4.内部回声

根据近年来的报道,肝血管瘤的回声类型主要有以下四种。

(1)高回声型:最多见,占肝血管瘤的 50%～60%,多出现于较小的肝血管瘤中(<5 cm),内部回声均匀,致密,呈筛孔状(图 6-43);如肝血管瘤位于膈肌处,可产生镜面反射,即在膈肌对侧的对称部位出现与肝血管瘤一致但回声略低的图像。

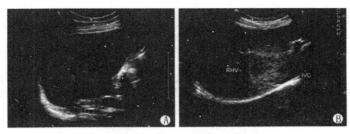

图 6-43　高回声型肝血管瘤

A.周边有高回声带,呈"浮雕"状;B.边界清晰,内呈"筛孔"状

　　(2)低回声型:较少见,占 10%～20%,近年有增多趋势,多见于中等大小(3～7 cm)的肝血管瘤中,其内部以低回声为主,主要是肝血管瘤中血管腔较大,管壁较薄所致。个别在实时超声下可见较大管腔内有缓慢的血液流动,瘤体内以细网络状表现为主,其中的纤维隔回声亦较高回声型肝血管瘤为低。

　　(3)混合回声型:约占 20%,为前二者之混合。主要见于较大的肝血管瘤中,平均 7～15 cm,内呈现"粗网络"状或"蜂窝"状结构,分布不均,强弱不等,有时与肝癌较难鉴别。

　　(4)无回声型:极少见,占 1%～2%,瘤体内无网状结构等表现,但透声较肝囊肿略差,边界亦较囊肿欠清。肝血管瘤在演变中可发生栓塞、血栓、纤维化等改变,故在瘤体内可出现不均质团块、高回声结节及无回声区等,可使诊断发生困难。

　　5.后方回声

　　肝血管瘤的后方回声多稍增高,呈扩散型,但比肝囊肿后方回声增高要低得多。

　　6.加压形变

　　在一些位于肋下或剑突下的较大肝血管瘤中,轻按压后可见瘤体外形发生改变,出现压瘪或凹陷等现象,放松后即恢复原状。

　　7.肝组织

　　肝血管瘤患者中,周围肝组织多正常,无或少有肝硬化和纤维化征象。

　　8.动态改变

　　正常情况下,肝血管瘤变化较慢,短期内不会很快增大。据报道部分肝血管瘤,可随时间逐渐缩小甚至消失。另有报道,用超声连续观察半小时,血管瘤内部回声可短暂变化,或做蹲起运动可见肝血管瘤回声、大小等发生改变,有别于其他肿瘤。

　　(二)彩色多普勒

　　尽管肝血管瘤内中血流丰富,但由于瘤体内血流速度较低,彩色多普勒常不易测及其血流信号,血流检出率仅占 10%～30%。彩色多普勒血流成像多呈Ⅱb 型或Ⅰc 型图像(图 6-44),偶可有Ⅲa 型或Ⅲb 型表现;脉冲多普勒可测及动脉血流,阻力指数多<0.55,搏动指数>0.85。彩色多普勒能量图可显示"绒球"状、"环绕"状改变;据报道彩色多普勒能量图中,肝血管瘤血流检出率高达87.9%,而对照组彩色多普勒显示率仅 51.7%,但彩色多普勒能量图的特异表现还需进行深入研究。

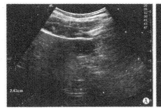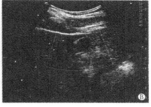

图 6-44 肝血管瘤

A.左肝下缘低回声结节,肝表面平滑;B.CDFI 显示周边血流信号,呈Ⅱb 型

三、鉴别诊断

(一)肝癌

高回声型血管瘤的诊断较容易,但有时与高回声型均质型肝癌较难鉴别。此型肝癌相对少见,内部回声比肝血管瘤更高更密,周边有浅淡暗环,可资鉴别。而低回声型肝血管瘤误为肝癌的比例较高,有报道误诊率可达 30%。肝癌内部多为不均质回声,呈结节镶嵌状,如有"晕圈"容易鉴别。另外,彩色多普勒亦有助诊断。肝血管瘤可与肝癌同时并存,除了掌握肝血管瘤与肝癌的特征外,在肝内出现不同回声类型的占位时,要考虑到两种疾病并存的可能。同时,肝硬化声像图背景对间接支持肝癌的诊断有一定帮助。

(二)肝囊肿

无回声型肝血管瘤,多误为肝囊肿,但肝囊肿壁回声更纤细、更高,内部回声更为清晰;无回声型肝血管瘤的囊壁回声较低且较厚而模糊,内部回声信号亦多于肝囊肿。

(三)肝肉瘤

肝肉瘤较少见,原发性者更少见,如平滑肌肉瘤、脂肪肉瘤、纤维肉瘤、淋巴肉瘤等。形态呈椭圆形,边界尚清,内部回声致密、增高,亦可高低不等或出现液化。彩色多普勒不易测及血流信号,有时与肝血管瘤甚难鉴别,而超声引导下穿刺活检对诊断有帮助。

以往认为小型高回声型肝血管瘤多为肝毛细血管型血管瘤,而较大的蜂窝状的肝血管瘤为肝海绵状血管瘤。后来认为根据回声的改变来区别毛细血管型或海绵状型是没有根据的。有一组 113 个超声表现各异的肝血管瘤,手术病理证实均为肝海绵状血管瘤。肝毛细血管型血管瘤少见甚至罕见。同时,原先认为肝血管瘤不能进行穿刺活检的概念已逐渐更新,对影像技术检查疑为肝血管瘤且位于肝深部的病灶仍可进行超声引导下的穿刺活检,甚少出现出血等并发症的报道。

第七章　胆道疾病超声诊断

第一节　胆道正常声像图

一、胆囊

胆囊是一个梨形囊状结构,位于肝右叶后面的胆囊窝内。分为胆囊底、胆囊体和胆囊颈三部分。胆囊壁有几层结构:黏膜层具有数量和高度不等的分支状皱襞;固有膜是由疏松结缔组织组成的;肌层由疏松排列的环状、纵行以及斜行的平滑肌纤维组成,直接毗邻固有膜,两者之间没有黏膜下层;肌层周围结缔组织层(浆膜下、外膜)是由不同量的胶原纤维、弹力纤维及脂肪组织组成的。胆囊、胆囊管由胆囊动脉和肝固有动脉的分支供血。胆囊动脉通常为肝右动脉的分支,多数位于肝、胆囊管和肝总管形成的胆囊三角(Calot 三角)内。部分胆囊动脉起源于肝固有动脉、肝左动脉、胃十二指肠动脉或直接起始于肠系膜上动脉。此外,肝内也有一些小动脉经胆囊床参与胆囊壁的血供。

(一)普通超声

纵断切面呈梨形,纵径 6～8 cm、横径 2～3 cm,腔内为均一的无回声,多伴有后方回声增强。胆囊壁呈单层高回声带,平滑,轮廓清晰,厚度不超过 3 mm(图 7-1)。部分病例可以明确区分胆囊颈部和体部的交界,表现为胆囊壁在此处屈曲形成皱襞。如屈曲明显,似被分隔成两个囊腔;如皱襞比较短小,有时易被误诊为胆囊息肉样病变。胆囊管一般难以显示。进食后胆囊收缩变小,壁增厚。胆囊超声检查常见的人工伪影有:①多重反射,在胆囊显示部位靠近腹壁时容易出现。②旁瓣现象,酷似胆泥沉着于胆囊颈体部。③声束厚度效应,亦称部分容积效应,使得胆囊邻近的消化管内气体及其声影看似位于胆囊腔内的结石(图 7-2)。上述人工伪影可妨碍病变的显示或易误诊为病变,可通过改变体位或扫查方向予以排除。

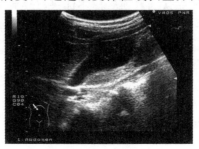

图 7-1　胆囊(GB)正常声像图

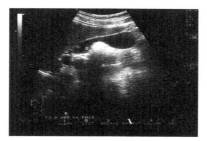

图 7-2　人工伪影——部分容积效应,酷似胆囊结石(箭头)

(二)超声造影

多数文献并未将胆囊超声造影划分时相,或以 25～40 秒为界分为增强早、晚期。根据中山大学附属第一医院的经验,将开始注入造影剂至第 30 秒定义为增强早期,第 31 秒至不少于180 秒定义为增强晚期。

注入超声造影剂后,正常胆囊壁迅速明显高增强,较肝实质出现增强时间早,呈均匀的亮线状,囊壁厚薄一致,连续且完整,与周围肝实质分界清晰。大多数情况下可清晰显示胆囊外壁及内壁的线状高增强,内壁和外壁之间的组织增强程度稍低,因此由内至外表现为高—等—高增强的形态。至增强晚期胆囊壁逐渐消退为等或低增强。胆囊内为无增强区。

二、胆管

肝外胆管包括左、右肝管的一级分支,两者汇合形成的肝总管,以及胆囊管开口以下的胆总管。左、右肝管一级分支位于伴行的门静脉的腹侧壁,内径正常<3 mm。正常肝外胆管血管网的动脉血供中有 60％血流来自于下方的胰十二指肠动脉上后分支,38％来自于上方的肝右动脉。左右肝管汇合部及左右肝管由肝右动脉、胆囊动脉供血。肝动脉分支在胆管壁表面相互吻合,形成动脉丛,再发出多个穿插支垂直进入胆管壁内构成胆管周围血管丛,经毛细血管网回流入肝窦或门静脉内。胆总管至区域胆管水平(段胆管的主要分支)称为大胆管,间隔胆管是大胆管较细分支,外径大于80 μm。正常大胆管和间隔胆管的血管丛呈规律的分层排列,即内层、中层和外层。大胆管的内层由一层规则排列的、像链条一样开口于上皮层下面的毛细血管组成,间隔胆管的内层则是由几个构成小圆腔的毛细血管组成。两者的中层和外层各由少数毛细血管、微静脉和胆管壁内或胆管周围组织中的小动脉构成,其中外层微血管直径较粗。

(一)普通超声

由于胆囊管通常难以描出,肝总管与胆总管的分界亦难以判别,在右肋缘下锁骨中线附近作纵扫查可获得胆总管的长轴像,内径正常 8 mm 以下,在门静脉腹侧面行走,与门静脉一起构成上细下粗的平行管道,管壁为高回声带,平滑,较门静脉壁稍粗,管腔内为无回声。在双管道之间常可见到一直径 2 mm 左右由高回声壁包绕的圆点状无回声,此即为肝右动脉的横断像,扫查时可以此作为确认胆总管的一个标志。胆总管下段因易受胃肠道气体的干扰,不像上段部分那样容易显示。

(二)超声造影

胆管超声造影分期目前尚无统一标准,实际应用可参照 2008 年超声造影欧洲指南对胰腺超声造影时相的划分,分为增强早期(10～30 秒)以及增强晚期(31～120 秒)。

正常肝外胆管壁与附近大动脉同时开始强化,呈均匀的线状高增强,晚期强化逐渐消退。胆管壁无增厚或连续性中断,而胆管腔内无增强。

第二节　胆囊炎

一、急性胆囊炎

(一)病理与临床

胆囊受细菌或病毒感染引起的胆囊肿大,胆囊壁增厚、水肿。急性胆囊炎是常见的急腹症之一,细菌感染、胆石梗阻、缺血和胰液反流是本病的主要病因。临床症状主要是右上腹部持续性疼痛,伴阵发性加剧,并有右上腹压痛和肌紧张;深压胆囊区同时让患者深吸气,可有触痛反应,即墨菲(Murphy)征阳性;右肋缘下可扪及肿大的胆囊;重症感染时可有轻度黄疸。

(二)声像图表现

胆囊体积增大,横径大于 4 cm,张力高,胆囊壁增厚大于 3 mm,呈"双边征"(图 7-3);胆囊腔内常探及结石回声,结石可于胆囊颈部或胆囊管处;胆囊内可见胆汁淤积形成的弥漫细点状低回声。胆囊收缩功能差或丧失。发生胆囊穿孔时可显示胆囊壁的局部膨出或缺损及周围的局限性积液。

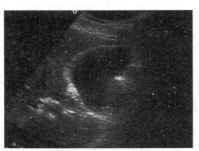

图 7-3　急性胆囊炎声像图

超声显示胆囊肿大,胆囊壁增厚

(三)鉴别诊断

对于胆囊炎,首先应寻找产生胆囊炎的原因,而超声可以帮助检查是否有胆囊结石、胆囊梗阻、胆管梗阻、胆总管囊状扩张症等,以明确病因,便于诊断。胆囊增大也可见于脱水、长期禁食或低脂饮食、静脉高营养等患者,根据病史,必要时行脂肪餐试验可鉴别。此外,有肝硬化低蛋白血症和某些急性肝炎、肾功能不全、心功能不全等全身性疾病患者,也有胆囊壁均匀性增厚,但无胆囊增大,超声墨菲征阴性,结合病史与临床表现易与急性胆囊炎相鉴别。

二、慢性胆囊炎

(一)病理与临床

临床症状包括右上腹不适、消化不良、厌油腻,也可无自觉症状。慢性胆囊炎的临床表现多不典型,亦不明显,但大多数患者有胆绞痛史,可有腹胀、嗳气和厌食油腻等消化不良症状。

有的常感右肩胛下、右季肋或右腰等处隐痛。患者右上腹肋缘下有轻压痛或压之不适感。十二指肠引流检查,胆囊胆汁内可有脓细胞。口服或静脉胆囊造影不显影或收缩功能差,或伴有结石影。

(二)声像图表现

慢性胆囊炎的早期,胆囊的大小、形态和收缩功能多无明显异常,有时可见胆囊壁稍增厚,欠光滑,超声一般不作出诊断。慢性胆囊炎后期胆囊腔可明显缩小(图7-4),病情较重时胆囊壁毛糙增厚,不光滑;严重者胆囊萎缩,胆囊无回声囊腔完全消失。胆囊萎缩不合并结石者难以与周围肠管等结构相区别,导致胆囊定位困难;合并结石者仅见强回声伴后方声影。胆囊功能受损严重时,胆总管可轻度扩张。

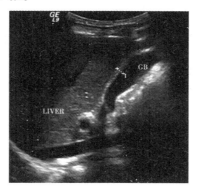

图7-4　慢性胆囊炎声像图
胆囊体积小,壁增厚毛糙

(三)鉴别诊断

胆囊明显萎缩时需与先天性无胆囊相鉴别:慢性胆囊炎致无回声囊腔完全消失,特别是不合并胆囊结石或结石声影不明显时,易与周围肠管内气体形成的强回声混淆,以致难以辨认出胆囊的轮廓。因此先天性无胆囊患者可能被误诊为慢性胆囊炎,此时应结合病史和临床表现,多切面探查,或动态观察等方法仔细加以鉴别,减少误诊率。

第三节　胆囊结石

一、病理与临床

胆囊结石有胆固醇结石、胆色素结石和混合性结石,在我国胆囊结石患者中以胆固醇结石最多见。胆囊结石可合并胆囊炎,且两者互为因果,部分患者最终导致胆囊缩小,囊壁增厚,腔内可充满结石。

胆囊结石患者可有右上腹不适、厌油腻等症状。结石嵌顿于胆囊管内时,可导致右上腹绞痛、发热等症状。胆绞痛是胆囊结石的典型症状,可突然发作又突然消失,疼痛开始于右上腹部,放射至后背和右肩胛下角,每次发作可持续数分钟或数小时。部分患者疼痛发作伴高热和轻度黄疸。疼痛间歇期有厌油食、腹胀、消化不良、上腹部烧灼感、呕吐等症状。查体可见右上腹部有压痛,有时可扪到充满结石的胆囊。胆囊结石超声显示率90%以上,诊断价值较大,是首选的检查方法。

二、声像图表现

胆囊内可见一个或多个团块状强回声,后方伴有声影,可随体位变化而移位。当结石较大时,常只能显示结石表面形成的弧形强回声,内部结构难以显示。多个结石紧密堆积时,有时不能明确显示结石数量及每个结石的具体大小(图7-5)。特殊类型的胆囊结石如下。

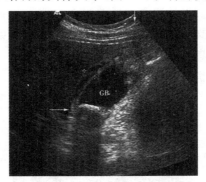

图7-5　胆囊结石声像图

超声显示胆囊腔内见弧形强回声,后方伴声影。箭头,胆囊结石;GB,胆囊

(一)泥沙样结石

可见多个细小强回声堆积,形成沉积于胆囊后壁的带状强回声,后方伴有声影,随体位改变而移动。

(二)充满型结石

胆囊内呈弧形强回声带,后伴声影,无回声囊腔不显示,强回声带前方有时可显示胆囊壁,后方结构则完全被声影所掩盖(图7-6)。

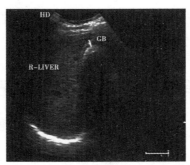

图7-6　胆囊结石声像图

超声显示胆囊腔的无回声,可见弧形强回声,后方伴

声影;箭头,胆囊结石;GB,胆囊;R-LIVER,右肝

三、鉴别诊断

典型的胆囊结石超声诊断一般不困难。对于胆囊颈部的结石,由于缺少胆汁的衬托,其结石强回声不明显,仅表现为胆囊肿大或颈部声影,故超声必须认真仔细地检查,变换体位,如坐立位、胸膝位等,才能发现结石,并进行正确诊断。

(一)泥沙样结石需与浓缩淤积的胆汁或炎性沉积物相鉴别

泥沙样结石回声强,声影明显,随体位移动速度较快。

(二)充满型结石需与肠腔内积气相鉴别

结石后方为明显声影而非气体后方的彗星尾征,且肠腔内气体形态随时间而变化。

第四节 化脓性胆管炎

一、病理与临床

急性胆道感染常由肝外胆管结石所致的胆管梗阻诱发。胆管壁充血、水肿,结石在胆管内可以移动,发生嵌顿,急性发作时可引起阻塞性黄疸和化脓性胆管炎。典型临床表现为寒战、高热、黄疸。

二、声像图表现

胆管扩张,壁增厚,毛糙,回声增强,结构模糊,管腔内可见点状中等回声(图7-7)。合并结石时胆管内可见强回声,后方伴声影,肝内外胆管扩张,胆囊增大等。

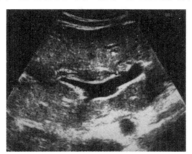

图 7-7 化脓性胆管炎声像图

超声显示肝内胆管增宽,管壁回声增强

第五节 胆 囊 癌

一、病理与临床

胆囊癌可发生于胆囊的任何部位,以胆囊底部和胆囊颈部最多见。原发性胆囊癌的大体形态可分为浸润型、结节型、胶质型和混合型,浸润型最多见,占总数的70%~80%。胆囊癌的病理类型以腺癌最为多见,占胆囊癌的70%~90%,此外尚有鳞癌、腺鳞癌、腺瘤恶变、息肉恶变、类癌等。腺癌中最常见的是无其他亚型的腺癌(not other wise specified adenocarcinoma,NOSA),占腺癌的60%~70%,该型腺癌大多分化良好。

胆囊癌早期无特异性临床表现,合并胆囊结石或慢性胆囊炎者可有相应症状,中晚期患者可能触及右上腹肿块,或出现黄疸。晚期则产生明显症状,如右中上腹部持续性隐痛、食欲缺乏、恶心、呕吐,持续并进行性加重的黄疸,可伴有发热、腹水等。查体有肝大,右季肋下可扪及坚硬而无压痛的肿物。

二、声像图表现

根据胆囊癌的形态,可将胆囊癌分为结节型、浸润型、实块型等,超声有不同的表现。①结节型:呈乳头状、菌伞状或团块状中低回声,肿块自胆囊壁向腔内突出,基底宽或窄,体积较大,直径常大于 10 mm,单发或多发,以单发多见,可合并胆囊结石或胆汁淤积。②浸润型:胆囊壁局限性或弥漫性不规则增厚,呈中等回声(图 7-8),为肿瘤浸润胆囊壁的表现。③实块型:胆囊呈一中低回声实性肿块,正常无回声的胆囊腔消失。肿块边缘与周围肝脏分界不清,常为晚期胆囊癌伴有周围肝实质浸润转移的表现。CDFI 显示病灶内血流信号丰富。

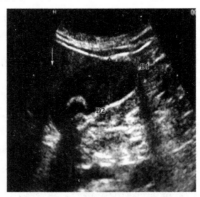

图 7-8　胆囊癌声像图

超声显示胆囊底部腔内见中等回声,形态不规则,回声不均

三、鉴别诊断

超声检查对发现胆囊壁隆起性病变具有重要的临床价值,早期胆囊癌在形态上呈隆起性病变者占 80%～90%。典型胆囊癌的超声图像,诊断一般并不困难。但是,对于胆囊壁增厚型、小结节型胆囊癌,与胆囊炎、胆囊息肉难以鉴别,应该结合临床资料进行综合分析进行诊断。

(1)结节型胆囊癌与胆囊良性隆起样病变常难以鉴别,对于直径大于 10 mm、单发的隆起样病变需密切随诊观察,必要时手术切除。

(2)实块型胆囊癌需与肝癌相鉴别:根据肿块部位、形态轮廓、与周围肝组织的关系等特征不难鉴别。

第六节　胆囊隆起性病变

一、病理与临床

胆囊隆起性病变不是一个独立的疾病,是一组不同病理类型的疾病,分为非肿瘤性息肉和肿瘤性息肉。非肿瘤性息肉中以胆固醇性息肉占大多数,其次是炎性息肉和腺肌瘤;肿瘤性息肉包括腺瘤和腺癌,其中以腺瘤为主。

胆固醇性息肉主要是上皮细胞基底膜内胆固醇沉积、组织细胞过度膨胀形成黄色的小结节突出黏膜表面,是胆囊胆固醇沉着症的一种,临床较为多见。其病理特点为多发小息肉,质脆蒂细,易与黏膜分离,不伴肠化生及不典型增生,无癌变倾向。

炎性息肉是由胆囊黏膜的固有膜上的慢性炎症细胞浸润,形成炎性肉芽肿向胆囊腔内突起,故多发生在胆囊有慢性炎症、结石的情况下。炎性息肉不是真正的瘤,属于假瘤。

胆囊腺肌瘤时可见黏膜肥厚增生,阿-罗窦数目增多并扩大成囊状,穿至肌层深部,窦与胆囊腔之间有管道相连,形成憩室,故有"胆囊憩室病"之称。病变肌层明显增厚,一般分三型:弥漫型、节段型和局限型。

胆囊腺瘤呈广基与胆囊相连,偶有蒂,以单发多见,体、底部较宽。可能为胆囊癌癌前病变。文献报道其癌变率在10%左右,若合并胆囊结石则癌变危险性增加。

胆囊癌是胆道系统常见的恶性肿瘤。

二、声像图表现

(一)胆囊腺瘤

单发多见,多位于胆囊颈部或底部,为类圆形中等回声,自胆囊壁向囊腔内突出。偶有蒂,不伴声影,不随体位移动。直径大于1.0 cm者应警惕恶变可能。

(二)胆固醇性息肉

息肉常多发,体积较小,显示为自囊壁上向腔内突起的乳头状或桑葚状中强回声(图7-9),小的仅呈现为点状强回声,大的通常不超过1.0 cm。多数有长短不等的蒂,或基底较窄,不随体位改变而移动,一般无声影,点状强回声后方常伴彗星尾征,也可合并胆囊结石。

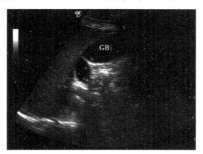

图7-9　胆囊息肉声像图

超声显示胆囊前后壁见多个中等回声,后方未见声影

(三)胆囊腺肌瘤

胆囊壁增厚,可呈弥漫性、节段性或底部局限性增厚,向腔内隆起。增厚的囊壁内可有小的圆形无回声区(图7-10),可合并胆囊壁内小结石,呈斑点状强回声,后方可伴彗星尾征。脂肪餐后胆囊收缩功能亢进。

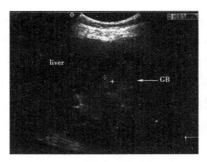

图 7-10　胆囊腺肌增生症声像图

超声显示胆囊壁弥漫性增厚,回声不均。GB,胆囊;liver,肝脏

(四)胆囊炎性息肉

常多发,发生部位不固定,可发生于胆囊的任何部位,基底较宽,无蒂,且常同时伴有胆囊炎、胆囊结石的声像图表现。

三、鉴别诊断

(一)胆囊腺瘤和胆固醇性息肉相鉴别

两者相比,腺瘤体积较大,基底较宽,且腺瘤常单发。多发且体积较小者多为胆固醇性息肉。

(二)胆囊腺瘤、腺肌瘤与小结节型腺癌相鉴别

腺癌多单发,体积较大,直径多数大于 15 mm。腺瘤直径大于 10 mm 时应警惕恶性可能。而腺肌瘤除特异性小囊样结构外,还可通过脂肪餐试验鉴别,腺肌样增生表现为收缩功能亢进,而慢性胆囊炎和胆囊癌是收缩功能减低或丧失。需要注意的是,息肉如果增大超过 10 mm,彩色多普勒超声发现有血流信号时,应考虑有肿瘤的可能,需密切观察,并考虑手术切除。

第七节　肝内外胆道梗阻

正常情况下,左、右肝管及更细小分支通常不显示,肝总管宽度小于 5 mm,胆总管宽度小于 8 mm,胆囊切除后或大于 70 岁的老年人,胆总管代偿性增宽可达 10～12 mm。

一、病理与临床

引起肝内外胆道梗阻的原因很多,最常见的是结石,其次是肿瘤、炎症、蛔虫。胆道阻塞导致胆汁淤滞,胆压增高,胆管增宽。

二、声像图表现

肝门处胆管及肝内胆管均与门脉及其分支平行,因此肝内胆管扩张呈树枝状、丛状,与平行走行的门静脉形成“平行管征”。重度扩张时,呈“树杈状”或“海星状”向肝门部汇集。肝外胆管扩张,与门静脉构成“平行管征”或“双筒猎枪征”(图 7-11)。正常胆总管内径 4～6 mm,老年人可达 8 mm。肝外胆管内径超过 12 mm 时,提示明显扩张。

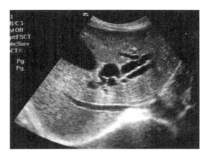

图 7-11 胆总管梗阻导致肝内胆管扩张

超声显示肝内胆管增宽，与门脉分支形成"双管征"

三、鉴别诊断

超声显像能清楚显示肝内外胆系结构、肝内外胆管有无扩张，因此对鉴别黄疸的性质、阻塞部位及病因具有重要的临床价值。根据胆管扩张的水平可以判断阻塞部位。一般情况下，胆总管与胆囊的张力状态是一致的，如肝内胆管扩张，胆囊肿大，胆总管扩大，多提示胆总管下端梗阻；如肝内胆管扩张，胆囊不大甚至缩小，胆总管不扩张提示肝总管梗阻；如肝内胆管扩张，胆总管扩张，胆囊不大，提示胆囊或胆管病变；如胆管、胰管双扩张，提示壶腹水平梗阻或胰头部病变。胆系的梗阻主要由结石或肿瘤引起，超声可显示阻塞的病因，如结石、肿块、炎性狭窄等。胆管结石表现为胆管内的强回声伴声影，通常与管壁分界清晰。胆管肿瘤以恶性多见，多为中等或低回声，与管壁分界不清，管壁增厚、中断，肿物的形态不规整，边界不清晰。由恶性肿瘤引起的胆管梗阻，梗阻程度常比结石引起的梗阻严重，胆总管内径常达 1.5 cm 以上。肝外胆管也可因肿大淋巴结等引起外压性狭窄，但胆管扩张程度不如胆管肿瘤所致梗阻严重，且胆管壁结构完整，胆管远端均匀性缩窄。

肝内外胆道梗阻常见病因包括肝内外胆管结石、胆道肿瘤、胆道蛔虫症及各种原因所致的胆道外压性改变等。分述如下。

(一)肝内外胆管结石

1.病理与临床

肝外胆管结石多见于壮年和老年，急性发作时出现腹痛、黄疸、发热等，常有反复发作的病史。肝外胆管结石以胆总管结石多见，其来源一是在肝外胆管内形成，来源二是由肝内胆管结石或胆囊下降至胆总管。肝外胆管结石的特点是引起胆管梗阻和继发的急性胆道感染。结石在胆管内可以移动，除非发生嵌顿，一般不引起完全性阻塞。

多有长期反复发作的胆系感染等病史。典型发作症状是胆道间歇性梗阻和伴发胆道感染症状，如间歇性发作的上腹痛、发冷、发热、黄疸、恶心、呕吐。急性发作时则出现腹痛、高热、寒战及黄疸。

肝内胆管结石多发生于中青年，一般无症状，少数可有上腹部不适等消化不良症状。

2.声像图表现

肝内、外胆管内出现强回声，伴或不伴后方声影。嵌顿于胆总管下段或肝总管内结石，致使其上段胆总管及肝内胆管呈树枝状扩张，并可致胆囊增大。结石多发时可见多个强回声，沿胆管走行部位排列(图 7-12)，上段胆管扩张或不扩张(图 7-13)。胆管结石常合并胆囊结石。

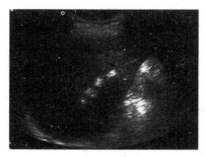

图 7-12　肝内胆管多发结石声像图

超声显示肝内见多数短条状强回声,沿胆管走行分布

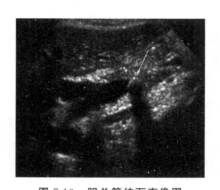

图 7-13　胆总管结石声像图

超声显示胆总管上段扩张,扩张远端管腔内见弧形强回声,后方伴声影

3.鉴别诊断

(1)肝外胆管结石多位置较深,容易受到肠气的干扰,其诊断较胆囊结石困难,较小的结石以及位于胆总管下段的结石容易漏诊。胆总管下段结石需与胆总管下段或壶腹部肿瘤、肠气、瘢痕组织等鉴别:肿瘤多呈中等回声或低回声,浸润胆管壁,体积较大。而结石与胆管壁有清晰分界,其后方常伴声影。肠气、瘢痕组织形成的强回声常于某一切面时与结石声像图类似,多切面检查常能鉴别。

(2)肝内胆管结石主要需与肝内钙化灶和积气鉴别。肝内管壁的钙化灶为强回声,常呈等号样;炎症后的钙化灶常呈簇状,回声多强于肝内胆管结石,不沿胆管走行分布,肝内胆管不扩张。胆管内积气患者多有胆道、胃空肠吻合术等病史,气体强回声同时出现于多处胆管内,形态不固定,无声影,伴彗星尾征,改变体位时可向胆管内位置较高处移动,不伴有末梢胆管的扩张。

(二)胆道肿瘤

1.病理与临床

胆管癌较胆囊癌少见,其发病率占胆囊癌的 1/4~1/2,近年来发病率有增高的趋势。胆管癌好发于肝门部左、右肝管汇合处,胆囊管与肝总管汇合处以及壶腹部。约 80% 是腺癌,偶见未分化癌和鳞癌。胆管因癌细胞的弥漫性浸润而变硬、增厚,肿瘤环绕胆管浸润使胆管狭窄或堵塞,亦可呈乳头状或结节状肿块突入管腔,使胆管部分或完全阻塞。

胆管癌的临床表现以阻塞性黄疸最为突出，其起病隐袭，早期即出现黄疸。黄疸进行性加重。常伴有上腹疼痛或胆绞痛样发作。如伴继发感染，有高热、上腹剧痛、胃肠道症状。其他症状有体重减轻、身体瘦弱、乏力、肝大、腹水、恶病质等。另外，胆总管壶腹部癌可有消化道出血以及顽固性脂肪泻，并可发生继发性贫血。

2.声像图表现

胆管内见中等回声或低回声，自管壁突入扩张的管腔内，肿块边缘不整，与管壁黏膜层分界不清，管壁回声中断；或胆管壁局限性不均匀增厚，致管腔明显狭窄（图 7-14）。CDFI：其内无或见少许血流信号，其远段胆管扩张。晚期胆管癌可见肝脏弥漫性肿大，回声粗糙不均匀，以及肝门淋巴结肿大或肝内有转移灶。

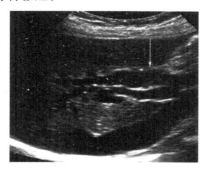

图 7-14　胆管癌声像图
超声显示肝内胆管扩张，管壁局限性不规则增厚，管腔局部明显狭窄

3.鉴别诊断

（1）超声能够显示胆管形态及走行的改变，并能准确判断胆管内肿块的形态特征，通常能正确诊断，但是应注意肝脏及肝门区有无淋巴结转移。某些硬化性胆管炎的病例与胆管癌难以鉴别，诊断困难时应进一步做 PTC 及 ERCP 等检查进行综合判断。

（2）胆总管下段癌需与壶腹癌、胰头癌相鉴别：胆总管下段癌位于胆总管内，形态相对规则，胆总管回声中等；胰头癌位于胰头内，回声低，形态欠规则，所致胰管扩张更明显。但胆总管下段癌与壶腹癌通常难以鉴别。

（3）高位胆管癌需与肝癌相鉴别：位于胆道旁的肝癌可以压迫或浸润胆管壁，甚至在胆管内形成瘤栓，致上段胆道扩张，导致鉴别困难，此时应多切面仔细观察肿瘤的大小、位置及其与胆道的关系，并结合临床进行鉴别。

（三）胆道蛔虫症

1.病理与临床

胆道蛔虫是肠蛔虫症常见并发症，一般在发热或肠道功能紊乱或肠道环境发生变化时，蛔虫活动增加，易通过十二指肠乳头的开口钻入胆道内，可引起胆道机械阻塞和细菌感染。

胆道蛔虫病的主要临床表现为突然发生的剑突右下方阵发性"钻顶样"剧烈绞痛，向右肩放射，疼痛亦可突然缓解。恶心呕吐，吐出物为胃内容物、胆汁，亦可吐出蛔虫。可发生寒战、发热等胆道感染症状，如有胆道阻塞，可出现黄疸。查体时剑突下或稍偏右有深压痛，无腹肌紧张及反跳痛。腹痛剧烈而体征轻微，两者不相称是本病的特点。如合并胆道感染及梗阻严重时右上腹可出现肌紧张、压痛与反跳痛、局限性腹膜炎的体征。

2.声像图表现

当蛔虫位于胆总管内,超声可见胆总管扩张,内有一数毫米宽的双线状强回声,其间为低回声,为蛔虫的体壁,双线间的低回声区为蛔虫的假体腔,蛔虫与扩张的胆总管长轴切面形成"管中管"征,横切面呈"靶环"征,前端圆钝,边缘清晰,活的蛔虫可以显示蠕动(图7-15)。如有多条蛔虫时,胆管内显示多条线状强回声。胆囊内蛔虫在胆囊腔内显示虫体的双线条状回声,甚至呈团状。蛔虫死亡后,其残体可碎裂成数段,如位于胆总管中回声与虫体存活时相似,但双线样回声可不连续;如位于胆囊内,常见多段双线样回声重叠在一起,堆积于胆囊内,改变体位时可移动,但无声影,需与胆囊内结石鉴别。

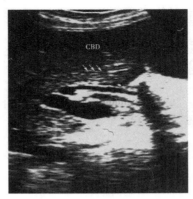

图 7-15　胆道蛔虫声像图

超声显示肝外胆管腔内见管状强回声

3.鉴别诊断

蛔虫死后,虫体萎缩,破碎时看不到平行回声带,需与胆道结石鉴别,后者胆道扩张较重,范围广泛,并常引起黄疸,可以鉴别。另外应注意观察易造成假阳性的因素,需加以鉴别:如肝动脉有时穿行于胆管和门静脉之间,酷似扩张胆管内的双线状改变,但肝动脉管壁搏动,易于识别。

第八节　先天性胆管囊性扩张症

一、病理与临床

对该病的病因多数学者赞成先天性因素学说,包括先天性胆管上皮增殖异常、胆胰管合流异常及胆管周围神经发育异常。先天性胆管上皮发育异常导致部分管壁薄弱。胆胰管合流异常导致胰酶在胆管内激活破坏胆管上皮。胆管周围神经发育异常可导致胆管下段痉挛、胆管内压增高,促进胆管扩张。本病多由于先天性胆管壁薄弱、胆管有轻重不等的阻塞,使胆管腔内压增高,扩大形成囊肿。

关于先天性胆管囊性扩张症的临床分型,目前国际上普遍使用的是 Todani 分型法:Ⅰ型为胆总管梭形或球形扩张;Ⅱ型为胆总管憩室;Ⅲ型为胆总管末端囊肿;Ⅳa型为肝内外胆管多发性囊肿;Ⅳb型为胆总管多发性囊肿;Ⅴ型为肝内胆管单发或者多发性囊肿(即Caroli病)。其中以Ⅰ型发病率最高,约占报道总病例的90%以上;Ⅱ、Ⅲ型均罕见;Ⅳ、Ⅴ型相对少见。

先天性胆管囊性扩张症有三大特征:腹痛、黄疸和肿块。但往往有此典型表现的病例并不多。

二、声像图表现

(一)先天性胆总管囊肿

胆总管扩张,呈囊状、梭形或椭圆形,常常在1.0 cm以上,特别注意本病囊状扩张的两端与胆管相通,为特征性表现,壁光滑清晰,其内回声清亮(图7-16)。合并结石、胆汁淤积时其内可见强回声或中低回声。多无其他胆道系统异常表现,可合并肝内胆管囊性扩张。

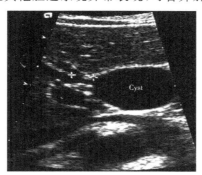

图7-16　先天性胆总管囊状扩张声像图

超声显示肝门部无回声,与胆管相通,囊壁光滑,囊内透声较好。Cyst:胆总管囊肿

(二)肝内胆管囊性扩张症

又称Caroli病,声像图表现为左、右肝内胆管节段型或弥漫型的囊性扩张,呈椭圆形或梭形,囊腔间相互连通,边缘清晰光滑。

三、鉴别诊断

先天性胆管囊性扩张以青少年女性多见。患者常常有右上腹痛、黄疸等症状。幼年时肝外胆管囊状扩张,往往无症状,可偶然在体检中被发现。

(一)需与胆总管下段结石或肿瘤等致胆道扩张相鉴别

先天性胆总管囊肿,扩张的部位呈椭圆形或纺锤形,而上下段与之相连处的胆管管径相对正常,无明显扩张,正常与异常胆道分界鲜明,多不引起肝内胆管扩张。而结石或肿瘤等梗阻引起的胆管扩张常同时累及其上段肝内、外胆管,呈由粗至细的渐变型,胆囊亦可受累。

(二)先天性胆总管囊肿需与先天性双胆囊相鉴别

先天性双胆囊一端为盲端,而先天性胆总管囊肿两端均与胆管相连,根据形态及脂肪餐试验等容易鉴别。

第八章　胰腺疾病超声诊断

第一节　胰腺正常声像图

由于胰腺无包膜,其回声强度略高于或等于肝脏回声,与周围脂肪组织较难区别,尤其肥胖者,脂肪常侵入胰腺实质内,以致难以确认胰腺边界,故常以胰腺周围血管作为标志,来确认胰腺轮廓。因此,必须熟悉胰腺解剖位置和周围血管的行径。如下腔静脉及腹主动脉前方为胰头、胰体,肠系膜上动脉位于腹主动脉前方和胰体的后方,肠系膜上静脉位于下腔静脉之前,为胰腺颈部的标志,脾静脉由脾门向右下方沿胰腺后方行走。

一、胰腺形态

胰腺形态分三型。

(1)蝌蚪型:胰头粗,胰尾细,其厚度从头向尾部逐渐缩小,形似蝌蚪状,此型多见,约占 44%。

(2)哑铃型:胰头及胰尾粗,而胰体细,形似哑铃,此型约占 33%。

(3)腊肠型:胰头、胰体、胰尾厚度相似,约占 23%。

二、胰腺测量方法及正常值

胰腺正常值是指一般胰腺前后径为主,而长径临床参考价值不大,一般不测量,当胰腺体积增大(炎症或肿瘤)时可测量宽径。应采用切线法测量,根据胰腺走行弯曲度画切线并分别测量胰头、胰体、胰尾。

胰头(不包括钩突)正常值为 1.5～2.5 cm,胰体为 1.0～2.0 cm,胰尾 1.0～2.5 cm(视胰腺形态而定),胰导管宽径小于 3 mm。测量标志:在下腔静脉前方测量胰头,在腹主动脉前方的肠系膜上动脉前测量胰体,而胰尾则应尽量在胰体左侧最终端进行测量。

三、正常胰腺及壶腹区声像图

(一)横断扫查

胰腺位于前腹壁下,一般为 5～6 cm,较瘦者为 2～3 cm,肥胖者或有腹水者可达 10 cm 以上;胰腺呈轻度向前方凸起的带状结构,可清楚显示胰腺长轴,边缘光滑、整齐,内部回声均匀呈细点状。胰头较膨大,下后部为钩突,后方为下腔静脉,胰体后方有脾静脉、腹主动脉、肠系膜上动脉,其前方为肝左外叶、胃腔及小网膜囊,胰尾部侧动探头可见脾脏,亦可见胰腺后方之脾静脉进入脾门,胰头外侧可见到胆总管的圆点状低回声。

(二)纵断扫查

在下腔静脉前方显示梨状或椭圆形低回声为胰腺头部;与下腔静脉紧贴,向后方突出膨大部分为钩突。探头左移胰体呈三角形,在胃与腹主动脉、肠系膜上动脉之间。用俯卧位从背部扫查,胰尾在脾和左肾夹角处。

（三）壶腹区扫查

患者需饮水,最好作低张处理［肌内注射山莨菪碱(654-2)10 mg］,沿胆总管向下追踪探查,直至十二指肠。最佳切面应显示胆总管长轴相,部分患者亦可见胰导管与其伴行进入十二指肠内壁,扩张的十二指肠降段呈短轴相,内侧壁轻微隆起为十二指肠乳头。

第二节　急性胰腺炎

根据病理变化可分为:急性水肿性胰腺炎和急性坏死性胰腺炎或急性出血性坏死性胰腺炎,又称重症胰腺炎。前者最多见,约占90％以上。一般认为是由胰腺消化酶被激活后对胰腺组织自身消化所引起的化学炎症。

一、病理与临床

急性胰腺炎患者在发病前常有饮酒、饱食或高脂餐史,有些患者既往有胆石症发作史。急性腹痛是急性胰腺炎最突出的症状,也是最先出现的症状。疼痛为持续性,逐渐加重,伴有胆石发作者,则兼有右上腹绞痛,占5％～20％。40％～50％的急性胰腺炎患者有后背及腰部牵涉痛。消化道症状有恶心、呕吐、腹胀、肠麻痹。此外有黄疸、发热、腹水、胸水腔积液、电解质紊乱、出血、皮下瘀斑及休克,甚至猝死。伴有血清淀粉酶、尿淀粉酶增高。

二、声像图表现二维超声:典型急性胰腺炎超声所见。

(1)胰腺弥漫性体积肿大:以前后径增大为主。个别为局限性肿大,多见于胰头和胰尾,与胰头副胰管或胰尾胰管梗阻形成局限性炎症有关。

(2)形态和边缘的变化:比大小能更客观地反映胰腺的病理变化。轻型炎症时,边缘整齐,形态规则;重型时边缘模糊不清,形态不规则,胰腺与周围组织分界不清。

(3)内部回声:水肿型为均一的低回声,出血坏死性内部呈高低混合回声,有液化和钙化灶(图8-1,图8-2)。

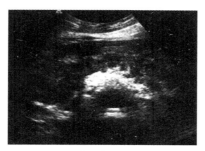

图8-1　出血坏死性胰腺炎
超声见胰腺弥漫性增大,形态不规则,内回声强弱不均,后方脾静脉显示不清

(4)胰管:轻度扩张或不扩张,当胰液外漏时扩张可消失或减轻。

(5)积液:常见于胰周、小网膜囊、肾前旁间隙、腹腔、盆腔、胸腔。

(6)假性囊肿:多发生于胰周或胰内。

(7)胰腺脓肿:胰腺正常结构消失,内部呈不均匀的混合回声,是最严重的局部并发症之一。

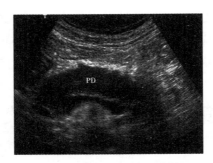

图 8-2 急性水肿性胰腺炎

超声见胰腺回声减低、均匀,边界清,胰管可见无扩张,脾静脉清晰显示。PD:胰管

彩色多普勒超声:由于急性炎症的渗出和肠气干扰,胰内部血流显示更加困难。脓肿坏死区血流完全消失。

三、鉴别诊断

大多数病例有较典型的超声表现,结合临床表现和血清淀粉酶检查,一般可得到诊断。超声对急性水肿性胰腺炎的诊断率可达78%~92%,对坏死性胰腺炎的诊断率达89%~92%。10%~30%的病例超声检查无异常,应结合临床进行诊断。轻型与重型胰腺炎的超声鉴别见表 8-1。

表 8-1 轻型与重型胰腺炎鉴别

类型	轻型胰腺炎	重型胰腺炎
胰腺肿大	轻中度弥漫性肿大	严重弥漫肿大
胰腺边缘	清晰	不整、模糊不清
异常胰腺回声	均一低回声	不均一混合回声
胰周积液量	少	较多见、量多
胸腔积液、腹腔积液	少见	多见
肠麻痹、积气、扩张	少见	多见

需与急性胰腺炎相鉴别的疾病有以下几种。

(一)鉴别急性胰腺炎和慢性发作性胰腺炎

慢性胰腺炎急性发作的超声表现可与急性胰腺炎的出血坏死性相似,根据声像图很难鉴别。必须动态观察,并结合临床表现,一般可以鉴别。

(二)局限性胰腺炎与胰腺癌

胰腺癌边缘不规则、内部回声不均、后方回声衰减、向外突起或向周围浸润,肿块内无贯通胰管,胰外无积液等超声表现,需结合病史、CA199、胰淀粉检查等,必要时行超声引导下活检。

(三)弥漫性肿大的急性胰腺炎与弥漫性胰腺癌

均可显示高回声或混合回声,边缘不规则。胰腺癌有向周围呈蟹足样或锯齿样浸润性生长,周围器官移位,周围血管受压或受浸润,胰周淋巴结肿大等。根据声像图的动态变化,结合临床资料予以鉴别。

第三节　慢性胰腺炎

一、临床表现

(一)腹痛

腹痛是慢性胰腺炎最突出的症状,75%～90%的患者都有程度不等的腹痛。腹痛多呈反复发作的上腹部疼痛,饮酒、饱餐可诱发。慢性胰腺炎的腹痛常有胰腺疼痛体位特点,即患者喜坐位或前倾,平卧位时或进食后疼痛加重;前倾俯坐或屈腹时可使疼痛缓解。

(二)体重减轻

为仅次于腹痛的一种较常见的症状,约75%的患者有此表现。

(三)腹泻

腹泻是慢性胰腺炎的典型表现,约30%的患者可有腹泻,典型的可为脂肪泻。此外,有黄疸、糖尿病等。

二、声像图表现

不同病理类型的胰腺炎有不同特征的声像图表现。

(一)胰腺大小

大小变化无一定规律,据文献报道28%～50%的慢性胰腺炎大小正常,其余大部分可有不同程度的肿大,少数缩小,主要取决于胰腺炎的病理类型。少数为局限性肿大,又称假瘤型胰腺炎,多见于局限性胰腺炎。

(二)形态和边缘

胰腺形态僵硬、饱满,边缘不整,这是大部分慢性胰腺炎的重要超声表现,在胰腺大小正常的病例出现此声像图特征有重要的诊断意义。

(三)内部回声

大部分病例有不同程度的胰腺内部回声粗糙,慢性钙化型伴有回声增高,或呈斑点状强回声,是胰实质钙化的标志。有极少数病例的内部回声无改变(图8-3)。

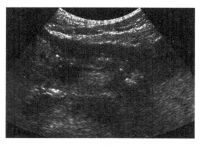

图 8-3　慢性胰腺炎

超声胰腺大小未见异常,实质回声不均匀,边界不清晰,内可见散在点状强回声,胰腺后方脾静脉模糊不清

(四)胰腺结石

对慢性胰腺炎有确诊价值,常见于钙化型慢性胰腺炎,为点块状强回声,后方伴声影。但体外超声对小钙化灶和结石的检出能力有限,内镜超声检查可提高胰内钙化灶和小结石的检

出率,从而提高胰腺炎的诊断正确率。

(五)胰管扩张

钙化型胰腺炎常伴有结石形成,胰管扩张较明显,梗阻型以轻中度扩张较常见,为不规则扩张,粗细不均,典型的为串珠样改变。

(六)胰腺假性囊肿

可发生在胰腺内和胰周,囊壁较厚而不规则,边界模糊,囊内可见弱回声。

彩色多普勒超声:尚未检测到血流动力学的改变。

超声内镜检查:能更敏感地检出胰腺包膜不规整,内部回声不均匀,细小钙化灶和结石,以及胰管的串珠状改变。

三、鉴别诊断

长期以来胰腺结石、胰管不规则扩张、胰腺假性囊肿为临床上慢性胰腺炎最有价值的诊断指标。需与慢性胰腺炎相鉴别的疾病有以下几种。

(一)假瘤型胰腺炎与胰腺癌

胰腺炎的肿块特征:①内部为低回声。②肿块内有强回声钙化灶。③后方回声衰减不明显。④肿块与非肿块境界不清。⑤尾侧胰管扩张不明显或仅有轻度扩张。⑥肿块内有胰管贯穿。⑦胰周淋巴结无明显肿大。⑧随症状的减轻和加重,肿块大小可发生变化。鉴别诊断困难时可穿刺活检。

(二)慢性胰腺炎与全胰腺癌

全胰腺癌的超声特点:①胰腺形态变化显著,呈膨胀性生长状态。②内部回声显著不均,有"圆中圆"现象。③后方回声衰减明显。④周边器官移位。⑤胰周淋巴结肿大。⑥周围血管受压或被侵犯。

(三)慢性胰腺炎的假性囊肿与胰腺囊腺癌

胰腺囊腺癌的超声特点:①非典型的囊性结构,表现囊实混合回声或实性肿物内的囊区。②肿物边界不清,向周围器官浸润。③囊内壁不光滑。④胰腺的其他部分无慢性炎症的声像特征。

(四)老年性胰腺与慢性胰腺炎

老年性胰腺的特点是胰腺形态正常,边界清晰,内部回声高但均匀,胰管无扩张或轻度均匀扩张。无胰腺炎病史。

第四节　胰腺真性囊肿

一、临床表现

与囊肿的种类、部位及大小有关,无特异性,多数无症状。

二、声像图表现

(一)二维超声

1.先天性囊肿

胰腺实质内单发或多发的囊性物,圆形,或椭圆形,壁薄,囊液透声性好,体积小,常合并肝、肾、脾囊性病变。

2.潴留性囊肿

胰内体积较小的囊性病变,囊肿本身与先天性囊肿无明显区别,胰管可与囊肿相通。有时可见胰腺结石、钙化等慢性胰腺炎的表现。

3.寄生虫性囊肿

胰棘球蚴病可发生于胰腺,囊中有囊,囊壁上不规则的点片状强回声是重要的特点。

4.肿瘤性囊肿

同胰腺囊腺瘤和囊腺癌。

(二)彩色多普勒超声

除肿瘤性囊肿外,尚未发现彩超对囊肿类别的鉴别诊断作用。

三、鉴别诊断

胰腺内或胰腺相连的囊性病变,壁薄、囊液清晰、体积较小者可诊断为胰腺囊肿,无急性胰腺炎发作病史者,真性囊肿可能性大。但超声不能鉴别真性囊肿的类别。需要鉴别的疾病有以下几种。

(一)胰外囊肿

囊肿包膜与胰腺被膜不相连,深呼吸时囊肿运动与胰腺运动不一致。如胰头部囊肿,应与肝囊肿及右肾囊肿相鉴别。胰体部囊肿应与网膜囊积液相鉴别。

(二)胰腺脓肿、血肿

无明确包膜,内部呈低回声,透声性较差。有相应的病史和临床表现。

(三)小胰癌

低回声,无包膜,后方回声衰减。

(四)胰腺囊腺瘤

囊壁厚而不规则,可见肿瘤的实质成分,囊液透声性较差,有较丰富的血流信号。

第五节　胰腺假性囊肿

一、临床表现

胰腺假性囊肿较真性囊肿多见,常见的病因为急性或慢性胰腺炎、胰腺外伤和胰腺手术。可表现为上腹痛和消化道症状。

二、声像学表现

单个或2～3个大小不等类圆或不规则形无回声,囊壁较厚,可有分隔,囊液清晰。坏死或继发感染者内部可见点片状中低回声。囊肿常挤压周围器官,使其受压或移位,并与周围器官粘连。

三、鉴别诊断

根据胰周囊性病变,囊肿较大,囊壁较厚,有胰腺炎、胰腺手术、胰外伤病史,可作出假性囊肿的诊断。应与下列疾病鉴别。

(一)胰腺假性囊肿与真性囊肿的鉴别

后者较小、壁薄、囊液清,无急性胰腺炎的发作史,无手术、外伤病史。前者壁较厚,囊液欠清晰,有急性炎症发作史。但多数情况下两者鉴别困难。

(二)胰腺脓肿

脓腔内可见随体位改变浮动的低、中、高点片状回声,其壁增厚、粗糙、不规则。与典型的单纯胰腺囊肿不难鉴别。与合并感染的胰腺囊肿很难鉴别,超声引导下穿刺可确诊。

第六节　胰　腺　癌

一、临床表现

胰腺癌出现临床症状时往往已属晚期,因在病程早期患者可无症状或症状很不典型,70%～80%的胰腺癌发生在胰头部,体、尾部次之,有时全胰均有。

(1)主要的症状是黄疸,特别是胰头癌。胰头癌引起的黄疸是进行性加重。胰体癌或全胰癌只是在病程的晚期才有少数患者出现黄疸。

(2)腹痛:因肿瘤部位的不同而异,胰头癌的患者往往可有进食后的上腹部胀满不适或腹痛,胰体尾部癌腹痛往往在左上腹或脐周,后期因肿瘤侵及腹膜后神经组织而引起腰背痛,可呈束带痛。

(3)食欲缺乏、消化不良,致使患者周身无力、体重减轻。

(4)体征:在出现梗阻性黄疸时可因胆汁淤积而肝大,胆囊肿大。少数患者可有左锁骨上淋巴结转移。

二、声像学表现

(一)二维超声

(1)胰腺内肿物:胰腺内肿物是诊断胰腺癌的最直接依据,<2 cm的肿瘤多为均匀低回声,圆形,与正常组织无明显界线,无包膜,后方回声衰减不明显。随肿瘤增大肿块内回声不均匀增加,部分可有钙化、液化或呈高回声改变,肿物境界不清,呈浸润性生长,形态不规则,后方回声衰减(图 8-4)。

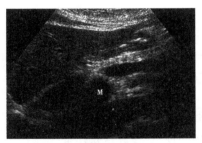

图 8-4　胰腺癌(钩突部)
纵切面见肿瘤呈低回声,边界尚清,边缘不整,后方衰减(M:肿瘤)

(2)胰腺大小的改变:胰腺局限性肿大常见,胰头前后径>2.5 cm,胰体尾前后径>2.0 cm。全胰腺癌者胰腺呈弥漫性增大。肿瘤<2 cm时,胰腺增大可不明显。

(3)胰腺轮廓和边缘的改变:肿瘤较小时胰腺轮廓改变不明显,较大时胰腺形态异常,轮廓不清,与周围器官境界消失。

（4）胰管不同程度均匀性扩张，内壁平滑。当肿瘤侵犯胰管时可闭塞。如肿瘤位于胰头部，且副胰管通畅，胰管内径可正常。

（5）胆管扩张：胰腺癌和肿大的淋巴结浸润或压迫胆总管，引起胆道梗阻。超声可见扩张的胆总管中断于胰腺的低回声肿物内。

（6）胰周血管的压迫和侵犯：肿瘤附近的血管被推移、挤压、变形，或管腔内见实性回声，或被肿瘤包绕（图 8-5）。

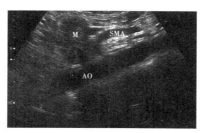

图 8-5　胰体部胰腺癌

超声见肿瘤位于腹主动脉前方 5.5 cm×3.9 cm，为中等回声，呈浸润

性生长，侵犯腹腔干及肠系膜上动脉。血管造影示腹腔干，脾动脉及

肠系膜上动脉狭窄（M，肿瘤；AO，腹主动脉；SMA，肠系膜上动脉）

（7）周围器官的侵犯：常侵犯的器官有十二指肠、胃、脾、胆囊等，器官表面的正常浆膜界面消失。

（8）淋巴结转移：胰周淋巴结肿大，内部呈低回声。一般认为 1 cm 以上的淋巴结转移性可能性大。

（9）胰腺后腹膜增厚：腹膜后组织回声减低，脾静脉背侧至肠系膜的垂直距离＞0.7 cm。表明腹膜后神经丛和肠系根部受侵犯。

值得注意的是：①胰腺癌＜2 cm 时，肿瘤显示困难。胰腺大小无明显变化，胰管可无明显扩张，要仔细观察胰内回声的微小变化，注意间接征象，必要时进行超声内镜检查。②脾动脉走行与胰管非常接近，易误认为扩张的胰管，必须养成沿扩张胰管向头侧追踪管道走行的习惯以减少误诊，彩超有利于鉴别。对于确认为扩张的胰管，可追踪了解胰管的梗阻部位。③横切扫查时对胰周围器官肿瘤易误认为胰内肿物，必须纵横 2 个切面进行鉴别。④副胰管与主胰管连通，或肿瘤较小，或肿瘤位于胰腺钩突部时胰管内径可正常。⑤全胰腺癌时可仅表现为胰腺内回声不均，边界不整，胰腺大小正常。

（二）彩色多普勒超声

1.彩色多普勒超声表现

直径 4 cm 以内的胰腺癌内很少能检测出血流信号，肿瘤增大时可于周边部分检出低速血流，远比肝癌、壶腹癌、肾癌和胰腺的其他类型的癌肿血流稀少。

肿瘤对周围大血管有无压迫和侵犯是检查的重点。血管可被推移、挤压、变形，或管腔内癌栓形成，或血管壁高回声层断裂，或被肿瘤包绕。血流频谱可出现湍流、速度加快或减慢或消失等改变。

2.彩色多普勒超声检查的意义

（1）胰腺癌为少血供肿瘤，肿块内血流信号稀少支持胰腺癌的诊断。

（2）血流的观察有助于各种肿瘤的鉴别诊断,如胰岛细胞癌、胆管癌为多血供肿瘤,胆道肿瘤血供较胰腺癌丰富。2 cm 以上的肿瘤彩色多普勒超声未观察到血液信号,肿瘤多原发于胰腺;2 cm 以下肿瘤内观察到血流信号,肿瘤原发于胆管可能大。

（3）彩色多普勒超声有助于对大血管的定位和鉴别,特别是肿瘤巨大周围血管移位明显在二维超声定位定性困难时,彩色多普勒超声有其独特作用。

（4）彩色多普勒超声可同时从不同的切面显示肿瘤及其周围的动脉和静脉,显示管腔内和血管壁的改变,直观显示肿瘤与周围血管关系,鉴别血管单纯受压和侵犯,为外科手术方式的选择提供有力的依据。研究结果表明,以肿瘤包绕肝动脉 1/2 周作为侵犯肝动脉指标,以门静脉壁回声消失和中断作为侵犯门静脉指标,诊断正确率分别为 98.4％、94％。

三、诊断与鉴别诊断

胰腺内回声不均,有边界不清、后方回声衰减、内部血供贫乏的肿物,是诊断胰腺癌最直接的证据。肿瘤不明显,以胰胆管扩张或胰腺局部肿大为主时,需进行进一步检查。下列疾病需与胰腺癌相鉴别。

（一）假瘤型胰腺炎

主要特点:①与正常组织分界不如胰腺癌清楚,内部回声均匀,与正常胰腺组织相比回声性质不变,只是回声水平不同。②胰管扩张程度轻,胰管内径粗细不均。③有胰管穿通征。④有慢性胰腺炎的超声表现。⑤内有正常血管走行。

（二）胰腺囊腺瘤、囊腺癌

主要特点:①多生长在胰体或胰尾部。②肿瘤多为非实性的多房囊性肿物,囊壁厚,内壁不光滑。③部分肿瘤以实性回声为主,但透声性好,后方回声无衰减。④胰管扩张较少见。⑤肿瘤内血流较胰腺癌丰富。⑥出现转移较胰腺癌晚。

（三）胰岛素瘤

主要特点:边界平滑清晰,回声较胰腺癌高,内部血流丰富。

（四）壶腹周围癌

主要特点:①病灶较小即出现黄疸、胆管扩张。②肿瘤发生在管腔内,而非外压性。③肿瘤血供较丰富。④胰腺肿大不明显。

（五）腹膜后肿瘤

位于脾静脉的后方,成分叶状结构,与胰腺有一定的边界。胆管扩张较少见。

（六）慢性胰腺炎与全胰腺癌

慢性胰腺炎内部回声不均,形态基本正常,无浸润性生长,不侵犯血管。淋巴结小而少,内部回声均匀。

第九章　妇科超声诊断

第一节　子宫疾病

一、子宫先天性发育异常

子宫先天性发育异常是生殖器官发育异常中最常见的,临床意义亦比较大。

(一)病理与临床

女性生殖器官在胚胎发育过程中,若受到某些内在或外来因素的影响,两侧副中肾管在演化过程的不同阶段停止发育,形成各种子宫发育异常。副中肾管发育不全所致异常包括先天性无子宫、始基子宫、子宫发育不良或幼稚子宫、单角子宫、残角子宫等;副中肾管融合障碍所致异常包括双子宫、双角子宫;副中肾管融合后中隔吸收受阻所致异常为纵隔子宫。女性生殖系发育异常多于青春期后发现,患者常因原发性闭经、周期性腹痛、自然流产等就医。

(二)声像图表现

1.先天性无子宫

于充盈的膀胱后作纵向、横向扫查,均不能显示子宫的声像图。常合并先天性无阴道,不能探及阴道回声;双侧卵巢可显示正常。

2.始基子宫

于充盈的膀胱后方探及条索状呈低回声的肌性结构,长径<2 cm,难辨宫体宫颈结构,无宫腔线和内膜回声。常不能探及阴道回声,双侧卵巢可显示正常。

3.子宫发育不良

又称幼稚子宫。表现为青春期后妇女子宫的各径线均小于正常,宫体前后径<2 cm,宫颈相对较长,宫体与宫颈的长径之比≤1。可显示宫腔线和内膜回声,内膜较薄。

4.单角子宫

单角子宫的二维超声表现常不明显,有时可见子宫向一侧稍弯曲,宫底横切面显示子宫横径偏小,仅见一侧宫角;三维超声上对诊断帮助较大,于三维成像的子宫冠状切面上仅可见一个宫角,并向一侧略弯曲(图 9-1)。

5.残角子宫

(1)无内膜型残角子宫的声像图表现:盆腔内见一发育正常子宫,其一侧可见一低回声包块,回声与子宫肌层相似,但与宫颈不相连,需与浆膜下肌瘤相鉴别。

(2)有内膜相通型残角子宫,表现为子宫一侧见与子宫相连的低回声包块,中央可见内膜回声(图 9-2)。

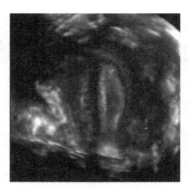

图 9-1　单角子宫

三维超声成像显示左侧宫角缺如,仅见右侧宫角

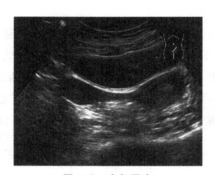

图 9-2　残角子宫

图像显示附件区见一实性低回声包块与子宫相连,其中心可见内膜回声

(3)有内膜不相通型残角子宫,月经初潮后即形成残角子宫腔积血,表现为子宫一侧见中心为无回声的囊实性包块。

6.双子宫

在动态纵向及斜向扫查时可见两个完全分开的独立子宫回声,均有完整的内膜、肌层和浆膜层。横切面观察尤为清楚,见两个子宫体完全分开,之间有深的凹陷,内部均可见内膜回声。两个子宫大小相近或其中之一稍大。常可探及两个宫颈管及阴道的回声(图9-3)。

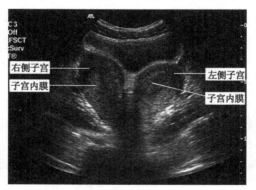

图 9-3　双子宫

图像显示两个独立完整的子宫

7.双角子宫

子宫外形异常,见两个分开的宫角,即子宫上段完全分开,子宫下段仍部分融合;子宫横切面观察,可见子宫底部增宽,中间凹陷呈"Y"形;子宫腔内膜回声也呈"Y"形。三维超声获得的子宫冠状切面显示宫底部凹陷,见两个分开的宫角,整个子宫外形呈"Y"形,内膜形态也呈"Y"形。

8.纵隔子宫

子宫底部横径稍增宽,连续横切面扫查显示宫腔中部见从宫腔下段至宫底处逐渐增厚的低回声带,将子宫内膜分隔开来。三维超声获得的子宫冠状切面显示宫底形态正常,内膜呈"V"形(完全性纵隔子宫)或"Y"形(不完全性纵隔子宫)。三维超声不仅可以清晰显示宫腔中的纵隔长度,鉴别完全性与不完全性纵隔子宫,而且还可以显示纵隔的形态、厚度等(图 9-4)。

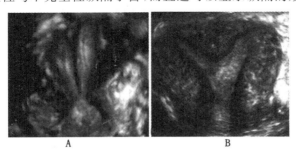

图 9-4　纵隔子宫
A.完全性纵隔子宫;B.不完全性纵隔子宫

(三)鉴别诊断

残角子宫应与浆膜下肌瘤、卵巢实性肿瘤、宫外孕包块等相鉴别。双角子宫应注意与部分性纵隔子宫相鉴别:前者子宫外形及宫腔内膜回声均呈"Y"形;后者宫腔内膜回声呈"Y"形,但子宫外形正常。

二、子宫腺肌病

(一)病理与临床

子宫腺肌病是指子宫内膜腺体及间质侵入子宫肌层,是子宫内膜异位症最常见的形式之一。多发生在 30～50 岁妇女。其发病机制尚未完全阐明。异位的子宫内膜弥散于子宫肌壁(以后壁多见),在性激素作用下发生周期性少量出血,在局部形成微小囊腔,肌纤维弥漫性反应性增生。大体病理上,于肌层组织内见增粗的肌纤维和微囊腔。局灶性的子宫腺肌病病灶称为子宫腺肌瘤。

子宫腺肌病的主要临床表现为痛经进行性加重,经期延长及月经量多。妇科检查时扪及增大而质硬的子宫。

(二)声像图表现

(1)子宫增大,形态饱满,前后壁肌层多不对称性增厚,后壁肌层增厚较前壁多见;或仅表现为后壁或前壁的明显增厚(图 9-5)。

(2)受累肌层回声增强、明显不均,见紊乱的点状或条索状强回声,间以蜂窝状小低回声区,有时也可见散在的小无回声区,仅数毫米。

（3）肌层内及子宫后方常伴有栅栏状细线样的声影。

（4）腺肌瘤时,可见肌层内局灶性中低回声区,单发多见,边界不清,周边无包膜回声及声晕,内部见点条状血流信号。

（5）可伴发卵巢巧克力囊肿。

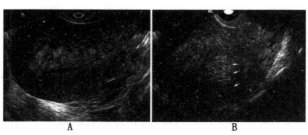

图 9-5　子宫腺肌症

A.子宫前壁肌层弥漫增厚,回声不均,可见条索状及片状中强回声,间以蜂窝状小低回声区;B.箭头示栅栏状细线样声影

（三）鉴别诊断

局灶性的子宫腺肌瘤需与子宫肌瘤相鉴别。子宫肌瘤周边有假包膜,边界清楚,周边可见环绕或半环绕的血流信号。

三、子宫肌瘤

（一）病理与临床

子宫肌瘤是女性生殖器最常见的良性肿瘤,由子宫平滑肌组织增生而成。多见于中年妇女。大多数患者无明显症状,仅是在妇科检查时偶然发现。根据生长部位的不同分为肌壁间肌瘤、浆膜下肌瘤及黏膜下肌瘤。子宫肌瘤的临床症状与肌瘤的生长部位、生长速度、大小等有关。主要症状包括:①月经改变,如月经周期缩短、经量增多、经期延长。②压迫症状,如尿频、排尿障碍、便秘等。③疼痛,肌瘤本身不引起疼痛,一般最常见的症状是下腹坠胀、腰背酸痛等。④阴道分泌物增多。⑤贫血等。

（二）声像图表现

子宫肌瘤的声像图表现各异,取决于肌瘤的大小、部位和生长时间长短。

1.子宫的形态和大小

肌瘤为多发或位于子宫表面时,子宫体积增大、形态失常;有蒂的浆膜下肌瘤有时可清楚地观察到肌瘤与子宫相连的蒂(图 9-6A);单发的小肌瘤位于肌层内,子宫形态和大小无明显异常。

2.宫腔线位置

宫腔线可因肌瘤的压迫变形、移位,黏膜下肌瘤时内膜基底处可见内膜线中断,宫腔内见低回声或中等回声区(图 9-6B)。

3.肌瘤的回声特征

子宫肌瘤声像图以低回声为主,根据平滑肌组织及纤维组织的构成和排列不同,其回声分布有所差异。以平滑肌组织成分为主的肌瘤,回声低,后方可有声衰减;纤维组织增多时,肌瘤的回声相对增强;肌瘤较大时可发生囊性变,出现回声明显不均区域及无回声区。若肌瘤有钙化时,钙化部分呈强回声带,肌瘤内见灶状、团块状、半环状或环状强回声区,后方伴声影;肌瘤钙化更多见于绝经后。较大的肌瘤内部可呈旋涡状回声,并伴有不同程度的后方衰减。

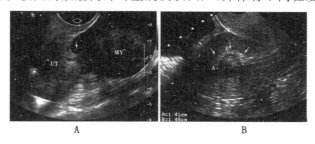

图 9-6　子宫肌瘤

A.子宫左侧实性低回声包块,箭头所指为其与子宫相连的蒂部;B.子宫黏膜下肌瘤子宫后壁内膜下方见 1.5 cm×1.8 cm×1.4 cm 低回声,约 50％的体积突向宫腔,其前方可见内膜受压弯曲(箭头所示)

4.彩色多普勒血流

血流信号多分布在肌瘤病灶的周边区域,病灶周边的假包膜区域常见环状或半环状血流,包绕肌瘤。

(三)鉴别诊断

1.子宫黏膜下肌瘤与子宫内膜息肉鉴别

子宫黏膜下肌瘤多为低回声,基底处可见内膜线中断。子宫内膜息肉多为中强回声,基底处内膜连续性无中断。

2.卵巢肿瘤

子宫浆膜下肌瘤突出于子宫表面,应与卵巢实性肿瘤鉴别。鉴别要点在于观察包块是否与子宫相连,包块血流来源以及包块同侧是否可见正常卵巢。

四、子宫内膜增生

(一)病理与临床

子宫内膜增生症是由于子宫内膜受雌激素持续作用而无孕激素拮抗,发生不同程度的增生性改变,多见于青春期和更年期。大体病理见子宫内膜呈灰白色或淡黄色,表面平坦或呈息肉状突起,可伴有水肿,切面有时可见扩张腺体形成的腔隙。根据子宫内膜增殖的程度分为单纯型、复杂型和不典型增生。临床最常见的症状是月经紊乱、经期延长或不规则阴道出血,可伴贫血。

(二)声像图表现

(1)内膜增厚。育龄妇女的子宫内膜厚度超过 15 mm,绝经妇女的内膜厚度超过 5 mm。

(2)宫腔线清晰。

(3)内膜回声偏强,回声均匀或不均匀。

(4)服用三苯氧胺的患者,增厚的内膜中常可见到小囊状无回声区(图 9-7)。

(5)血流信号轻度增加或无明显异常。

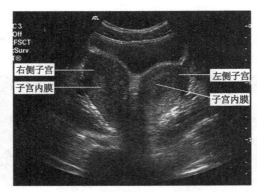

图 9-7　子宫内膜囊性增生

子宫内膜增厚,与子宫肌层分界清晰(箭头所示),内可见多个小囊状无回声区

(三)鉴别诊断

子宫内膜癌:多发生于绝经后的妇女,常有阴道不规则出血。超声检查发现宫腔内局限性或弥漫性中强回声,形态不规则,与子宫肌层分界不清,肌层局部变薄。CDFI 显示其内部可见丰富血流信号,血流形态及分布不规则,可探及低阻动脉频谱。需要注意的是,早期的内膜癌与内膜增生在声像图上很难鉴别。因此,对于有阴道不规则出血的绝经后妇女,应行诊断性刮宫明确诊断。

五、子宫内膜息肉

(一)病理与临床

子宫内膜息肉是由内膜腺体及间质组成的肿块,向宫腔突出,是妇科常见的一种宫腔良性病变。子宫内膜息肉形成的原因,可能与炎症、内分泌紊乱,特别是体内雌激素水平过高有关。单发较小的息肉一般无临床症状,多发息肉或较大的息肉可引起月经过多、月经不规则、经间出血(月经间期出血)或绝经后出血等症状。

(二)声像图表现

(1)宫腔内见一个或多个团状中高回声区,形态规则,边界清晰。(图 9-8)

(2)病灶处宫腔线分开并弯曲。

(3)内部回声较均匀,少数伴囊性变者内部可见蜂窝状小无回声区。

(4)CDFI 可见滋养血管自蒂部伸入病灶中心区域内。

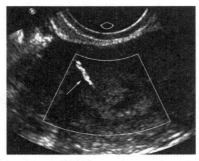

图 9-8　子宫内膜息肉

宫腔内见一形态规则边界清晰的中强回声,CDFI 显示一条状滋养血流穿入其内(箭头所示)

（三）鉴别诊断

1.子宫内膜癌

多发生于绝经后的妇女,常有阴道不规则出血。超声检查发现宫腔内局限性或弥漫性中强回声,形态不规则,边界不清,病灶内部可见较丰富血流信号。

2.黏膜下肌瘤

黏膜下肌瘤多为低回声,基底处内膜线中断。

六、宫颈癌

（一）病理与临床

宫颈癌是女性生殖系统常见的恶性肿瘤之一,发病年龄以 40～50 岁多见,近些年呈现年轻化趋势。宫颈癌的组织发生可能来源于宫颈阴道部或移行带的鳞状上皮或宫颈管黏膜柱状上皮。宫颈癌 80％～95％为鳞状细胞癌,其次为腺癌。浸润型宫颈癌肉眼观主要表现为内生浸润型、溃疡型或外生乳头、菜花型。宫颈癌的主要扩散途径为直接蔓延和经淋巴道转移,向两侧可侵犯或压迫输尿管而引起肾盂积水。宫颈癌浸润范围的判断对治疗方式的选择具有重要意义。宫颈癌的主要症状为阴道分泌物增多、接触性出血或阴道不规则出血。

（二）声像图表现

超声不能识别和诊断早期宫颈癌,而子宫颈刮片细胞学检查是发现宫颈癌前病变和早期宫颈癌的主要方法。浸润性宫颈癌声像图表现如下(图 9-9)。

（1）宫颈结构紊乱,可见低回声区病灶。

（2）内生浸润型和溃疡型病灶常边界不清,外生型病灶则多边界清。

（3）CDFI 显示病灶内见丰富血流信号。

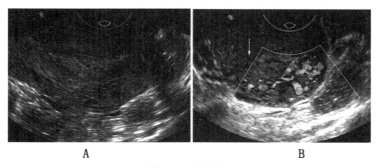

A　　　　　　　　　　　B

图 9-9　宫颈癌

宫颈后唇低回声(A),边界不清,彩色多普勒显示其内丰富血流信号(箭头所示),病理证实为宫颈癌

（4）宫旁浸润时,宫旁结构不清,呈低回声,与宫颈病灶相延续。

（5）肿瘤引起宫颈狭窄时,可见宫腔积液;肿瘤向宫旁浸润至输尿管下段受累,或肿瘤压迫输尿管时,可见一侧或双侧肾积水。

（三）鉴别诊断

与宫颈肌瘤相鉴别:多无明显临床症状,超声表现为宫颈内低回声占位,形态规则,圆形或椭圆形,边界清晰,回声不均,血流信号较稀疏,沿周边分布。

七、子宫内膜癌

(一)病理与临床

子宫内膜癌是女性生殖道常见的肿瘤之一,多发生在 50～65 岁的绝经后妇女。子宫内膜癌的发病一般认为与雌激素对子宫内膜的长期持续刺激有关,镜下最常见的病理类型为子宫内膜样腺癌。临床症状主要为阴道不规则出血或绝经后阴道出血、白带增多等。

(二)声像图表现

(1)子宫内膜不均匀增厚:当育龄期妇女的内膜厚度＞15 mm,绝经后妇女的内膜厚度＞5 mm 时,应视为内膜增厚。内膜厚度不均匀,形态不规则(图 9-10)。

(2)大多数的内膜癌表现为弥漫性或局限性不规则的中等回声,少数可以是低回声。

(3)肿瘤浸润肌层时,增厚的内膜与肌层间的低回声分界消失,肌层局部变薄。

(4)宫腔内有积液、积脓时,可见无回声区或无回声区内有点状回声。

(5)彩色多普勒显示肿瘤病灶周边及内部有较多的点状或迂曲条状彩色血流信号,呈低阻型动脉频谱。

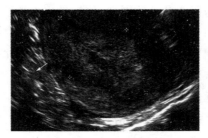

图 9-10 子宫内膜癌

宫腔线消失,宫腔内充满中等回声,局部与子宫肌层分界不清,子宫肌层变薄(箭头所示),病理证实为子宫内膜癌伴深肌层浸润

(三)鉴别诊断

子宫内膜癌需与良性子宫内膜病变相鉴别。子宫内膜增生时,内膜呈均匀性增厚,与子宫肌层分界清晰,血流不丰富。子宫内膜息肉表现为局限性中强回声,形态规则,边界清晰,中心部可见条状滋养血流。但内膜癌与局灶性内膜增生以及部分表现不典型的内膜息肉在超声上仍较难鉴别,需通过诊断性刮宫获得病理诊断。

八、子宫肉瘤

(一)病理与临床

子宫肉瘤是一种罕见的高度恶性的女性生殖器肿瘤,来源于子宫肌层或肌层内结缔组织。子宫肉瘤组织学成分复杂,包括子宫平滑肌、内膜间质、结缔组织、上皮或非上皮等成分。分类繁多,且分类仍未统一。根据不同的组织发生来源主要分为平滑肌肉瘤、内膜间质肉瘤和恶性苗勒管混合瘤。子宫肉瘤好发于围绝经期妇女,最常见的症状是不规则阴道流血,部分患者自诉下腹部包块在短时间内迅速长大。

(二)声像图表现

(1)子宫肌层或盆腔单发巨大占位:病灶位于子宫肌层,使子宫不规则增大,或取代子宫肌层结构,显示为盆腔占位。平均直径>8 cm,多呈分叶状或不规则形态,边界不清。

(2)常见的病灶内部回声呈不均匀中、低回声或不均质混合回声,内部失去旋涡状的典型平滑肌瘤样回声,可见不规则无回声区。

(3)肿瘤内部、周边血流信号显著增多,流速增快,血管形态不规则,排列紊乱,管径粗细不均。

(4)可探及高速低阻动脉频谱。

(三)鉴别诊断

子宫肉瘤主要与子宫肌瘤相鉴别,内部回声及血流丰富程度是鉴别重点。体积较大的子宫肌瘤内部回声呈旋涡状,周边可见环状或半环状血流信号,形态规则。

九、宫腔妊娠物残留

(一)病理与临床

宫腔妊娠物残留是早、中期流产后的常见并发症,是指妊娠终止后妊娠物没有完全排出,仍有部分残留在宫腔,清宫后病理检查可见绒毛。临床表现为流产后不规则或持续阴道流血。

(二)声像图表现

(1)部分宫腔线模糊或不连续。

(2)宫腔可探及团块状中高回声,以宫腔近宫角处多见,大小为1~3 cm,形态不规则,边界欠清,内部回声不均。

(3)CDFI显示中高回声内部及其附着处肌层探及较丰富血流信号,可探及低阻动脉血流。

(三)鉴别诊断

1.内膜息肉

声像图也表现为中强回声,但回声均匀,边界清晰,蒂部可见条状滋养血流,血流不丰富。

2.妊娠滋养细胞肿瘤

该类肿瘤临床表现及实验室检查与妊娠物残留有交叉。声像图表现的鉴别要点是病灶位置及血流情况:妊娠物残留的病灶位于宫腔,附着处肌层血流可较丰富,但走行规则;妊娠滋养细胞肿瘤病灶侵犯肌层,血流极其丰富且紊乱。

十、宫角妊娠

(一)病理与临床

关于宫角妊娠的准确定义尚有异议,此处所讨论的宫角妊娠是指胚胎种植在走行于子宫角部的输卵管间质部的异位妊娠,即输卵管间质部妊娠,而非宫腔角部妊娠(即偏心性宫腔妊娠)。宫角妊娠发生率占所有异位妊娠的1%~2%。临床表现为停经后不规则阴道出血及下腹痛,诊断不及时者可能发生子宫角破裂,造成失血性休克甚至危及生命的严重后果。

(二)声像图表现

宫角妊娠声像图表现可分为孕囊型及包块型。孕囊型较易诊断,超声可见妊娠囊明显偏于宫角一侧,周边无蜕膜环绕,与宫腔蜕膜之间可见肌层回声。包块型宫角妊娠见于一次或多次宫角妊娠清宫后的患者或宫角妊娠胚胎发育不良时。包块型宫角妊娠的声像图表现如下(图9-11)。

(1)子宫略饱满,未清宫者内膜稍增厚,已行清宫者内膜可不厚。

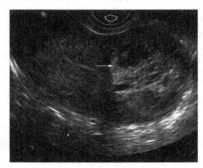

图 9-11　宫角妊娠

左侧宫角膨隆外突,可见 3.8 c m×3.2 cm 混合回声包块(箭头),边界清晰,内回声不均。病理
证实为左子宫角凝血、坏死物及破碎的平滑肌组织呈现慢性炎性病变,其中可见退变的绒毛

(2)子宫底部横切面上可见一侧宫角增大,明显外突。

(3)一侧宫角处可见混合回声包块,以中低回声为主,内部及周边可见不规则无回声区,包
块形态较规则,边界尚清。

(4)包块周边探及丰富血流信号,可探及低阻动脉血流。病灶同侧子宫动脉增粗,阻力指
数降低。

(三)鉴别诊断

包块型宫角妊娠需与妊娠滋养细胞肿瘤相鉴别,包块位置、边界及血流特点是鉴别要点。
宫角妊娠包块位于子宫角部,包块与子宫肌层分界较清楚,血流以周边分布为主;妊娠滋养细
胞肿瘤可发生于子宫肌层的任何部位,大部分病灶与子宫肌层分界不清,血流信号丰富且极其
紊乱。

十一、瘢痕妊娠

(一)病理与临床

瘢痕妊娠(cesarean scar pregnancy,CSP)是指胚胎种植于子宫前壁下段剖宫产瘢痕处。
近年来,随着剖宫产率的上升,其发生率也逐渐上升。瘢痕妊娠的临床表现包括停经后不规则
阴道出血及下腹痛,部分患者为早孕常规超声检查时偶然发现。

(二)声像图表现

瘢痕妊娠的声像图表现可分为孕囊型及包块型;孕囊型又分为瘢痕处孕囊型及宫腔下段
孕囊型。

孕囊型的声像图表现:①瘢痕处孕囊全部或部分位于子宫前壁瘢痕处肌层内(图 9-12A)。
②CDFI于孕囊周围可探及滋养层低阻血流。③瘢痕处的肌层明显变薄。④宫腔下段孕囊型
表现为孕囊大部分位于宫腔下段甚或宫腔中上段,少部分位于瘢痕处,孕囊常变形,如拉长、成
角等(图 9-12B)。⑤瘢痕处孕囊型较易诊断,而宫腔下段孕囊型由于孕囊大部分位于宫腔下
段甚或宫腔中上段,少部分位于瘢痕处,易误诊,需引起足够重视。

包块型瘢痕妊娠常见于瘢痕妊娠误诊为宫内妊娠进行一次或多次清宫后的患者。其声像
图表现如下(图 9-12C):①子宫前壁下段处可见混合回声包块,以中低回声为主,内部可见不

规则无回声区,包块形态多较规则,边界清或不清。②包块向子宫前方膀胱方向突出。③包块周边探及丰富血流信号,可探及低阻动脉血流。

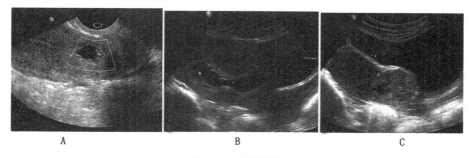

图 9-12 瘢痕妊娠

A.瘢痕妊娠孕囊型,孕囊型大部分位于子宫前壁瘢痕处肌层内;B.瘢痕妊娠孕囊型,孕囊大部分位于宫腔中下段,少部分位于瘢痕处,前壁下段肌层明显变薄;C.瘢痕妊娠包块型,子宫前壁下段处可见混合回声包块,边界较清晰

(三)鉴别诊断

包块型瘢痕妊娠需与妊娠滋养细胞肿瘤相鉴别,包块位置、边界及血流特点以及临床资料是鉴别要点。瘢痕妊娠包块位于子宫前壁下段,包块与子宫肌层分界较清楚,血流以周边分布为主。妊娠滋养细胞肿瘤可发生于子宫肌层的任何部位,大部分病灶与子宫肌层分界不清,血流信号丰富且极其紊乱,且临床上常有 HCG 值的明显升高等。

十二、葡萄胎

(一)病理与临床

葡萄胎亦称水泡状胎块,是指妊娠后胎盘绒毛滋养细胞异常增生,终末绒毛转变成水泡;水泡间相连成串,形如葡萄而得名。葡萄胎分为完全性葡萄胎和部分性葡萄胎两类,其中大多数为完全性葡萄胎,且具较高的恶变率,少数为部分性葡萄胎,恶变罕见。葡萄胎的真正发病原因不明。临床表现包括停经后阴道流血,子宫异常增大、变软等。多数患者为在无临床症状时,因停经常规行超声检查而诊断。

(二)声像图表现

(1)子宫增大,宫腔扩张,肌层变薄。

(2)宫腔内充满混合回声,以中等回声为主,其内弥漫分布大小不等的小囊状无回声,与子宫肌层分界尚清。

(3)宫腔积血征象:宫腔内可见不规则液性暗区或低回声。

(4)部分可合并双侧卵巢的黄素化囊肿。

(三)鉴别诊断

葡萄胎声像图具有特征性,较易诊断。但仅依据声像图表现较难区分完全性葡萄胎和部分性葡萄胎,需依靠清宫后的病理诊断确诊。

十三、侵蚀性葡萄胎

(一)病理与临床

侵蚀性葡萄胎是指葡萄胎组织侵入子宫肌层内,少数转移至子宫外,因具恶性肿瘤行为而命名。侵蚀性葡萄胎来自良性葡萄胎,多数在葡萄胎清除后 6 个月内发生。临床表现为葡萄胎清除后阴道不规则出血,子宫复旧延迟,HCG下降不满意或升高。

(二)声像图表现

(1)子宫增大,肌层回声不均(图9-13)。

(2)子宫肌层内见不规则中等回声或低回声区,内部回声不均,可见裂隙状或不规则状无回声区,病灶区与正常肌层分界不清。部分体积较大者病灶内部可见多个小囊状无回声区。病灶处正常肌层变薄,部分病灶可穿破浆膜层。

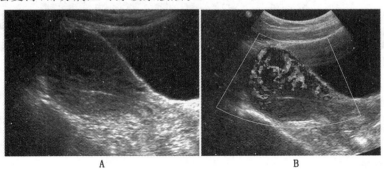

图9-13 侵蚀性葡萄胎

A.子宫前壁增厚,肌层回声不均;B.CDFI其内见异常丰富的血流信号,部分区域血流紊乱

(3)CDFI显示子宫肌层及宫旁血流信号增加,病灶周边探及丰富而紊乱的血流信号,病灶内部裂隙状无回声内充满血流信号,体积较大者病灶内部的小囊状无回声内无血流。频谱多普勒显示病灶侧子宫动脉阻力指数减低,病灶周边及内部血窦内均可探及低阻动脉血流。

(4)部分可合并双侧卵巢黄素化囊肿。

(三)鉴别诊断

1.妊娠物残留

妊娠物残留病灶位于宫腔,附着处肌层血流可较丰富。

2.包块型宫角妊娠

宫角妊娠包块位于子宫角部位,包块与子宫肌层分界较清楚,血流以周边分布为主。妊娠滋养细胞肿瘤可发生于子宫肌层的任何部位,大部分病灶与子宫肌层分界不清,血流信号丰富且极其紊乱。

十四、绒毛膜癌

(一)病理与临床

绒毛膜癌是一种高度恶性肿瘤,早期就可通过血行转移至全身,破坏组织及器官,引起出血坏死。妊娠绒癌可继发于葡萄胎,也可以发生于流产或足月产后。临床表现为不规则阴道出血,以及其转移灶的相应临床表现,伴有HCG显著升高。组织学上绒癌与一般癌肿有很大区别,绒癌没有固有的结缔组织性间质细胞,也没有固有的血管。镜下见增生的滋养细胞和合体滋养细胞侵犯子宫肌层和血管。在癌灶中心部,往往找不到癌细胞,为大量出血坏死。边缘部可见成团滋养细胞,但不能找到绒毛结构。

(二)声像图表现

(1)子宫增大,肌层回声不均。

(2)子宫肌层内见不规则中等回声或低回声区,内部回声不均,可见不规则无回声区,病灶区与正常肌层分界不清。部分体积较大或化疗后的病灶可与肌层分界较清晰,内部回声较均匀。病灶后方回声增强。病灶处正常肌层变薄,部分病灶可穿破浆膜层。

(3)CDFI 显示子宫肌层及宫旁血流信号增加,病灶周边探及丰富紊乱血流,病灶内部不规则无回声内充满紊乱的血流信号,体积较大者病灶中心部分可无明确血流。频谱多普勒显示病灶侧子宫动脉阻力指数减低,病灶周边及内部血窦内可探及低阻动脉血流。

(4)部分可合并双侧卵巢黄素化囊肿。

(三)鉴别诊断

1.妊娠物残留

妊娠物残留病灶位于宫腔,附着处肌层血流可较丰富。

2.包块型宫角妊娠

宫角妊娠包块位于子宫角部,包块与子宫肌层分界较清楚,血流以周边分布为主。妊娠滋养细胞肿瘤可发生于子宫肌层的任何部位,血流信号丰富且极其紊乱。

十五、宫内节育器

(一)病理与临床

我国约 70%的妇女选用宫内节育器(intrauterine device,IUD)作为避孕方法,约占世界 UD 避孕总数的 80%。IUD 一般是采用防腐塑料或金属制成,部分 IUD 附加有避孕药物(如可释放出女性激素或吲哚美辛等)。国内外有 IUD30~40 种,我国临床常用的 IUD 形态各异,有"T"形、"V"形、"γ"形、宫型等 10 余种形态。

(二)声像图表现

正常 IUD 位置为近宫底的宫腔中上部内,其下缘在宫颈内口之上。经阴道超声较经腹超声能更清晰地显示子宫腔与 IUD 的关系以及各类型 IUD 的形态。

(1)IUD 的共同特点为强回声区,但不同类型的 IUD 回声水平不同。含金属的 IUD 回声最强,后方伴有彗星尾征或伴有声影;而塑料材质 IUD 回声强度稍减弱,无明显彗星尾征及声影。

(2)宫内节育器位置下移表现:IUD 未位于宫腔的中上部,IUD 上缘不贴近宫腔底部,其上方可见子宫内膜线回声,IUD 下缘达宫颈内口以下(图 9-14)。

(3)宫内节育器肌层嵌顿表现:IUD 位置偏于一侧;IUD 周边未见内膜回声,可见肌层环绕。

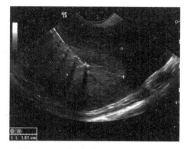

图 9-14　宫内节育器位置下移

宫内节育器主要位于宫腔下段,上端距离宫腔底部约 1.8 cm

第二节　卵　巢　疾　病

卵巢疾病主要包括卵巢瘤样病变和卵巢肿瘤。

卵巢瘤样病变又称卵巢非赘生性囊肿,包括卵巢生理性囊肿、黄素化囊肿、多囊卵巢综合征和卵巢子宫内膜异位症。

卵巢肿瘤种类繁多,根据其来源可分为上皮性肿瘤、性索间质肿瘤、生殖细胞肿瘤和转移性肿瘤。其中主要良性肿瘤包括卵巢浆液性/黏液性囊腺瘤、卵巢成熟性畸胎瘤、卵巢泡膜细胞瘤-纤维瘤。主要恶性肿瘤包括卵巢浆液性/黏液性囊腺癌、卵巢子宫内膜样癌、卵巢透明细胞癌、卵巢颗粒细胞瘤、卵巢未成熟畸胎瘤、卵巢无性细胞瘤、内胚窦瘤和卵巢转移癌。

各类卵巢肿瘤均可并发肿瘤蒂扭转,出现妇科急腹症。

一、卵巢生理性囊肿(滤泡囊肿、黄体囊肿)

(一)病理与临床

本病常见于生育年龄段妇女,通常无症状,少数病例可出现一侧下腹部隐痛。多数生理性囊肿可在1～3个月自行消失,无需特殊治疗。滤泡囊肿是最常见的卵巢单纯性囊肿,为卵泡发育至成熟卵泡大小时不破裂,且其内液体继续积聚所致。囊内液体清亮透明,直径一般小于5 cm,偶可达7～8 cm,甚至10 cm。一般无症状,多在4～6周内逐渐消失。正常排卵后形成的黄体直径一般为1.5 cm左右。当黄体腔内积聚较多液体或卵泡壁破裂引起出血量较多而潴留于黄体腔内,形成直径达2.5 cm以上的囊肿时,称为黄体囊肿,也有称黄体血肿、出血性黄体囊肿等。黄体囊肿的直径可达到4 cm左右,一般不超过5 cm,偶可达10 cm。较大的黄体囊肿破裂时可出现腹痛、腹膜刺激征等急腹症症状,是妇科较常见的急腹症之一。

(二)声像图表现

1.滤泡囊肿

于一侧卵巢内见无回声区,壁薄而光滑,后方回声增强,一侧或周边可见少许卵巢回声(图9-15)。

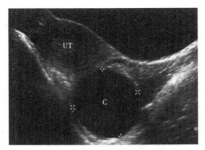

图 9-15　卵巢滤泡囊肿

纵切面显示子宫(UT)左后方无回声(C),壁薄而光滑、透声好

2.黄体囊肿

其超声表现在不同病例中变化较大,与囊内出血量的多少、残余卵泡液的多少,以及机化

血块的大小和形成时间长短等相关。早期,急性出血可表现为强回声,可能被误认为实性肿物;此后囊内血液机化形成不规则中低或中高回声;后期血块溶解时可以见到低回声网状结构。囊肿壁塌陷时则形成类圆形实性中等或中高回声。CDFI表现为囊肿周边有环绕血流,频谱呈低阻型。而囊内包括机化的血块等则均不显示血流信号(图9-16)。

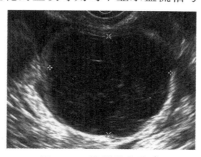

图 9-16　卵巢黄体囊肿
卵巢内见混合回声,类圆形,内见网状中等回声

(三)鉴别诊断

黄体囊肿的超声表现多样,应与卵巢肿瘤相鉴别。囊壁上有血块附着时,可能被误认为是卵巢囊性肿瘤壁上的乳头;囊内较多急性出血或囊肿壁塌陷时可能被误认为是卵巢实性肿瘤或卵巢子宫内膜异位囊肿。鉴别要点包括:①滤泡囊肿和黄体囊肿为单侧、单发囊肿,多于1~3个月自行消失;而巧克力囊肿可多发、双侧,不会自行消失。随诊复查,可帮助两者的鉴别。②黄体囊肿周边有环绕血流信号,走行规则,频谱呈低阻型,内部未见血流信号,而卵巢实性肿瘤的实性成分内可见血流信号,必要时进行微泡超声造影剂的超声造影检查,有助于明确诊断。

黄体囊肿破裂需与宫外孕破裂相鉴别。前者常发生在月经周期的后半段,表现为一侧卵巢增大、结构模糊,卵巢内见不规则囊性包块。后者多有停经史,超声表现为一侧附件区包块,多位于卵巢与子宫之间,形态不规则,双侧卵巢均可见。

二、黄素化囊肿

(一)病理与临床

见于促排卵治疗时出现的卵巢过度刺激综合征(外源性 HCG 过高)患者和滋养细胞疾病(内源性 HCG 过高)患者。临床症状表现为恶心、呕吐等,严重者可伴有胸腔、腹腔积液,出现胸闷、腹胀症状。卵巢过度刺激综合征患者停促排卵药物后囊肿缩小,症状逐渐消失;滋养细胞肿瘤患者化疗后 HCG 水平下降,囊肿也随之缩小。

(二)声像图表现

卵巢过度刺激综合征患者双侧卵巢呈对称性或不对称性增大,内见多个卵泡回声,体积较正常卵泡大;另子宫直肠陷凹可见少量至中等量的积液。滋养细胞肿瘤的黄素化囊肿可出现在单侧,囊肿数目通常并不多。

(三)鉴别诊断

此类疾病的诊断主要依靠病史和声像图特点,多数情况下容易诊断。当因黄素化囊肿而增大的卵巢发生扭转时,患者可出现一侧下腹部剧痛等急腹症症状,此时需与其他妇科急诊相鉴别,例如卵巢黄体囊肿破裂、宫外孕破裂、卵巢畸胎瘤扭转等。根据其声像图特点并结合病史,可资鉴别。

三、多囊卵巢综合征

(一)病理与临床

多囊卵巢综合征(polycystic ovarian syndrome,PCOS)由于女性内分泌功能紊乱导致生殖功能障碍、糖代谢异常,体内雄激素增多,卵泡不能发育成熟,无排卵。临床表现为月经稀发或闭经、不孕,多毛、肥胖、胰岛素抵抗等。本病常见于青春期女性,关于其发病机制至今尚不十分清楚。大体病理上,60%～70%的多囊卵巢综合征患者表现为双侧卵巢对称性增大,少数病例卵巢无增大或仅单侧增大;切面显示卵巢白膜明显增厚,白膜下排列多个卵泡,数个至数十个不等,直径 0.2～0.6 cm。

(二)声像图表现

典型病例中,子宫略小于正常水平;双侧卵巢增大,长径大于 4 cm,卵泡数目增多,最大切面卵泡数≥10 个,沿卵巢周边分布(图 9-17);卵泡直径较小,平均在 5 mm,无优势卵泡;卵巢髓质部分增多、回声增强。不典型病例中,卵巢体积可在正常范围内,或仅一侧卵巢体积增大,卵泡数目、大小和分布特点同上,超声发现卵巢的卵泡数目增多时,应提示卵巢的卵泡数目增多或卵巢多囊样改变,临床须注意除外多囊卵巢综合征。

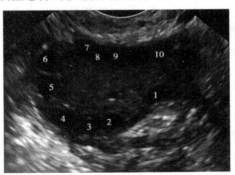

图 9-17　多囊卵巢综合征

卵巢内可见多个小卵泡,沿卵巢周边分布(数字标示 1～10 为卵泡)

(三)鉴别诊断

根据其临床表现、实验室激素水平检测结果,结合超声声像图特点,不难对本病作出判断。但仍应注意与其他因素引起的卵巢多囊性改变相鉴别,如慢性盆腔炎时卵巢的多囊性改变等。

四、卵巢子宫内膜异位症

(一)病理与临床

卵巢子宫内膜异位症是指具有生长功能的子宫内膜组织异位到卵巢上,与子宫腔内膜一样发生周期性的增殖、分泌和出血所致的囊肿,临床上本病又称巧克力囊肿(chocolate cyst),简称巧囊。巧克力囊肿是子宫内膜异位症最常见的类型之一。卵巢子宫内膜异位症的发生学说包括子宫内膜种植、体腔上皮化生、转移等,其中以种植学说得到最为广泛认同,认为子宫内膜及间质组织细胞随月经血通过输卵管逆流进入盆腔,种植到卵巢和盆腔腹膜上,经过反复增生、出血形成囊肿;囊内液通常呈暗褐色、黏稠。由于子宫内膜异位症导致盆腔粘连,卵巢可固定于盆壁或子宫后方。临床表现主要有继发性、渐进性加重的痛经和不孕,部分患者痛经于月经来潮前即出现,来潮后 2~3 天即缓解;部分患者还有月经失调的表现。约有 25% 的患者可无任何症状。卵巢内异症囊肿破裂或合并急性感染时亦可引起急腹症。

(二)声像图表现

子宫内膜异位症的声像图表现多样,典型的子宫内膜异位囊肿特点包括以下几点。

(1)囊肿内充满均匀的点状低回声。

(2)有时囊内可见不规则中等回声或网状回声,为出血机化表现(图 9-18)。

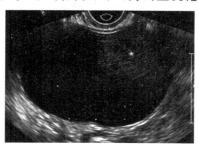

图 9-18　卵巢子宫内膜异位症
病变内见均匀点状低回声,一侧可见不规则中等回声(＊)

(3)囊肿壁较厚。有时一侧卵巢内出现多个囊肿,聚集而形成一个较大的多房性囊肿,之间有厚的分隔。

(4)1/3~1/2 的病例呈双侧性发生,囊肿出现于双侧卵巢。

(5)含有巧克力囊肿的卵巢与周围组织粘连,可固定于子宫的后方。

(6)CDFI:囊肿壁上可探及少许血流信号。

(三)鉴别诊断

卵巢子宫内膜异位症虽有较特异的超声声像图特点,多数病例诊断并不困难。但少数不典型病例的卵巢内异症囊肿内血液完全机化,可出现实性不规则的中等或中高回声,或出现厚薄不均的网状分隔,应注意与卵巢肿瘤、卵巢黄体囊肿等相鉴别。CDFI 肿物内部是否探及血流信号是鉴别诊断的关键,巧克力囊肿内不论是否存在实性回声均不出现血流信号;鉴别困难时,可行静脉超声造影检查明确肿物内血供情况,对鉴别诊断帮助很大。经腹超声检查时,应注意调高仪器 2D 增益,使用仪器的谐波功能或观察囊内有无密集的点状低回声,以与卵巢的滤泡囊肿相鉴别。

五、卵巢冠囊肿

(一)病理与临床

卵巢冠囊肿并不直接来自卵巢,而是来源于卵巢系膜里的中肾管。以生育年龄妇女多见,通常囊肿直径在 3~5 cm,但也可像卵巢囊腺瘤一样大。少数情况下,囊肿合并囊内出血;极少数情况下,囊内有分隔。囊肿体积较小时患者通常无明显不适症状;当囊肿长大到一定程度时,患者可出现腹部隆起、腹胀或一侧下腹隐痛的症状;当其合并囊肿蒂扭转时,则出现急性腹痛等症状。

(二)声像图特点

卵巢冠囊肿表现为一侧附件区的囊性肿物,壁薄、透声好,最主要的特点是同侧卵巢形态完整,位于其旁(图9-19)。

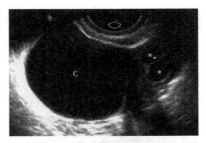

图9-19 卵巢冠囊肿

卵巢的一侧可见薄壁无回声(C),类圆形,内部无分隔,透声好,其旁可见卵巢回声(＊:卵巢内的卵泡)

(三)鉴别诊断

本病应与卵巢生理性囊肿和卵巢内异症囊肿等相鉴别,能够观察到卵巢的完整结构位于其旁是鉴别的关键。

六、卵巢囊腺瘤

(一)病理与临床

卵巢囊腺瘤是最常见的卵巢良性肿瘤之一,分为浆液性囊腺瘤和黏液性囊腺瘤。浆液性肿瘤大体病理上为囊性肿物,大多单侧发生,直径1～20 cm,单房或多房;囊内壁及外壁均光滑,多数囊内含清亮的浆液,少数也可能含较黏稠液;囊内壁有乳头者为乳头状囊腺瘤。黏液性囊腺瘤大体病理上为囊性肿物,多呈圆形、体积巨大;表面光滑,切面常为多房性,囊壁薄而光滑,有时因房过密而呈实性。囊腔内充满胶冻样黏稠液,但少数囊内为浆液性液;较少出现乳头。卵巢囊腺瘤早期体积小,多无症状。中等大的肿瘤常引起腹胀不适。巨大的肿瘤占据盆、腹腔出现压迫症状,腹部隆起,可触及肿块。合并感染时出现腹水、发热、腹痛等症状。黏液性囊腺瘤可发生破裂,种植于腹膜上形成腹膜黏液瘤病,肿瘤体积巨大,压迫但不侵犯实质脏器。

(二)声像图表现

浆液性和黏液性囊腺瘤超声特点有所不同。

(1)浆液性囊腺瘤:中等大小,外形呈规则的类圆形,表面光滑,内部呈单房或多房囊性,分隔薄而规则,囊内透声好。浆液性乳头囊腺瘤囊内见单个或多个内生性和(或)外生性乳头,乳头形态较为规则(图9-20);CDFI乳头内可见血流信号。少数病例发生于卵巢冠,仍可见部分正常卵巢组织的回声。

(2)黏液性囊腺瘤:常为单侧发生,常呈多房性囊肿,体积通常较大,直径可达15～30 cm;分隔较多而厚(图9-21),内部可见散在的点状回声,为黏液性肿瘤的特征性表现;本病较少出现乳头。

(3)腹膜黏液瘤病表现为腹腔内见多个病灶,回声表现与单发病变相似,分隔更多、囊腔更小。

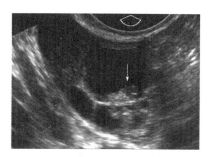

图 9-20　卵巢浆液性乳头状囊腺瘤

卵巢内见无回声,内含网状分隔,隔上可见多个乳头样中高回声(箭头所指为乳头)

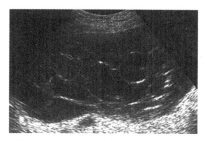

图 9-21　卵巢黏液性乳头状囊腺瘤

附件区见多房性无回声,大小约 20 cm×18 cm×9 cm,内含较密集的网状分隔,内部可见散在的点状回声

(4)交界性囊腺瘤的表现与上述相似,但乳头可能更多、更大,CDFI 可能显示乳头上较丰富血流信号。

(三)鉴别诊断

注意与卵巢生理性囊肿、卵巢子宫内膜异位症、输卵管积水及炎性包块等疾病相鉴别。

七、卵巢囊腺癌

(一)病理与临床

卵巢囊腺癌是卵巢原发的上皮性恶性肿瘤,包括浆液性囊腺癌和黏液性囊腺癌,其中浆液性囊腺癌是最常见的卵巢恶性肿瘤。浆液性囊腺癌肿瘤平均直径 10～15 cm,切面为囊实性,以形成囊腔和乳头为特征,有多数糟脆的乳头和实性结节,囊内容为浆液性或混浊血性液。黏液性囊腺癌切面呈多房性,囊腔多而密集,囊内壁可见乳头及实性区,囊液为黏稠黏液或血性液,但有约 1/4 囊内为浆液性液。组织学可分为高、中、低分化三级。卵巢囊腺癌患者早期多无明显症状。出现症状时往往已届晚期,迅速出现腹胀、腹痛、腹部肿块及腹水。预后较差。筛查卵巢肿瘤的主要方法是盆腔超声和肿瘤标志物 CA125 的检测,两者联合应用,可提高诊断准确性。

(二)声像图特点

(1)肿物通常体积巨大,外形不规则。

(2)可双侧发生,双侧等大或一侧大而另一侧小。

(3)肿物表现为混合回声,常为一个巨大的肿物内部可见低回声及无回声与分隔。当肿物以低回声为主时,低回声内部明显不均匀、不规则(图 9-22)。以囊性成分为主时,肿瘤内可见多个厚薄不均、不规则的分隔,并可见乳头样中等或中高回声,数目多、体积大、形态不规则,乳头内有圆形无回声区域。囊内有时可见充满细密光点。黏液性囊腺癌超声表现与浆液性囊腺癌相似,不同的是黏液性囊腺癌的无回声区内常见充满密集或稀疏点状回声,为黏液的回声。

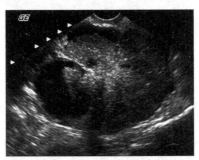

图 9-22　卵巢浆液性乳头状囊腺癌

附件区可见巨大混合回声,形态不规则,内部以不规则中等回声为主,间以不规则无回声区

(4)CDFI:分隔、乳头及肿瘤内低回声区可见较丰富条状血流信号,频谱呈低阻型(RI<0.5)。

(5)常合并腹水。

(三)鉴别诊断

超声检查通常难以在术前确定卵巢恶性病变的病理类型,主要的鉴别诊断包括良性病变与恶性病变的鉴别、卵巢肿瘤与炎性包块的鉴别。鉴别要点如下。

(1)二维形态:①有实性成分的单房或多房囊肿,乳头数目较多、不规则时要考虑到恶性病变。②以实性为主的囊实性病变,或回声不均匀的实性肿瘤则大多为恶性。恶性肿瘤较大时形态不规则、边界欠清、内部回声明显不均,可见厚薄不均的分隔,多合并腹腔积液。③良性肿瘤多表现为囊性或以囊性为主的混合性包块,如单房囊肿、无实性成分或乳头,或多房囊肿,有分隔,但无实性成分或乳头,且分隔薄而均匀时,一般为良性;有乳头但数目少且规则,也多为良性。④盆腔炎性包块的二维及 CDFI 特征与卵巢恶性肿瘤有不少相似之处,是超声鉴别诊断的难点。通过仔细观察输卵管炎症的腊肠样回声,以及是否有正常的卵巢回声结构是鉴别诊断的关键,若在附件区域或病灶内见到正常卵巢结构,则首先考虑为炎性病变。当然,盆腔炎症明显累及卵巢(如输卵管-卵巢脓肿)时,单凭超声表现是很难确定的,必须密切结合临床病史、症状及体征进行综合判断。

(2)CDFI 对卵巢肿瘤良恶性鉴别的帮助也是肯定的。恶性肿瘤由于其大量新生血管及动静脉瘘形成,血管管壁缺乏平滑肌,CDFI 可见丰富血流信号,动脉血流多呈低阻型,多数学者认为 RI<0.4 可作为诊断恶性卵巢肿瘤的 RI 阈值。

因卵巢肿瘤组织学的种类繁多,除典型的畸胎瘤、浆液性囊性瘤和黏液性囊腺瘤外,超声检查通常无法判断其组织学类型。根据卵巢肿物二维声像图上的形态学特点,可以对一部分肿瘤的性质做出良、恶性鉴别。但是非赘生性囊肿合并出血、不典型的卵巢子宫内膜异位症囊肿以及盆腔炎时声像图变异很大,给良恶性肿瘤的鉴别诊断带来困难。

八、卵巢子宫内膜样癌

(一)病理与临床

卵巢子宫内膜样癌为卵巢上皮来源恶性肿瘤,大体病理上,肿物为囊实性或大部分为实性,直径为10～20 cm,囊内可有乳头状突起。部分肿瘤为双侧性。镜下组织结构与子宫内膜癌极相似。临床表现包括盆腔包块、腹胀、腹痛、不规则阴道出血、腹水等。本病可能为子宫内膜异位囊肿恶变,也可与子宫内膜癌并发,因此当发现囊实性类似囊腺癌的肿块时,若有内膜异位症病史,或同时发现子宫内膜癌,应注意卵巢子宫内膜样癌的可能性。

(二)声像图特点

本病声像图特点类似卵巢乳头状囊腺癌,呈以中等回声为主的混合回声,或无回声内见多个乳头状中等回声或形态不规则的中等回声(图9-23)。

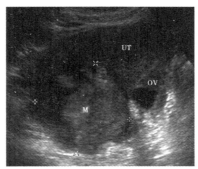

图 9-23　卵巢子宫内膜样癌

附件区可见混合回声包块,部分边界不清、形态欠规则,内见
不规则中高回声(M,肿物;UT,子宫;OV,另一侧的卵巢)

(三)鉴别诊断

见卵巢囊腺癌。

九、卵巢颗粒细胞瘤

(一)病理与临床

卵巢颗粒细胞瘤为低度恶性卵巢肿瘤,是性索间质肿瘤的主要类型之一;约75%以上的肿瘤分泌雌激素。自然病程较长,有易复发的特点。大体病理上,肿瘤大小不等,圆形、卵圆形或分叶状,表面光滑;切面实性或囊实性,可有灶性出血或坏死;少数颗粒细胞瘤以囊性为主,内充满淡黄色液体,大体病理上似囊腺瘤。颗粒细胞瘤可分为成人型及幼年型,成人型约占95%,而幼年型约占5%。幼年型患者可出现性早熟症状。成人患者好发年龄为40～50岁妇女及绝经后妇女,主要临床症状包括月经紊乱、月经过多、经期延长或闭经,绝经后阴道不规则出血;高水平雌激素的长期刺激使子宫内膜增生,或出现息肉甚至癌变,还会出现子宫肌瘤等。其他临床症状包括盆腔包块、腹胀、腹痛等。

(二)声像图特点

(1)颗粒细胞瘤可以为实性、囊实性或囊性,因而声像图表现呈多样性。小者以实性不均质低回声为主,后方无明显声衰减。大者可因出血、坏死、囊性变而呈囊实性或囊性,可有多个分隔而呈多房囊实型,有时表现为实性包块中见蜂窝状无回声区;囊性为主包块可表现为多房性甚或大的单房性囊肿。

(2)CDFI:由于颗粒细胞瘤产生雌激素,使瘤体内部血管扩张明显,多数肿瘤实性部分和分隔上可检出较丰富血流信号。

(3)子宫:肿瘤产生的雌激素可导致子宫内膜增生、息肉甚至内膜癌表现。

(三)鉴别诊断

实性卵巢颗粒细胞瘤需与浆膜下子宫肌瘤鉴别;多房囊实性者需与其他卵巢肿瘤如浆液性囊腺癌、黏液性囊腺瘤/癌等相鉴别;囊肿型颗粒细胞瘤内含清亮液体回声且壁薄,需与囊腺瘤甚或卵巢单纯性囊肿鉴别。鉴别困难时,需密切结合临床资料综合判断。

十、卵泡膜细胞瘤-纤维瘤

(一)病理与临床

卵泡膜细胞瘤和卵巢纤维瘤均为性索间质肿瘤,为良性肿瘤。前者可与颗粒细胞瘤合并存在,分泌雌激素,出现子宫内膜增生症、月经不规律或绝经后出血等相关症状。后者不分泌激素,但有时并发腹水或胸水,此时称 Meigs 综合征。卵泡膜细胞瘤与卵巢纤维瘤常混合存在,故有卵泡膜纤维瘤之称。病理检查前者由短梭形细胞构成,细胞质富含脂质,类似卵巢卵泡膜内层细胞;后者瘤细胞呈梭形、编织状排列,内含大量胶原纤维。卵泡膜细胞瘤好发于绝经前后,约65%发生在绝经后;卵巢纤维瘤也多发于中老年妇女。卵泡膜细胞瘤的临床症状包括月经紊乱、绝经后阴道出血等雌激素分泌引起的症状及腹部包块等。卵巢纤维瘤的主要临床症状包括腹痛、腹部包块以及由于肿瘤压迫引起的泌尿系症状等。卵巢纤维瘤多为中等大小、光滑活动、质实而沉,很容易扭转而发生急性腹痛。也有相当的病例并没有临床症状,于体检及其他手术时发现,或因急性扭转始来就诊。

(二)声像图表现

两者均为单侧实性肿物,肿物类圆形、边界清晰,内部回声均匀或不均匀。泡膜细胞瘤表现为中高或中低水平回声区,透声性尚好,后方回声可轻度增强(图 9-24)。CDFI:内可见散在血流信号。少数病例呈囊实性表现。卵巢纤维瘤特点为圆形或椭圆形低回声区(回声水平多较子宫肌瘤更低),边界轮廓清晰,常伴后方衰减,此时后方边界不清(图 9-25)。有时难与带蒂的子宫浆膜下肌瘤或阔韧带肌瘤鉴别。

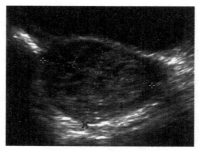

图 9-24 卵泡膜细胞瘤图像

病变呈混合回声,类圆形、边界清晰,内见中等回声及少许无回声

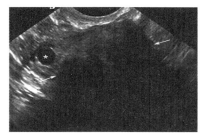

图 9-25 卵巢纤维瘤图像

病变呈低回声(箭头),后方回声衰减,其旁可见卵巢回声(＊:卵泡)

(三)鉴别诊断

应与浆膜下子宫肌瘤、卵巢囊肿等相鉴别。多数情况下,可以发现浆膜下肌瘤与子宫相连的蒂,鉴别较易;不能观察到蒂时,若见双侧完整、正常的卵巢结构,则有助判断为浆膜下子宫肌瘤,若同侧的卵巢未显示或不完整,则卵巢纤维瘤可能性大。少数质地致密的纤维瘤,声像图上回声极低,尤其经腹扫查时可表现为类似无回声样的包块,可能误诊为卵巢囊肿;经阴道超声仔细观察囊肿后方回声增强的特征及病灶内有否血流信号可帮助明确诊断。

十一、成熟性畸胎瘤(皮样囊肿)

(一)病理与临床

成熟性畸胎瘤即良性畸胎瘤,肿瘤以外胚层来源的皮肤附件成分构成的囊性畸胎瘤为多,故又称皮样囊肿,是最常见的卵巢良性肿瘤之一。大体病理上,肿瘤最小的仅 1 cm,最大可达 30 cm 或充满腹腔,双侧性占 8％～24％;肿瘤为圆形或卵圆形,包膜完整光滑;切面单房或多房。囊内含黄色皮脂样物和毛发等。囊壁内常有一个或数个乳头或头结节。头结节常为脂肪、骨、软骨,有时可见到一个或数个完好的牙齿。成熟畸胎瘤可发生在任何年龄,但 80％～90％为生育年龄妇女。通常无临床症状,多在盆腔检查或影像检查时发现。肿瘤大者可及腹部包块。并发症有扭转、破裂和继发感染。由于肿瘤成分多样、密度不一,易发生蒂扭转,扭转和破裂均可导致急腹症发生。

(二)声像图表现

由于本病组织成分多样,其声像图表现也多种多样,诊断主要依靠以下特征性表现(图 9-26)。

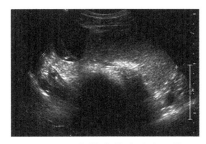

图 9-26 卵巢成熟畸胎瘤图像

腹盆腔巨大混合回声,内部可见点状回声、线状回声、无回声以及强回声光团后伴声影

(1)为类圆形混合回声,边界较清晰,外形规则。

（2）内部可见散在点状、短线样强回声（落雪征），为毛发的回声。

（3）内有多发强回声光团后伴声影，其组织学类型为毛发和油脂，有时几乎充满整个囊腔，易被误认为肠道气体造成漏诊。

（4）脂—液分层征，高回声油脂密度小而浮在上层，含有毛发和上皮碎屑的液性成分密度大而沉于底层。两者之间出现分界线，此界线于患者发生体位变化时（平卧、站立和俯卧等）随之变化。

（5）囊壁上可见强回声，后方声影明显，此为壁立结节征，其成分为骨骼或牙齿。

（6）杂乱结构征：肿瘤内因同时含有多种不同成分而同时出现落雪征、强光团和脂液分层征象。

（三）鉴别诊断

成熟性畸胎瘤的声像图表现较典型，鉴别较易。但仍需与巧克力囊肿、黄体囊肿、肠管等相鉴别。畸胎瘤内密集点状回声的回声水平常高于巧克力囊肿，且常见有后方声影的团状强回声；黄体囊肿囊内回声水平较畸胎瘤低。特别需要注意的是与肠管及肠道胀气相鉴别，应仔细观察肠管蠕动，必要时嘱患者排便后复查。此外，还应注意有无畸胎瘤恶变及畸胎瘤复发。

十二、未成熟性畸胎瘤和成熟畸胎瘤恶变

（一）病理与临床

少见的卵巢恶性肿瘤，好发于儿童和青年女性。成熟畸胎瘤恶变发生率为 $1\%\sim2\%$，主要发生于年龄较大妇女。可出现血 AFP 升高。大体病理上，大多数肿瘤为单侧性巨大肿物。瘤体包含三个胚层来源的组织。未成熟畸胎瘤中除三胚层来源的成熟组织外还有未成熟组织，最常见的成分是神经上皮。肿瘤多数呈囊实性，实性部分质软，肿瘤可自行破裂或在手术中撕裂。可见毛发、骨、软骨、黑色脉络膜及脑组织等，但牙齿少见。未成熟畸胎瘤多见于年轻患者，平均年龄为 $17\sim19$ 岁。常见症状为腹部包块、腹痛等；因腹腔种植率高，60% 有腹水。血清 AFP 可升高。

（二）声像图表现

肿瘤结构杂乱，以囊实性表现为主，声像图与其他卵巢癌无特征性差异（图 9-27）。有时可见伴声影的团状强回声。

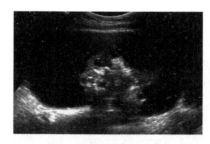

图 9-27 未成熟畸胎瘤

盆腹腔巨大混合回声，边界尚清、外形欠规则，内可见不规则中高回声、分隔及无回声

（三）鉴别诊断

本病超声表现与其他原发卵巢癌相似，鉴别依靠病理。

十三、卵巢转移癌

(一)病理与临床

卵巢转移癌的原发部位主要是胃和结肠,其次还有乳腺、肺、泌尿道、淋巴瘤、生殖器官(子宫、阴道、宫颈、对侧卵巢等)。通常发生在生育年龄妇女。60%～80%为双侧发生。库肯勃瘤(Krukenburg′s Tumor)特指内部含有"印戒"细胞的卵巢转移性腺癌,原发于胃肠道;肿瘤呈双侧性、中等大小,多保持卵巢原状或呈肾形。一般与周围组织无粘连,切面实性、胶质样、多伴腹水。镜下见典型的印戒细胞,能产生黏液;周围是结缔组织或黏液瘤性间质。本病预后差。

(二)声像图表现

双侧卵巢增大,但多保持原有形状,有时外缘不规则呈结节状,有清晰轮廓。为以实性成分为主的实性包块,或间以囊性成分的囊实性包块(图 9-28),内部呈中高、中等或低回声,后方回声可衰减;CDFI 显示瘤内血流丰富。常伴腹水。

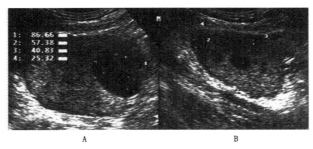

图 9-28　卵巢库肯勃瘤
右侧(A)及左侧(B)附件区混合回声,边界尚清,均呈类圆形、以中等回声为主

(三)鉴别诊断

卵巢原发肿瘤和继发肿瘤的鉴别相当重要,因为两者的临床治疗方式和预后有很大差别。本病的主要特点是双侧、以实性为主、具有一定的活动度的附件区肿物。如患者有消化道、乳腺等部位的恶性肿瘤病史或有不适症状,应考虑到转移性卵巢癌的可能。

十四、卵巢肿瘤蒂扭转

(一)病理与临床

卵巢肿瘤蒂扭转是常见的妇科急腹症,单侧常见。卵巢畸胎瘤、卵巢冠囊肿以及卵巢过度刺激综合征等是造成扭转的常见病因,卵巢体积增大导致其蒂部相对变细而使卵巢易发生扭转;正常卵巢发生扭转少见。蒂由输卵管、卵巢固有韧带和骨盆漏斗韧带组成。急性扭转发生后,静脉、淋巴回流受阻,瘤内有出血,瘤体急剧增大,可导致卵巢发生坏死。慢性扭转症状不明显;间歇性或不完全扭转时,卵巢明显水肿。急性扭转的典型症状是突然发生一侧下腹剧痛,常伴恶心呕吐甚至休克。妇科检查可触及张力较大的肿块,压痛以瘤蒂处最为剧烈。卵巢蒂扭转一经确诊应立即手术。

(二)声像图表现

卵巢蒂扭转的声像图表现取决于扭转发生的时间、扭转的程度(完全性扭转、不完全性扭转)、伴发的肿瘤或卵巢内出血的情况,所以在扭转的早期声像图无特征性表现,往往给早期诊断带来困难。典型的病例声像图特征包括以下几点。

(1)扭转的卵巢多位于子宫的上方、靠近中线的部位。

(2)扭转的卵巢体积弥漫性增大,并包含一个或多个出血性坏死导致的低回声或中等回声区(图9-29)。

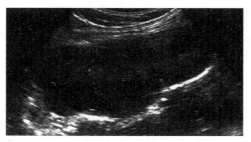

图9-29 卵巢刺激综合征合并卵巢蒂扭转

患者曾行 IVF-EP,后行减胎术。患侧卵巢增大(卡尺之间),边界尚清,
形态不规则,内部多个低-无回声,边界模糊;卵巢实质回声普遍减低

(3)在蒂部有时可以见到低回声的缠绕的血管结构,由多普勒检查可以沿卵巢韧带和漏斗韧带显示卵巢血供,如果检测到高阻动脉或动静脉血流缺失,可以帮助超声作出特异性诊断。

(4)非特异性表现:附件区无回声、混合回声,壁厚,内部有出血,盆腔积液。

(三)鉴别诊断

本病多出现于妇科急诊患者,临床症状对于诊断非常有帮助。超声医生往往由于卵巢的肿瘤性疾病容易为超声所观察到,而忽略本病的存在导致漏诊。因此,应提高对本病的认识。

第三节　盆腔疾病

一、盆腔炎性疾病

(一)病理与临床

盆腔感染的主要途径是上行性感染,微生物由阴道和宫颈向上蔓延,经过子宫内膜感染输卵管黏膜。微生物培养标本中发现的病原菌通常是多种的,包括淋球菌、沙眼衣原体,以及需氧和厌氧细菌。而且,病原菌的种类和数量取决于获取标本时疾病所处的不同发展阶段。子宫内膜炎常常是急性盆腔炎的一部分,炎症导致宫颈粘连闭塞后可发生宫腔积脓。病变进一步发展形成输卵管炎,是最常见、最具代表性的一类盆腔炎。病灶多位于子宫后方或阔韧带后叶与肠管间粘连处。典型症状为下腹疼痛伴发热,可以出现膀胱或直肠刺激症状。如果炎症累及卵巢并形成脓肿时,则称为输卵管-卵巢脓肿。单独的卵巢脓肿极少见。炎症消退后产生纤维粘连,造成输卵管伞端闭锁,输卵管内液体积聚,形成输卵管积水,输卵管卵巢脓肿可演变为输卵管卵巢积水。结核性盆腔炎往往继发于身体其他部位的结核,其中,输卵管结核占90%,并且多为双侧性。

(二)声像图表现

(1)子宫内膜炎时声像图无特异性表现,往往仅有非特异性的内膜增厚、不规则或有少量的宫腔积液。

(2)卵巢、输卵管病变在疾病的早期声像图表现可以完全正常。诊断必须结合临床。

(3)宫腔积脓时超声检查可见宫腔扩张,根据感染和出血程度的不同,液体的回声不同。发现宫腔积脓后,应考虑宫颈口闭塞的原因,寻找有无占位性病变。

(4)典型的输卵管积水或积脓:输卵管积水形成梭形或腊肠形的无回声区,内见不完整分隔(输卵管皱襞),积脓时无回声区内见点状低回声,或呈低回声表现,大小粗细在不同病例间差异较大(图9-30)。包块壁由输卵管形成,壁的厚薄在急慢性炎症表现不同。一般急性期输卵管壁增厚,边界不清;慢性期壁薄。有时沿着扩张的输卵管可以追踪到子宫角区域。

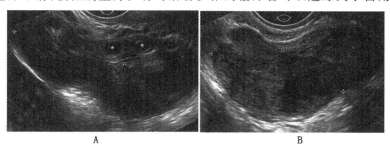

图9-30　**输卵管炎症、积水**
A.附件区混合回声呈腊肠样,内有不完整分隔,卵巢位于其一侧;B.同一患者附件区混合回声,内见低回声及不规则无回声区(＊:卵泡)

(5)输卵管卵巢脓肿时,附件区见多房囊性混合回声区,囊肿壁增厚,壁上可见多个结节样强回声突起,大小均匀,内有光点及中等回声光团,为脓液、细胞碎片和结缔组织产生的回声;包块与周围组织粘连;子宫直肠陷凹可见积液。图像与卵巢浆液性肿瘤相似。

(三)鉴别诊断

1.需与卵巢瘤样病变鉴别

黄体囊肿随诊可见变化(缩小或消失);巧克力囊肿内见细小密集的点状回声。而输卵管积水未累及卵巢时可探及正常卵巢回声,这一点对鉴别诊断很重要。应仔细观察两侧卵巢回声、囊性包块内有无不完整分隔等,以明确输卵管积水的诊断。

2.需与卵巢肿瘤鉴别

输卵管卵巢炎、输卵管卵巢脓肿等,均表现为非特异性的囊实性包块,且盆腔炎时CA125也可以升高,因此临床及超声上与卵巢肿瘤鉴别比较困难。若包块内或其旁见到正常卵巢回声,则炎性包块可能性很大;另外,双侧性囊实性包块,尤其是可见卵巢样结构时,为炎性包块。但是在某些病例中,特别是缺乏盆腔炎临床症状时,输卵管卵巢炎、输卵管卵巢脓肿的声像图表现不易与肿瘤,特别是与恶性肿瘤鉴别,需行穿刺或腹腔镜手术检查明确诊断。

二、异位妊娠

(一)病理与临床

孕卵在子宫腔以外着床发育,称为异位妊娠,又称宫外孕。以输卵管妊娠最为多见,约占异位妊娠的95%,其中又以输卵管壶腹部妊娠最多见。异位妊娠的临床症状包括停经、阴道淋漓出血、腹痛和附件区包块等。尿HCG呈阳性及血HCG升高。异位妊娠破裂造成腹腔内出血时,可并发出血性休克,延误处理可危及患者生命。其他异位妊娠约占异位妊娠的5%,包括宫角妊娠、剖宫产瘢痕妊娠、卵巢妊娠、残角子宫妊娠、腹腔妊娠等,其中宫角妊娠和剖宫产瘢痕妊娠在本章第一节已涉及,本节主要描述输卵管壶腹部妊娠的声像图特点和诊断。

(二)声像图表现

(1)子宫腔内未见孕囊,子宫内膜增厚,有时宫腔内可出现假孕囊征(单环状无回声)。

(2)输卵管壶腹部妊娠的病灶多位于子宫与卵巢之间。根据妊娠囊是否破裂可分为孕囊型和包块型两种。孕囊型表现为附件区厚壁囊性回声,有面包圈征,内见胎芽及胎心搏动或未见胎芽及胎心搏动;包块型宫外孕无面包圈征,表现为附件区包块,依据破裂出血时间长短、出血量大小可表现为不均匀中低/中等/中高回声包块,内部回声不均(图9-31)。

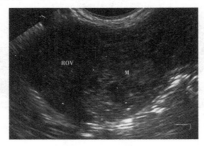

图9-31　输卵管妊娠

右侧卵巢(ROV)与子宫之间中高回声光团(M)

(3)输卵管妊娠破裂时,附件区可见形态不规则的中高回声包块,边界模糊,可将卵巢包绕其中。子宫直肠窝、子宫前方及双侧宫旁均可出现积液,内含细密点状回声。

(4)CDFI:多能够显示异位妊娠病灶周边环绕血流。

(三)鉴别诊断

宫外孕具有典型的妊娠囊特征时容易明确诊断。破裂出血型宫外孕呈不均匀回声包块,且有急腹症表现,应与黄体囊肿破裂、卵巢肿瘤蒂扭转等相鉴别。黄体囊肿破裂出血时,患者有腹痛和内出血的症状,附件区可出现不均匀中低回声包块伴子宫直肠凹内积液,临床症状及声像图表现与异位妊娠相似,但其包块位于卵巢内,有助鉴别。宫外孕合并黄体囊肿破裂出血时,鉴别困难。

三、原发性输卵管癌

(一)病理与临床

原发性输卵管癌罕见,多发生于绝经后老年女性。单侧多见,输卵管呈结节状或腊肠样增大,切面见灰白色乳头状或菜花样肿物,镜下特征为腺癌。本病早期无特异性症状,进展期出现输卵管癌三联症,即阴道排液、腹痛、盆腔包块。阴道排液是特征性症状,呈间歇性,多为浆液性、黄色、无臭液体,有时为血性液体,阴道排液前可出现一侧下腹部疼痛。

(二)声像图表现

肿物位于宫旁附件区,呈囊实性混合回声,多为腊肠形或类圆形,内见不规则实性中等或中低回声,有时可见乳头状回声;子宫宫腔可见积液。CDFI:于实性成分内可见血流信号(图9-32)。

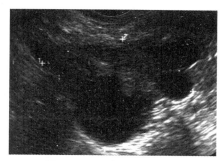

图 9-32　原发性输卵管癌

（三）鉴别诊断

本病应与输卵管炎性包块和卵巢肿瘤相鉴别，临床特征是鉴别的有力帮助。但鉴别较困难，诊断依靠手术病理获得。

四、盆腔静脉淤血综合征（pelvic venous congestion syndrome，PCS）

（一）病理与临床

盆腔静脉淤血综合征（pelvic venous congestion syndrome，PCS）可分为原发性和继发性两类。原发性 PCS 是指由于卵巢静脉瓣功能障碍导致卵巢静脉、宫旁静脉扩张迂曲、流速减低，Valsalva 动作时可见反流引起的一系列不适综合征，主要有盆腔慢性钝痛、压迫感和沉重感等。继发性 PCS 是由于静脉以外因素造成的静脉扩张迂曲，病因包括胡桃夹现象和盆腔血供增多等，后者包括炎症、多次妊娠和较大子宫肌瘤等；输卵管结扎术也是引起 PCS 的原因之一。

（二）声像图表现

超声显示盆腔静脉扩张呈串珠状、蚯蚓状、湖泊样无回声区，内径 5～10 mm（图 9-33）；静脉流速低，Valsalva 动作时可出现反向血流信号；可伴有子宫肌层弓形静脉扩张。

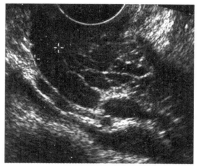

图 9-33　盆腔静脉淤血综合征

宫旁可见迂曲的静脉丛回声，呈湖泊样或串珠状，最宽 0.78 cm，内见细密光点

（三）鉴别诊断

主要与包裹性积液相鉴别，CDFI 特征结合 Valsalva 动作表现可明确诊断。

五、盆腔包裹性积液

（一）病理与临床

常见于盆腔炎、卵巢子宫内膜异位症、盆腹腔手术或创伤后，囊肿周边有间皮细胞围绕，囊肿的直径可达 20 cm，囊内液体可以是无色透明，也可以是血性的。患者出现下腹疼痛，并可扪及肿块，囊肿合并感染时有发热。包裹性积液手术治疗后复发率高，可达 30%～50%。

（二）声像图表现

常见表现为无回声区，形态欠规则，张力低，有时内部可见纤细的分隔；有时无回声区内可以见到形态正常的卵巢或输卵管伞端，居于一侧（图 9-34）。

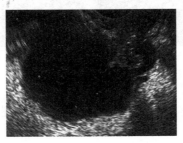

图 9-34　盆腔包裹性积液

一侧附件无回声区，形态欠规则，张力低，内可见输卵管伞端被包绕其中

（三）鉴别诊断

（1）卵巢冠囊肿：也在囊肿旁见到正常卵巢，应与包裹性积液相鉴别。卵巢冠囊肿的形态多为圆形或椭圆形，有一定张力，有助鉴别。

（2）淋巴囊肿：患者有手术史，进行淋巴结清扫手术后易出现淋巴囊肿，淋巴囊肿为圆形或椭圆形囊肿，且有特定的发生部位，即双侧的髂血管旁，而包裹性积液可发生在盆腔不同部位。

六、盆腔手术后血肿或脓肿形成

（一）病理与临床

盆腔手术后患者出现血红蛋白进行性下降或不明原因的发热时，应考虑有无活动性出血或脓肿形成。此时超声检查的主要目的是判断有无血肿、脓肿及其部位。出血可以发生在腹膜内、腹膜外（如筋膜下）、腹壁内，所以超声检查的部位应包括：腹壁手术切口处和膀胱前方。

（二）声像图表现

1.血肿

（1）筋膜下血肿：往往发生在腹直肌的深面，位于腹膜外，为无回声包块内部有点状强回声，或因血块收缩而呈囊实性包块。出血进一步增多时，包块向下延伸可达耻骨后。

（2）膀胱反折处血肿：往往发生在剖宫产术后，包块位于膀胱后方、子宫下段手术切口附近。出血进一步增多时，包块在两侧阔韧带内延伸。

2.脓肿

血肿可继发感染形成脓肿。可在超声引导下穿刺抽液等，既是诊断也是治疗。

3.肾积水

血肿或脓肿压迫输尿管，可引起同侧肾积水。手术损伤也可造成同侧肾积水。超声可帮助判断肾积水的程度和原因。

（三）鉴别诊断

患者有明确手术史，术后出现血红蛋白进行性下降、发热等临床症状，结合超声检查显示腹腔积液、混合回声包块、同侧肾积水等,诊断并不困难。需鉴别的疾病包括手术未能切除的肿物、腹腔肿大的淋巴结、淋巴囊肿等。综合分析声像图特点、血清学检验以及临床症状是鉴别的关键。

七、盆腔手术后淋巴囊肿

(一)病理与临床

本病为妇科恶性肿瘤淋巴清扫术后的并发症之一,由于淋巴管手术结扎而造成淋巴液回流障碍形成潴留性囊肿,一般发生于术后 1 周,单侧或者双侧均可发生,多位于双侧髂窝区域、髂血管旁及腹股沟区域。较小的未经治疗可自行缓慢消失,较大囊肿产生压迫症状或炎症、出血,引起发热、腹痛,需要治疗,可于超声引导下进行囊肿穿刺引流。

(二)声像图表现

位于髂血管旁的无回声区,体积变化较大。内部回声多为透声好的无回声,合并出血和炎症反应时出现内部透声性差、可见细密点状低回声,少数病例囊内见部分薄的分隔。CDFI:内部未见血流信号。

(三)鉴别诊断

本病应与包裹性积液、复发肿瘤和淋巴结肿大相鉴别,根据其特殊部位、内部回声特点较易鉴别。

八、妇科恶性肿瘤术后盆腔复发病灶

(一)病理与临床

妇科恶性肿瘤的恶性程度普遍较高,手术后不乏复发病例。其中卵巢癌的复发可位于腹腔脏器、肠系膜和大网膜表面,而阴道残端并不一定出现病灶,检查时应当进行全面的全腹腔扫查。而宫颈癌、子宫内膜癌以及子宫肉瘤等的复发病灶主要位于阴道残端,其形态不规则,内部回声特点与原发病相似。临床症状包括下腹胀痛、腰痛、腹部扪及包块。部分患者可无明显自觉症状。

(二)声像图特点

不同组织学类型肿瘤的复发病灶具有不同的声像图特点,浆液性乳头状癌的复发病灶呈囊实性(图 9-35),而肉瘤的复发病灶可呈完全实性的病灶(图 9-36)。CDFI:实性成分内常常出现较丰富血流信号。

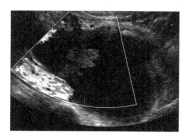

图 9-35　卵巢浆液性乳头状癌术后复发病灶

患者系低分化卵巢浆液性乳头状癌 3c 期分期术后 6 年,发现腹部包块及 CA125 升高来检查。图中可见混合回声,形态不规则,内可见乳头状中等回声及无回声。CDFI:于中等回声内可见点状血流信号

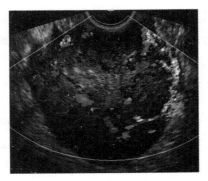

图 9-36　子宫肉瘤复发病灶

患者因子宫肉瘤 2 次手术,子宫、双侧附件已切除,腹痛并发现腹部包块半年来检查,
图中可见盆腔中低回声,边界尚清,形态不规则。CDFI:内见条状分支血流信号

(三)鉴别诊断

囊实性病变应与盆腔术后包裹性积液或血肿相鉴别,结合临床特征、血液检查等手段可以
帮助鉴别。实性病变应与盆腔淋巴结肿大相鉴别,CDFI 特点和病变部位有助于鉴别。

第四节　输卵管疾病

一、子宫输卵管声学造影

正常输卵管不易显示,输卵管声学造影可用来诊断不孕症,显示输卵管通畅与否,输卵管
积水及输卵管肿瘤等。

方法:在月经干净 3~8 天,适当充盈膀胱,在超声仪器监控下,按常规输卵管通水方法,将
通水管放入宫腔内,再用 3‰双氧水 8~10 mL 通过通水管缓缓注入宫腔内,同时用超声仪器
观察双氧水气泡沿输卵管腔移动情况,注意是否从输卵管伞端溢出,此时患者即感觉腹部
不适。

二、输卵管积水及炎性肿块

(一)病理

输卵管积水(hydrosalpinx)是由于炎症(性病、结核、细菌感染等)致使伞端闭锁,管腔内渗
出物聚集而成,管腔膨胀,形成"腊肠状"。急性感染也可形成输卵管积脓。

(二)超声表现

输卵管积水显示在附件区"腊肠样"液性暗区,清亮,囊壁薄,光滑。卵巢常可显示。如果
液性暗区内有细小光点,又有发烧,血象高,脓性白带则考虑输卵管积脓(图 9-37)。

附件炎性肿块:由输卵管卵巢炎症引起渗出,纤维化增生包绕肠管、大网膜及子宫形成。
超声显示不规则液性暗区,可延伸到子宫两旁及子宫直肠陷凹处,边界可清晰,亦可不规则,周
围有肠管气体包绕。液性暗区内有纤维素样光带(图 9-38)。

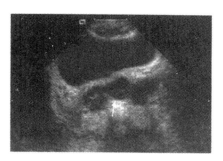

图 9-37　输卵管积水声像图

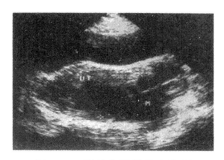

图 9-38　附件炎性肿块声像图

（三）临床价值

输卵管积水、积脓及炎性肿块,均可因部位不同而图像有区别,可结合临床做出诊断。单纯附件炎在临床及图像上无特异性,故不能作诊断。

三、原发性输卵管癌

（一）病理

原发性输卵管癌（primary carcinoma of the fallopian tube）多见于绝经前后,与不孕症及慢性输卵管炎症有关。典型症状为无任何不适的阴道大量排液,早期为清亮液体,晚期为血性。因少见,极易误诊。输卵管癌多为腺癌,常为单侧,好发于壶腹部,病变起自输卵管黏膜层,输卵管增粗呈腊肠形或梨形,实性,大小不等,常与周围组织、网膜、肠管粘连,形成肿块。早期不易诊断。

（二）超声表现

一侧附件区呈实性腊肠形或梨形肿块,与子宫紧连,向盆侧壁延伸及对侧转移,子宫常增大,边界毛糙,分界不清。伴腹腔液性暗区。如有网膜及腹膜转移,可出现小结节或下腹部实性肿块。

（三）临床价值

原发性输卵管癌较卵巢肿瘤更不易早期发现,不仅是检查手段无法早期发现,其临床症状易被忽略,一旦发现均已是晚期,预后极差,故定期体检,作阴道、宫颈涂片极为重要。

第十章　儿科超声诊断

第一节　新生儿先天性颅脑畸形

一、脑损伤性病变

(一)脑穿通畸形

脑穿通畸形,也称孔洞脑,分为先天性和获得性两种。先天性脑穿通畸形为胚胎6周前发生畸形造成脑组织的局部缺失,局部脑损伤会以发育不良的脑灰质来修复。获得性脑穿通畸形主要是因为出生后,继发于脑实质内出血、感染或创伤。CT和超声可以确诊。

脑穿通畸形超声图像特征为脑实质内大的囊腔,可单侧或双侧,囊壁光滑,不规则或规则,囊腔内一般无分隔,与脑室或蛛网膜下隙相通,不延伸至脑皮质表面,同侧脑室扩张。进展性囊腔需行分流术,预后不良,少数患儿仅遗留轻微的神经体征,智力可正常。

(二)水脑畸形

水脑畸形即为积水性无脑畸形,两侧大脑半球全部或大部分为充盈液体的囊腔。过去认为水脑畸形是由胎儿发育阶段颈内动脉的双侧闭塞引起的。但现在认为它可能由任何一种颅内病变引起(如颈内动脉梗死或感染)。这种畸形可以看作脑积水最严重的类型,也就是说这是大脑皮质的完全损害。这些胎儿在出生时令人惊奇地正常,但在早期阶段就会出现发育迟缓,一般在出生1年内死亡。

水脑畸形的超声图像特征:双侧侧脑室极度扩张,双侧大脑皮质严重破坏,脉络丛悬挂在侧脑室内,颅内为脑脊液充盈,造成巨头畸形。而接受大脑后动脉和椎动脉血液供应的结构,包括丘脑、小脑、脑干、后脉络丛仍可存在但显示不清晰或缺失。颈内动脉的多普勒血流信号消失。颅内可发现不完整或完整的大脑镰。大脑镰可鉴别本病和无叶型前脑无裂畸形,后者无大脑镰;另外水脑畸形患儿颜面部结构正常,而前脑无裂畸形患儿常合并颜面部中线结构畸形。水脑畸形和严重的脑积水很难鉴别,但在脑积水中超声可以见到皮层薄的边缘。

(三)囊性脑软化症

脑软化症是局部脑损伤的结果,病理上是星形胶质细胞再生和神经胶质的分隔。在弥漫的脑损伤中,可出现大面积的囊性脑软化症。在新生儿,感染或缺氧能导致广泛的损伤,而血栓可导致局部损伤。损伤的位置由损伤的类型决定。超声图像显示为脑实质内无回声的囊腔。

二、脑积水

脑积水是活产儿中最常见的先天异常,在活产儿中脑积水总的发生率是1∶1 000。当脑脊液产生和蛛网膜微粒引流二者不平衡时即出现脑积水。脑积水的发生主要有三个原因:脑脊液的引流梗阻、吸收减少和产生过多。表现为脑室扩张,脑脊液压力增高等。

(一)正常脑脊液的产生和循环

脑脊液主要由侧脑室脉络丛产生,室管膜和脑实质也产生,并提供一个化学环境来保护脑神经组织。脑脊液通过蛛网膜下隙的蛛网膜微粒吸收,进入静脉系统。脑脊液在颅内的循环途径为(图 10-1):侧脑室内脉络丛等产生脑脊液,经室间孔流入第三脑室,与第三脑室内脉络丛产生的脑脊液一起经中脑导水管流入第四脑室,再汇合第四脑室内脉络丛产生的脑脊液经第四脑室正中孔和外侧孔流入蛛网膜下隙,然后经蛛网膜颗粒渗透至硬脑膜窦内,回流入血液。一小部分循环进入脊髓蛛网膜下间隙。

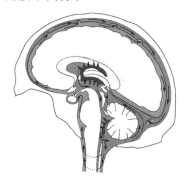

图 10-1　脑脊液在颅内的循环途径示意图

(二)脑积水病因学

脑积水多由脑室内梗阻或脑室外梗阻引起。后一种情况通常发生在蛛网膜下间隙或继发于矢状窦的重吸收障碍。不常见的原因包括脉络丛乳头状瘤导致脑脊液的过度产生、静脉梗阻或静脉畸形(盖伦静脉畸形)。

(三)脑积水超声诊断

新生儿侧脑室测量方法报道不一,目前常用的侧脑室测量方法,一般采用 Levene 推荐的以旁矢状切面测量侧脑室体部的测量法,即在旁矢状切面由顶到底测量侧脑室体部的纵径:>6 mm 为脑室扩张,6~10 mm 为脑室轻度扩张;11~15 mm 为脑室中度扩张;>15 mm 为脑室重度扩张。

(1)侧脑室扩张,正常情况下脑室壁环抱脉络丛,脉络丛周围没有或仅有少量脑脊液;在明显脑室扩大时,脉络丛一侧的脑脊液明显增多,脉络丛向下悬挂在侧脑室内,不接触侧脑室壁(图 10-2)。

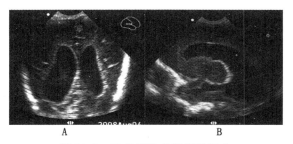

图 10-2　25 天新生儿轻度脑积水

A.经前囟冠状切面,双侧侧脑室(LV)明显扩张;B.经前囟旁矢状切面,侧脑室明显扩张

（2）前角或后角扩张可能是脑积水的早期征象。因为新生儿常处于仰卧位,液体易沉积在侧脑室三角区及后角,故侧脑室三角区和后角较体部先扩大,在旁矢状切面易显示此特征,侧脑室后角＞14 mm 为脑室扩张。仅出现第三脑室和侧脑室扩张,第四脑室大小正常,提示中脑导水管的狭窄或闭塞。

（3）冠状切面可以对左右侧脑室扩张情况进行比较,也可观察颞角尖端、第三脑室、第四脑室的扩张情况。

（4）正中矢状切面可以对第三脑室和第四脑室扩张的情况进行评估。第三脑室＞2 mm 为扩张。

（5）脑积水时大脑多普勒频谱特征,严重脑积水时脑血管舒张期前向血流降低,阻力指数和搏动指数(PI)增高。用超声探头在前囟分级加压引起脑血管的血流动力学反应,即加压使脑积水及脑水肿患者的 RI 显著增加,但是正常婴儿 RI 不增加。这种方法可作为一种无创方法来预测脑积水的预后。有研究者建议在前囟用探头加压法可筛选出行脑积水分流术有效的脑积水患者。

（6）超声监视引导神经外科医生行脑室分流装置的放置,也可对分流效果进行评价。

三、脑血管畸形

新生儿时期最常见的颅内血管畸形是 Galen 静脉畸形。Galen 静脉畸形(vein of Galen malformation,VGM)是一种罕见的先天发育异常,本质上是一种特殊类型的颅内动静脉瘘。有这种畸形的胎儿通常发生充血性心力衰竭。在儿童的后期,症状包括抽搐、颅侧杂音、脑积水和心脏肥大。人群中发病率低于 4/10 万,约占颅内血管畸形的 1%。具有很高的死亡率。

VGM 通常因先天发育异常而缺乏正常的 Galen 静脉,由于此处胚胎时期残留下来的前脑中央静脉与大脑后动脉或胼周动脉形成动静脉瘘,动脉血直接流入静脉内,从而使前者在高压下呈囊性瘤样扩张,其管壁亦逐渐动脉化。VGM 引流静脉因直窦缺失而通过扩大的大脑镰窦向上矢状窦后 1/3 汇入已动脉化的血流。根据 VGM 血管的构建方式,VGM 可分为脉络膜型和漏斗型。脉络膜型是一种非常原始的情况,其特点是异常的脉络膜动脉在进入瘤样扩大的 Galen 静脉前形成复杂的血管网络。这种类型大多见于临床得分低的新生儿中,通常表现为心力衰竭。漏斗型是瘘口位于前脑中央静脉壁上,多见于其下侧缘,其特点是有一到数支动脉直接流入 Galen 静脉形成动静脉瘘。供血动脉主要为大脑后动脉,瘘口多为多发。临床上主要表现为婴幼儿巨头,一般无心脏症状。由于大部分血液经由低阻力畸形结构,破坏了正常的脑循环,发生盗血现象,其他大部分脑组织血流减少甚至缺失。

Galen 静脉畸形超声表现:在中线处可见无回声囊性包块,位于室间孔后方,第三脑室上方。这种囊性包块很容易和其他囊肿鉴别开,因为其有大的血管进入,且为脉搏性包块,彩色多普勒血流成像可以证实诊断。可伴或不伴有脑积水,有血栓形成时可出现钙化。如果考虑治疗血栓,血管造影必须做。彩色多普勒血流成像可用于鉴别 Galen 静脉畸形的两种最常见的类型。频谱多普勒可显示典型静脉血流动脉化、低阻血流频谱及血流速度增加。

第二节　新生儿脑损伤

新生儿常见颅内病变,除了先天性颅脑畸形外,其他病变主要为新生儿脑损伤。新生儿脑损伤的原因错综复杂,由于神经影像学和实验室诊断技术的不断进展,这些原因已越来越多被揭示。大多数脑损伤是代谢性的,由暂时性缺血再灌注损伤或由遗传性代谢通路缺陷所致。对这些机制越来越多的认识提供了对新生儿进行治疗干预的机会。新生儿常见脑损伤主要为颅内出血和缺氧缺血性脑病。随着产科水平的显著提高和围生保健的广泛开展,因窒息产伤所导致的新生儿脑损伤发生率逐年降低,而主要发生在早产儿的脑损伤则跃升为新生儿脑损伤的主要类型,即使在新生儿重症监护室(NICU)在我国的广泛建立、早产儿抢救存活率普遍提高的情况下,在存活早产儿中发生脑损伤并导致后遗症的问题依然普遍,成为影响我国人口质量的严重隐患。

一、新生儿颅内出血

新生儿颅内出血(intracranial hemorrhage,ICH)是严重的新生儿临床问题,可导致神经系统后遗症甚至死亡。新生儿颅内出血临床主要分为 5 种类型:①生发基质-脑室内出血(subependymal germinal matrix with intraventricular hemorrhage,GMIVH)。②脑实质出血(intraparenchymal hemorrhage,IPH)。③原发性蛛网膜下隙出血(primary subarachnoid hemorrhage,SAH)。④小脑出血(cerebellar hemorrhage,CH)。⑤硬膜下出血(subdural hemorrhage,SDH)。由于现代新生儿重症监护室的不断发展,早产儿,尤其是极低出生体重儿存活率明显提高,早产儿颅内出血(主要是生发基质-脑室内出血)发生率明显增加,是新生儿颅内出血最常见类型;同时由于产科医疗质量提高,因损伤引起的新生儿颅内出血(如硬膜下出血)发生率则明显下降。

早产儿由于大脑解剖构造不成熟,在各种疾病状态下,易导致出血。影像学检查是确诊颅内出血的方法,颅脑超声检查对出血有较高的敏感性,可提供出血的部位、程度,并可动态观察出血的变化及并发症的发生,给临床诊治提供依据。

颅内出血超声图像特征随出血时间而变化。出血早期,血凝块边缘回声强度低于中部;2～7 天,血凝块稳定表现为边界清晰的强回声团块;7～10 天,出血开始吸收,回声强度逐渐减弱,如强回声团消失则提示出血被完全吸收,如出血不能被完全吸收,则形成大小不等的囊腔。出血常位于侧脑室前角附近。脑室内出血,常可见局限性脑室壁回声增强,脑室内可见到强回声团块和隔带状回声。脑实质出血中范围较大者可形成孔洞脑。室管膜下出血和脑室内出血的并发症包括脑室梗阻性脑积水(通常在室间孔或中脑水管)和脑室外梗阻性脑积水(通常在蛛网膜粒)。脑实质内出血的并发症是永久性的脑损害,即脑坏死继而形成脑穿通囊肿和脑积水(图 10-3)。不同部位颅内出血的超声诊断详述如下。

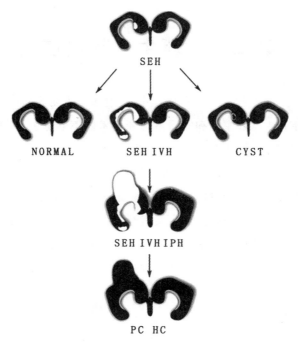

图 10-3　室管膜下出血发展结局

室管膜下出血（SEH）可吸收变为正常（NORMAL），也可液化变为小囊肿（CYST），也可进一步发展破裂入脑室内导致脑室内出血（IVH），或者延伸入脑实质内导致脑实质出血（IPH），最后结局可出现脑穿通畸形（PC）和脑积水（HC）

（一）生发基质-脑室内出血

生发基质-脑室内出血也称脑室周围-脑室内出血（peri-intraventricular hemorrhage，PIVH），是新生儿颅内出血的最常见类型，多见于早产儿，是导致早产儿死亡和伤残的重要原因之一，与发育中大脑成熟度及脑血流动力学有关。

颅脑超声是新生儿颅内出血的首选检查方法，可在床边进行，是新生儿期诊断这种出血及随访的最有效手段。大部分出血（90％）发生在生命的前 7 天内，1/3 发生在第 1 天内。

早产儿颅脑超声筛查最佳时间是在出生后 1～2 周，可以发现明显的颅内出血和脑积水。如果超过最佳筛查时间，Ⅰ级较小的室管膜下出血可能已被吸收而被漏诊，这在临床上很重要。因为临床上第一次大脑扫查不能预测后期的脑积水的发生或室周囊性改变，所以应在 1 个月左右行后期超声扫查。假如后期没有筛查，可能漏掉严重的神经损害（脑室病变和脑室扩大）的预测指标。当然，也可随患者病情需要，提早做这项检查，但不能取代后期超声筛查。

Burstein 和 Papile 提出的生发基质出血分级已被广泛采纳。根据出血程度分为四级，详见表 10-1。

表 10-1　生发基质-脑室内出血超声分级

分级	超声表现
Ⅰ级	室管膜下生发基质出血,或极少量的脑室内出血(旁矢状切面出血量少于脑室面积的 10%)
Ⅱ级	室管膜下生发基质出血进入脑室,但无脑室扩张(旁矢状切面出血量占脑室面积的 10%～50%)
Ⅲ级	室管膜下生发基质出血进入脑室,伴发脑室扩张(旁矢状切面出血量大于脑室面积的 10%)
Ⅳ级	脑实质内出血伴或不伴脑积水

　　既往认为严重神经系统后遗症主要发生于重度颅内出血患者,而轻度出血则预后良好。但近年研究结果表明,即便是无明显临床症状的轻度(Ⅰ～Ⅱ级)出血患儿,不但在校正月龄 20 个月龄时的神经行为发育落后,其在学龄期的表现也很不理想。另外,对大脑损伤解剖位置的描述比分级更重要。神经系统预后差的主要因素是脑积水和脑实质损伤、脑室周围白质软化。

　　彩色多普勒超声检查可显示随着生发基质出血范围增大而引起终末血管的位移、逐渐包埋和阻塞。研究显示终末静脉的位移或闭塞可见于 50% 的生发基质出血和 92% 的脑室周围白质出血。这个发现也许对新生儿颅内出血恶化趋势的早期预测有用。

　　1.生发基质出血(germinal matrix hemorrhage,GMH)

　　生发基质出血常发生在双侧室管膜下的生发基质,尤其是尾状核头部区域,因此,生发基质出血又称脑室周围出血,或室管膜下出血(subependymal hemorrhage,SEH),主要发生在妊娠 32 周以前生产的早产儿,发生率高达 55%。早产儿和足月儿颅内出血的部位和发生率不同。

　　导致这种出血的可能原因,虽然没有确定是哪一个单一因素,但和以下几种因素密切相关,包括早产儿并发症(缺氧、高血压、高碳酸血症)、快速扩容、高钠血症、气胸等。足月儿则较少发生这种出血。

　　生发基质位于室管膜下,由富含血管的原始神经组织组成。这些血管是一种不成熟的毛细血管网,仅由一层内皮细胞组成、缺乏肌层和结缔组织支持。因此当缺氧引起脑血流自我调节功能受损时,对血压和代谢变化非常敏感,可引起血管破裂而出血。32 周后生发基质随着妊娠进展逐渐退化缩小,36 周几乎完全退化,最后仅在丘脑、尾状核沟存在一点痕迹。所以生发基质-脑室内出血主要发生在 32 周以下的早产儿。

　　生发基质出血急性期超声声像图特征是均质的强回声团块,常位于丘脑尾状核沟,随着出血过程进展,血肿回声逐渐降低,中部逐渐变成无回声,之后出血开始收缩、吸收,不能被完全吸收则出现坏死(室管膜下囊肿形成,或显示为近室管膜的线状回声)。可用超声监测数周或数月以了解出血团块大小及回声变化。

　　生发基质出血超声图像特征图 10-4、图 10-5。

　　(1)出血区域呈片状或团状强回声,可向侧脑室前角内突起,冠状切面显示出血主要位于侧脑室前角和体部下方,矢状切面显示出血主要位于丘脑尾状核沟。

　　(2)可单侧也可为双侧,较大的出血可压迫侧脑室前角和体部。

（3）随着出血吸收，强回声血肿中央回声逐渐减低，形成无回声的囊腔。出血病灶可存在6～8周，持续时间的长短与出血量的多少有关。

（4）室管膜下出血常常在几天或几周内消失，有些中间出现液化，最后形成室管膜下囊肿。囊肿可持续存在达1年之久，这些囊肿无临床意义，但是有时很难吸收，需与感染后形成囊肿或其他囊肿鉴别。

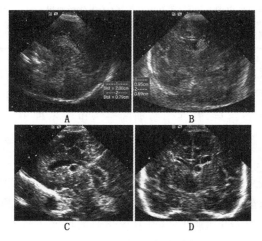

图 10-4　早产儿生发基质出血

胎龄 31 周，出生体重 1 480 g，轻度窒息，Apger4-7-10 分/3-6-10 分钟。A,B.出生第 3 天头颅超声检查，左侧旁矢状切面及侧脑室前角冠状切面显示左侧丘脑尾状核沟处有一强回声区（"＋ ＋"），部分突入脑室内；C,D.第 14 天复查，左侧旁矢状切面及侧脑室前角冠状切面显示左侧丘脑尾状核沟处呈一无回声小囊肿

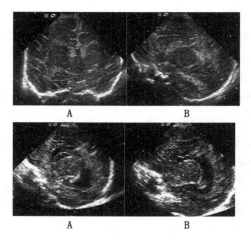

图 10-5　早产儿生发基质出血

胎龄 30 周，出生体重 1 384 g，轻度窒息，Apger2-6-10 分/3-6-10 分钟。A,B.出生后第 3 天颅脑超声检查，侧脑室前角冠状切面及右侧旁矢状切面显示双侧丘脑沟尾状核处均有一强回声区，部分突入脑室内；C,D.出生后第 14 天复查，左侧旁矢状切面及右侧旁矢状切面显示双侧丘脑沟尾状核处各出现有分隔无回声小囊肿（"＋ ＋"），双侧侧脑室轻度扩张

(5)注意与侧脑室内脉络丛出血相鉴别。脉络丛出血主要表现为脉络丛回声增厚增强,外形不规整,或在局部可见突出的强回声。两者虽均为强回声,但是后者出血位置固定,一般不会在侧脑室前角内显示。如果冠状切面怀疑出血,需作矢状扫查,因为冠状切面可出现假阳性,可将不对称的脉络丛强回声误认为出血。

2.脑室内出血(intraventricular hemorrhage,IVH)

室管膜下出血量较大时,可由原发部位破入同侧侧脑室内,发展为脑室内出血,侧脑室随出血量增多而扩大,可单侧或双侧,左侧多于右侧,原因尚不清楚。可分为脑室内出血不伴脑积水(Ⅱ级出血)和脑室内出血伴脑积水(Ⅲ级出血)。

脑室内出血可引起化学性脑室炎,产生脑脊液免疫球蛋白,导致脑室膜壁回声增厚增强;脑积水如果有扩大趋势则需要引流。部分血凝块可随头部位置变化而移动,经后囟扫查可发现隐匿在脑室枕角处出血。

脑室内出血的超声图像特征图 10-6。

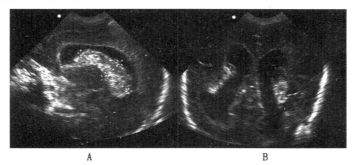

图 10-6　脑室内出血

28 周胎龄,出生体重 1 100 g,重度窒息,Apger2-4-6 分/1-5-10 分钟,频发性呼吸暂停,机械通气。A.右侧旁矢状切面显示尾状核头部周围区及脉络丛表面可见一强回声团块("＋＋"之间),其内可见不规则低回声区,伴脑室扩张;B.冠状切面,双侧脉络丛表面均可见不规则的强回声团块,伴双侧脑室扩张

(1)侧脑室内可见团块状强回声,占据侧脑室的一部分或充满整个侧脑室,强回声团块可粘贴在脑室壁上或漂移在脑室内。急性 IVH 发生短时间内为无回声,超声不能显示,稍后由于纤维蛋白沉积,显示为均匀的强回声团。

(2)少量血凝块可能位于侧脑室下垂部位,即侧脑室枕角,在矢状切面仅见枕角及三角区轻度扩张或变形,大量出血时,整个侧脑室均扩张。如果团块充填整个脑室,脑室无回声不显示,代之为与脑室形态相一致的强回声区。正常脑室内的脉络丛厚度可不对称,所以有时出血与正常不对称脉络丛难以区分。

(3)当血凝块成熟后,其中央呈无回声,此时易被发现,易和脉络丛强回声相鉴别。

(4)当脑室内的血凝块破裂后可以检查脑室内低回声漂浮物。

(5)经后囟或乳突囟可以更好显示脑室枕角和颞角,可以发现位于这些部位或漂浮在脑脊液中的小血凝块。经后囟扫查也容易发现第三和第四脑室内的出血。

(6)如果出血延伸至颅后窝池,就增加了出血后脑积水的风险。颅后窝池内血凝块是预测出血后脑积水的较好指标。室管膜下出血发生 6 个小时内出现早期脑室内出血不常见,如果发生则有可能导致认知障碍和运动障碍,包括脑瘫。

(7)脑室内出血合并脑积水时,侧脑室明显扩张,后角扩张最常见,前角圆钝呈球形;第三脑室增宽>3 mm。

除非头部增长过快或出现其他严重危险因素,一般情况下每周进行 1 次超声检查,可在颅内高压症状出现前及时发现梗阻征象,争取治疗时机。一般情况下脑积水在脑室内出血数周发生,脑室内出血消失后,脑室会恢复正常大小,尤其是导水管梗阻引起者。严重脑积水通常需要行脑室腹膜分流术。

3.脑实质出血(intraparenchymal hemorrhage,IPH)

脑实质出血比较少见,但它是新生儿颅内出血最严重的类型,最常发生的部位是额叶和顶叶,其次是枕叶,有时累及丘脑。脑实质出血的主要是丘脑尾状核沟处室管膜下出血延伸所致,也可能是由室管膜下出血或脑室内出血所导致的末梢静脉血栓栓塞引起,或较大的室膜下出血压迫室管膜下静脉引起室旁静脉栓塞所致。另外一种原因是出血性疾病,由此引起的脑实质出血多发生在其他不常见的部位,主要有维生素 K 缺乏、血友病、免疫性血小板减少症、高钠血症等。其他如体外膜肺氧合治疗可引起血管栓塞、局部缺血和血小板减少、肝素化或短暂性高血压等,从而导致脑实质出血。脑实质出血常表现为不对称或单侧,即使是双侧出血,两侧范围也不相同。

脑实质出血患儿一般均有轻偏瘫,不会发展为脑瘫。

脑实质出血的超声图像特征:

(1)急性期:脑实质内局灶性均质强回声团块,形态规则或不规则,边界清晰,较大的单侧出血可导致脑中线向健侧偏移(图 10-7,图 10-8A)。

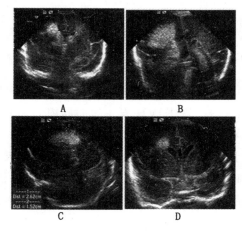

图 10-7 脑实质出血(急性期)

胎龄 29 周,出生时体重为 1180g,Apger3-4-6 分/1-5-10 分钟,频发性呼吸暂停,机械通气。出生后第 1 天超声检查,在不同水平的冠状切面(图 A、B、C)及大脑半球矢状切面(图 D)显示右侧顶叶脑实质有大片状强回声区,占位效应明显,脑中线稍向左侧移位

(2)出血吸收期:出血吸收早期血凝块回声减低,病灶中央液化呈无回声(图 10-8B);出血吸收

晚期血凝块萎缩,范围逐渐减小,回声更低,大部分液化呈无回声,为强回声边界包绕(图10-8C、D)。

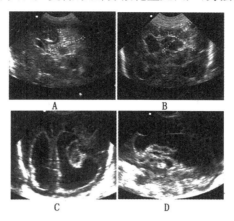

图 10-8　脑实质出血不同时期的超声表现

胎龄 28 周,出生时体重为 1 150 g,Apger2-4-6 分/1-5-10 分钟,频发性呼吸暂停,机械通气。A.出生后第 1 天超声检查,冠状切面显示左侧额顶叶脑实质强回声团("＋＋"之间),脑室受压,无扩张;B.出生后第 7 天,冠状切面显示病灶回声明显较前次减低,其内出现不规则低回声区,双侧脑室明显扩张,左侧脑室受压;C、D.出生后第 14 天,冠状切面及旁矢状切面显示病灶已经大部分液化为无回声区,双侧脑室均明显扩张,脉络丛表面可见不规则的无回声区

(3)出血后期:2～3 个月后出血几乎完全被吸收,出血区则形成边界清晰的无回声囊肿,最终发展为孔洞脑,可与脑室相通或不相通。

(二)蛛网膜下隙出血

新生儿蛛网膜下隙出血(subarachnoid hemorrhage,SAH)发生的原因主要与窒息、创伤等有关,也可发生在没有生发基质出血危险的足月儿。

蛛网膜下隙出血超声声像图特征:经前囟冠状切面显示大脑纵裂或大脑外侧裂间隙增宽,呈无回声暗带,内有散在的点状强回声(图10-9)。

因蛛网膜下隙出血大部分残留在脑的周边部位,由于颅骨和脑表面超声声像的影响,超声诊断不如 CT 和 MRI,如果发现蛛网膜下隙出血,建议 CT 和 MRI 检查。

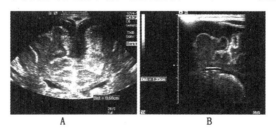

图 10-9　蛛网膜下隙出血

A.冠状切面;B.矢状切面。4 个月婴儿,发烧 40 ℃入院,体格检查前囟饱满,张力明显增高,腰椎穿刺抽出血性脑脊液。超声检查显示蛛网膜下隙及大脑纵裂增宽,其内可见密集点状回声

(三)小脑出血

新生儿尸体解剖发现小脑出血(cerebellar hemorrhage,CH)发生率为 5%～10%,早产儿较足月儿多见。小脑出血的原因较多,但多数与足月儿产伤或早产儿有关的循环功能障碍有关。小脑出血多发生在出生后的第一周内需要监护的不稳定新生儿,常伴有酸中毒、低血压,一般不伴有小脑幕上出血。早产儿小脑出血预后差,足月儿预后较早产儿好,多数存活,但有后遗症,尤其是运动障碍,伴有不同程度的智力障碍,约有半数发生脑积水,需要脑室腹腔引流。

经乳突囟扫查可作为常规来检查小脑,以便发现小脑出血及评价颅后窝池。现在已经明确有很多小脑出血发生,所以颅脑超声检查仅仅经过前囟扫查已显不足。

小脑出血的超声图像特征是出血部位回声增强。小脑蚓部正常时显示为强回声,超声检查时仔细观察两侧小脑半球回声强度是否对称,有助于诊断小脑出血,应结合临床病史考虑,并进一步 CT 检查。颅后窝硬膜下出血与小脑本身出血很难通过超声鉴别。

(四)硬膜下出血(subdural hemorrhage,SDH)

硬膜下出血主要因损伤使大脑镰或小脑幕撕裂引起,多见于足月儿,常是由巨大儿、胎位异常、难产、产钳助产所致。随着产科水平提高,在发达地区硬膜下出血发生率明显下降,但是边远地区仍然是新生儿颅内出血的主要类型之一。出血部位可发生在上矢状窦、下矢状窦、直窦和横窦。当大脑镰、小脑幕撕裂引起直窦、横窦出血,可很快压迫脑干,短时间内危及生命。早期诊断对治疗有重要意义,可挽救生命。应用高频探头(10～12 MHz)效果更好,但是超声诊断不如 CT、MRI。

硬膜下出血超声图像特征。

(1)上矢状窦出血可逐渐形成硬膜下积液;靠近大脑实质周围部位,超声显示为大脑实质周围无回声区,多呈带状,可双侧或单侧发生。由于颅骨声影的影响,少量出血超声不易显示。

(2)下矢状窦出血超声显示为跨越大脑中线的强回声团块,并常向两侧大脑半球扩展。

(3)当直窦、横窦出血时,局部脑组织水肿,中线偏移。

二、新生儿缺氧缺血性脑损伤

新生儿缺氧缺血性脑损伤(hypoxic-ischemic brain injury,HIBI)也称新生儿缺氧缺血性脑病(hypoxic-ischemi encephalopathy,HIE),是围生期缺氧所致的颅脑损伤,是新生儿死亡和儿童伤残的主要原因,发生率约为活产儿的 6/1000,其中 15%～20% 的在新生儿时期死亡,存活者中 25%～30% 的可能留有某种类型的远期神经发育后遗症,如脑瘫、癫痫、智力低下、学习困难和视听障碍等,给家庭和社会带来巨大影响,因此该病一直是近年来国内外研究的热点。

缺氧是指由许多原因所致的动脉氧浓度低于正常,缺血是指流到细胞或器官的血容量不足以维持其正常的功能,缺氧缺血互为因果,其中缺血对脑组织带来的损伤较之单纯缺氧危害更大。当脑的灌注降低到严重影响组织从血液中提取氧气的能力时即发生缺氧缺血性脑病。缺氧缺血性脑病的发病原因包括出生前母亲因素和新生儿原因。母亲因素占 20%,常见的因素包括母体慢性心肺疾病、胎盘功能不足、胎盘早剥等,这些都会引起胎儿窒息;另一个不常见的原因是母亲吸食可卡因。胎儿因素占80%,为出生时和出生后因素,主要包括难产、新生儿肺部疾病及先天性心脏病等。

缺氧缺血性脑损伤有4种基本的病理学类型:①矢状旁区损伤。②选择性神经元坏死。③脑室周围白质损伤。④局灶性和多灶性坏死。

新生儿月龄不同,发病原因不同,缺血缺氧性脑损伤的超声表现也不同。在妊娠最后3个月,随着大脑的发育其大脑动脉走行也在变化。对于早产儿,大脑动脉分布主要在室周区域,缺乏血压的自主调节功能,因此生发基质出血及室周白质损伤是常见的病理变化。而对于足月儿,因为大脑动脉分布到皮层和皮层下,因此最易受累的部位是矢状旁区,所以足月或接近足月的新生儿缺血缺氧性脑损伤常见的病理学类型主要为前两种。

早产儿缺氧缺血性脑损伤可导致存活率不高,存活者存在痉挛性四肢瘫痪、智力低下、视听障碍等。足月儿缺氧缺血性脑损伤可导致癫痫发作,运动不协调,喂养困难,智力低下等。

(一)脑水肿

缺氧缺血后所发生的病理生理过程是多重机制相互作用的共同结果。早期典型的病理改变是脑水肿,继之神经元损伤,直至脑组织发生萎缩或液化形成孔洞、囊腔。缺氧缺血性脑病的超声诊断基础是该病的病理变化过程,超声检查可显示脑损伤和病情演变过程。

脑水肿是足月儿缺氧缺血性脑病早期病理改变的主要特点,本质是脑细胞内外水分增多,伴有或不伴有蛛网膜下隙出血。脑水肿时,脑实质回声增强的原因目前还不完全了解,可能与细胞间液体增加导致回声界面增多有关。

脑水肿的超声图像特征如下。

(1)脑实质回声增强:弥漫性或局限性,以脉络丛的回声强度作为参照。当回声强度低于脉络丛,水肿的可恢复性较大;当回声强度等于或强于脉络丛时,脑水肿完全恢复的可能性较小。脑实质回声强度越强,提示神经元损伤越严重。

(2)脑整体结构模糊:大脑整体结构模糊,甚至脑的正常结构消失,伴有大脑纵裂或大脑沟回弥漫性轮廓界限不清晰,甚至脑沟消失。

(3)脑室变化:脑水肿引起脑容积增加时,脑室因受挤压而变窄,冠状切面和矢状切面上侧脑室前角呈裂隙状或消失,第三脑室模糊;侧脑室内脉络丛周围无回声带消失,脑室旁回声异常增强,脑室边界模糊不清。矢状切面显示侧脑室窄如缝隙,有压迫感。

(4)脑水肿是缺氧缺血性脑损伤的最初表现,脑损伤越严重,脑水肿越广泛,持续时间越长。当脑水肿恶化,脑血管阻力增加,舒张期血流速度减低。脉冲多普勒频谱显示的典型波形为RI的逐步增高和颅内动脉舒张期血流逐渐减低甚至反向。

(二)脑室周围白质软化

早产儿脑损伤包括脑室周围白质软化(periventricular leukomalacia,PVL)、脑室内出血和出血后脑积水等。近年来,脑室内出血发生率呈逐渐下降趋势,因此PVL已上升为早产儿脑损伤的主要类型,正确认识及治疗PVL对降低中枢神经系统功能障碍,降低脑瘫、认知及行为后遗症的发生有重要意义。

PVL是早产儿特发性脑损伤的重要形式,受累的脑白质通常在视辐射水平的脑分水岭区,距脑室3~10 mm,主要涉及脑室周围白质的半卵圆中心(侧脑室前角和体部)、视区(侧脑室三角区和后角)和听区(侧脑室下角)。

目前认为PVL发生的主要原因是脑内缺血性障碍引起脑室周围白质的梗死和坏死。有心肺功能障碍者,可有低血压和严重缺氧缺血,也是引起此病的原因之一。PVL病理改变与3个因素有关:①早产儿脑室周围脉管系统发育不成熟。②早产儿,尤其有脑白质病变时,缺乏大脑血管自主调节功能。③成熟少突胶质细胞前体细胞易损性,其病理改变主要是少突胶质细胞的坏死和缺失,成熟少突胶质细胞前体细胞和未成熟少突胶质细胞是脑室周围白质软化病变的主要靶细胞,少突胶质细胞前体细胞代谢旺盛,缺氧缺血后易受到自由基攻击,同时缺氧缺血诱发颅内出血,局部Fe^{2+}浓度增加,联合自由基,加重脑白质损伤。极低体重儿(<1 000 g),PVL的发生率以往高达25%~40%,最近报道显示降低到7%,然而Ment等也报道了伴随着极低体重儿的存活率升高,PVL引起的脑瘫发生率也呈上升趋势。这暗示着更多的存活儿伴有PVL。

研究显示母体绒毛膜炎与PVL相关,母体绒毛膜炎时血管作用蛋白被释放进入胎儿循环,导致脑血流波动。最近的报道也显示胎儿或新生儿感染引起的炎症,激活星形细胞和小胶质细胞,也会导致PVL或PVL组织修复时的病理性反应。

PVL导致的神经系统疾病包括:发育迟缓和对称性痉挛性双侧瘫,常在患儿6个月时出现临床症状,严重者会影响到上肢,导致痉挛性四肢瘫及视听障碍。

PVL超声图像特征:PVL不同时期,超声图像表现不同(图10-10,图10-11)。

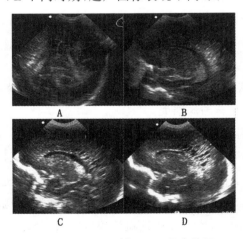

图10-10 不同时期PVL超声特征

胎龄29周,出生体重1 250 g,重度窒息,Apger2-4-6分/1-5-10分钟,出生后频发性呼吸停止,机械通气,出生后第2天头颅超声检查,枕叶冠状切面(A)及右侧旁矢状切面(B)显示右侧枕叶脑室周围白质局限性回声增强(箭头所示),回声强度高于脉络丛。出生后第7天超声检查,通过右侧旁矢状切面(C)显示病变区回声增强,内可见多个细小囊肿。出生后第14天超声检查,右侧旁矢状切面(D)显示囊肿增大

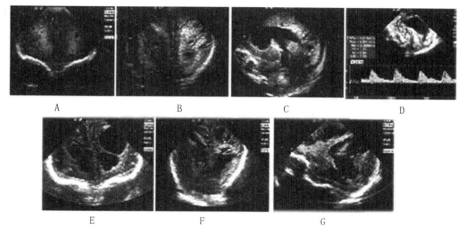

图 10-11　PVL 并脑穿通囊肿形成

胎龄 29 周,出生体重 1 280 g,重度窒息,Apger2-4-6 分/1-5-10 分钟,出生后频发性呼吸停止,机械通气,出生后第 10 天超声检查,额叶冠状切面(图 A)、枕叶冠状切面(图 B)及右侧旁矢状切面(图 C)显示额叶、枕叶及脑室周围白质回声增强,内部可见多个细小囊肿(箭头所示)。大脑前动脉血流频谱(图 D)显示大脑前动脉阻力指数增高。出生后第 20 天复查,额叶冠状切面(图 E)、枕叶冠状切面(图 F)及右侧旁矢状切面(图 G)显示病灶区囊肿明显增大,右侧顶叶脑室旁白质内囊肿与右侧侧脑室相贯通,形成脑穿通囊肿

1.PVL 早期

脑白质回声逐渐增强,多为局限性,可以多个部位同时发生,有对称发生倾向,强回声范围随损伤范围增大而扩大,可直至皮质下。这些强回声通常是由梗死引起的组织水肿或出血所致。以前囟冠状切面表现最明显,常见部位在侧脑室前角、后角、三角区附近及侧脑室外侧。

根据脑室周围白质回声增强的程度不同,Hashimotok 等将其分为三度。

PVL Ⅰ 度:脑室周围实质回声增强,但回声强度低于脉络丛。

PVL Ⅱ 度:脑室周围实质回声增强,回声强度与脉络丛相同。

PVL Ⅲ 度:脑室周围实质回声增强,回声强度高于脉络丛或与其相同,但范围超过侧脑室三角区。

早期诊断时注意与早产儿未成熟脑白质相鉴别,损伤后的 PVL 回声不均,粗糙,边界欠清晰,范围更大。

2.PVL 囊肿形成期

损伤 2～4 周后异常的脑实质回声强度逐渐减弱,出现囊性改变,囊肿可以为一个或多个,规则或不规则,囊肿大小可从数毫米到 1～2 cm 不等,通常是双侧和对称的,也可为单侧。如果严重,在以后的一段时间内囊肿会逐渐增加,侧脑室也会相应增大,预示患儿预后不良。

有学者研究了 51 例尸体解剖证实 PVL 病例,发现 44% 的病例颅脑超声不能做出囊肿的诊断。主要有两个原因,最常见的是在一个月龄前行超声扫查而错过了 PVL 的囊肿期,另一个是因为病变是微囊肿,超声不能显示。MRI 可能是 PVL 诊断的最佳方式,可预测有关运动方面的不良后果,髓鞘延迟形成、侧脑室扩张、脑外间隙增宽等都预示不良预后可能大。

3.PVL 后期(囊肿增大或消失)

此时期可显示囊肿吸收或增大,较大的、多发的白质软化灶难被胶质细胞完全充填,导致

囊肿长期存在。无论超声或CT,诊断PVL的最佳时间是脑损伤后3～4周,太早、太晚都会漏诊。MRI比CT和超声更敏感,可用于长时间随访皮质病变。

对于有明显缺氧缺血的胎儿,如果第一次超声扫查是正常的,再次超声扫查应当在出生后4周进行以排除PVL,以防漏诊。PVL需与生发基质出血引起的脑实质出血相鉴别,然而两者可以同时存在。

新生儿颅脑超声尽管对局灶性PVL诊断可靠性高,但对检测非囊性的弥漫性脑白质损伤有一定的局限性。另外,颅脑超声有助于预测PVL的远期预后,脑室周围检测到囊腔和脑室扩张,与以后发生的痉挛性双侧瘫及其他神经管缺陷有强烈的相关性。广泛的顶、枕部囊腔预后差,而单纯的额部囊腔预后较好。

(三)脑梗死

脑梗死是新生儿最严重的脑损伤之一,常为某一条动脉或某几条动脉分布区域的脑组织缺血性损害。早产儿脑梗死发生率高于足月儿。新生儿高危因素包括严重窒息、早产、先天性心脏病、血栓形成与栓塞、脑膜炎、红细胞增多症、创伤及脑血管畸形等。

1.大脑梗死

大脑中动脉分布区域是最常发生脑梗死的部位,发生在大脑前后动脉分布区域也有报道。脑梗死的临床症状变化很大,从无症状到癫痫发作、嗜睡和昏迷。足月儿常见单个部位的脑梗死,而早产儿常见多发部位的脑梗死。应用彩色多普勒和能量多普勒可评价大脑血流信号,尤其对不稳定的新生儿有用。脑梗死在2周后则逐渐进入吸收期。

大脑梗死的超声图像特征(图10-12)。

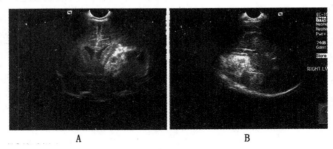

图10-12 脑梗死

A.经前囟冠状切面;B.经乳突囟横切面。胎龄36周,体重3 000 g,轻度窒息,Apger4-7-10分/1-5-10分钟,出生后第11天出现呼吸暂停,双侧瞳孔不等大,前囟张力高。超声检查显示左侧基底节部位大片状强回声区(箭头所示),脑中线向右侧移位,双侧侧脑室前角不对称

(1)脑梗死早期,病变区域处于水肿状态,脑实质回声增强,局灶性者呈新月形或三角形,也可为广泛性回声增强。与缺氧缺血性脑病、早产儿脑室旁白质损伤早期相似,轻者脑水肿可逆,1周左右超声图像基本恢复正常,重者病变区呈典型的"楔形"图像特征,窄的一端指向脑中心部位。

(2)由于出血梗死产生占位压迫效应,侧脑室变窄,尤其是病变侧侧脑室明显变窄,两侧脑实质回声不对称。实时超声可显示病变侧血管搏动减弱。

(3)梗死灶吸收期:①在原梗死灶强回声部位出现无回声囊腔,与PVL所形成的囊腔不

同,前者囊腔通常为单个、较大,后者通常较小、多发、且常常双侧对称。②脑室扩大及脑萎缩。③脑动脉主要分支搏动逐渐恢复。

(4)彩色多普勒在病变区不能检测出彩色血流信号,脉冲多普勒不能检出动脉血流频谱。

2.小脑梗死

小脑梗死比大脑梗死少见,小脑损伤可能是弥漫性缺血损伤引起。因为小脑蚓部正常即为强回声,因此小脑水肿、梗死或出血很难诊断。

小脑梗死超声图像特征:

(1)小脑梗死初期,小脑皮质回声增强、缺少动脉搏动、多普勒血流信号消失、小脑沟回减少。

(2)两周后,异常病变区回声减低,开始显示囊性改变及脑萎缩带来的同侧脑室增大,同时逐渐恢复血液供应,主要从邻近的动脉周围区开始恢复动脉波动。

(四)缺氧缺血性脑病脑血流改变

用脉冲多普勒研究脑血流动力学的变化,近年来在新生儿领域获得了广泛应用,为新生儿提供了简便无创伤性临床诊断手段,对 HIE 的早期诊断、病情判断、预后评估和指导治疗均具有重要价值。

HIE 脑血流动力学的超声多普勒异常表现:①脑血流速度减慢,以舒张期血流速度减慢显著,当血流速度低于正常值的两个标准差时,常发展为 HIE。②舒张期无血流灌注,即舒张末期血流速度下降至零,血流频谱呈单峰型,为脑血流速度减慢的严重型,见于重度 HIE。③脑血流过度灌注,脑血流速度增快,如果高于正常值的 2~2.5 个标准差时,提示存在脑血流的过度灌注。④舒张期逆灌注,此异常血流信号常为脑死亡的征兆。⑤RI 增大或减低,RI>0.72~0.75 或≤0.55 提示存在 HIE。低 RI 较高 RI 预后差,RI≤0.5 时血流速度也明显减低,提示低灌注。RI<0.5 而且血流速度显著增高,提示高灌注,RI 越低预后预差。但当 RI>0.9时,提示脑血管严重痉挛,脑血流灌注显著减少,可能预后不良,见于重度 HIE。⑥如果收缩期峰值流速(PSV)、舒张末期血流速度(EDV)和平均流速(TMV)成比例一致减慢,RI 也可能不增大甚至降低≤0.55,轻、重度患儿可见此类频谱表现。

第三节　新生儿其他颅脑病变

一、新生儿中枢神经系统感染

颅内感染包括脑膜炎、脑炎、脑室炎或者三者合并存在,先天性感染会给胎儿成长带来很严重的后果,可导致死胎、先天畸形、智力障碍或发育迟缓、抽搐、癫痫。颅脑超声在鉴别和随访出生后情况以及新生儿感染后并发症中有重要作用。

弓形虫、风疹病毒、巨细胞病毒、单纯疱疹病毒 2 型、梅毒等感染是宫内感染最常见的原因。其中,巨细胞病毒感染发生率居第一位,大约占所有出生儿的 1‰,其次是弓形虫感染。这些感染大多是从母体经胎盘传播到胎儿,单纯疱疹除外,75%的单纯性疱疹病毒感染是在出生时通过产道获得感染。梅毒能引起急性脑膜炎,在新生儿一般不引起皮质病变。

在出生时或出生后感染巨细胞病毒,一般没有或仅有轻微后遗症,但在出生前感染巨细胞病毒,会引起大脑的严重损伤。巨细胞病毒或弓形虫引起感染的严重程度取决于胎儿感染时孕周。早期感染,即20~24孕周前感染,会产生很严重的后果,主要包括小头畸形、脑软化、异常髓鞘形成、小脑发育不全、多小脑回和皮质发育不全、脑穿通畸形、多囊性脑软化症。在24周以后的感染则极少导致严重的神经损害。围生期死亡儿一般是早期严重感染所致。智力障碍、发育迟缓、抽搐和癫痫发作都是潜在的后遗症。

颅内感染超声图像特征如下。

(1)脑内钙化:包括脑室周围钙化和脑实质钙化。钙化是感染后神经元死亡的最终结局。钙化灶大小不等,以小点状多见,偶有稍大斑块状强回声,形态不规则,边界清晰,可伴有或不伴有声影。脑实质钙化常呈现出无规律性。巨细胞病毒感染钙化典型者是脑室周围钙化,弓形虫会引起脑内分散钙化,好发于基底神经节,然而这两种形态钙化在这两种病中都会出现。严重者可显示弥漫的脑实质感染,必须注意的是,明显的宫内或出生后细菌、病毒、真菌感染,合并有严重的后遗症,但可能没有任何超声表现。有报道先天性弓形虫感染治疗后颅内钙化和预后相关。

(2)脑室增大:脑室增大是因为脑容量减少。所有的颅内感染,不管是产前宫内感染、出生时感染还是出生后颅内感染,都可能引起脑室扩张,并有脑室内强回声点或强回声带、脑室周围腔隙、室管膜表面不规则、脑实质内囊腔或脓肿。

(3)严重的化脓性脑膜炎:超声表现为脑沟回声增强、粗糙(图10-13),这是脓性分泌物沉积于脑沟的缘故。另外,脑室内有脓性分泌物时,脑室透声性差,回声不均,脑室内有强回声带和碎片状强回声,随头部运动而移动。

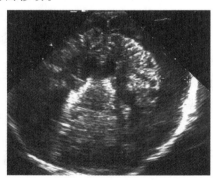

图 10-13　化脓性脑膜炎

1岁婴儿,发烧39℃入院,体格检查前囟饱满,张力明显增高,腰椎穿刺引流出混浊的脑脊液。经前囟冠状切面显示颅内回声紊乱,蛛网膜下隙明显增宽,内有密集点状回声,脑沟回声增强

(4)近年来报道较多的与感染有关的超声声像表现为丘脑内单个或多个线状或点状强回声,无特异性,与宫内感染如巨细胞病毒、风疹、梅毒等感染以及细菌性脑膜炎、宫内可卡因和其他药物的应用有关。

二、新生儿颅脑肿瘤

只有11%脑肿瘤发生在2岁前,通常都是先天性的。脑肿瘤在新生儿期很难诊断,常因肿瘤导致脑水肿,出现颅内压增加的症状和体征如头围增大、呕吐、行为改变才被诊断。肿瘤所在位置不同,症状和体征也不同。

对于有临床症状和体征者,MRI 和 CT 一般作为首选影像学诊断方法。但是对于没有典型的临床症状和体征者,可以优先选择超声检查,超声可以观察肿瘤所在的位置、大小、囊性或实性。

(一)颅脑实质性肿瘤

颅脑肿瘤的超声图像特征最初常表现为颅内出血声像。实际上,新生儿颅内出血比肿瘤更常见。鉴别单纯血肿还是肿瘤出血非常困难,因为两者在超声图像上均表现为相似强回声,因此任何发生在不常见部位的出血都应该用增强 CT 或增强对比 MRI 检查以发现潜在肿瘤的存在。

对于不常见部位的出血,随访非常必要,因为单纯出血的血凝块会随着时间的推移而吸收,而肿瘤则不会。脉冲多普勒和彩色多普勒血流成像可鉴别肿瘤内的血管成分。MRI 和 CT 随访可用来评价肿瘤的扩展程度、帮助鉴别诊断及评价治疗效果。

1 岁内的儿童最常见的脑肿瘤主要有畸胎瘤、蝶鞍上星形细胞瘤、杆状或棒状细胞瘤、室管膜瘤、脉络丛肿瘤。

(二)囊性病变

颅内囊性病变很常见,超声是首选方法。颅内囊性病变被 Harwood Nash 和 Fits 定义为"邻近大脑或在大脑内的充满液体的腔,有实质性肿物的占位效应",颅后窝池增大不是真正的囊肿。脑室囊性病变包括脉络丛囊肿、室管膜下囊肿、脑穿通囊肿等。

蛛网膜囊肿是脑内最常见的真性囊肿,但它只占儿童所有占位性病变的 1%。它是发生在两层蛛网膜之间的间隙里包含脑脊液的囊肿。原发性和继发性蛛网膜囊肿有不同的发病机制。原发性囊肿是由蛛网膜的异常分裂及两层间的脑脊液聚积引起。继发性囊肿是脑脊液积聚在蛛网膜的粘连处。蛛网膜囊肿,尤其那些在中线的囊肿,增大后会导致脑室系统的梗阻。蛛网膜囊肿常见于胎儿脑积水病例。

蛛网膜囊肿超声显示为有独立包膜的无回声区域,边界清晰,形态规则。蛛网膜囊肿的部位(以好发部位排序):颅中窝前部、蝶鞍区、颅后窝、四蝶体区、大脑镰、大脑纵裂。

第四节　小儿腹部常见疾病

一、胆道闭锁

(一)概述

先天性胆道闭锁,我国的发病较西方为高,居世界之首,是新生儿期长时间梗阻性黄疸的最常见原因。以往多认为是先天性胆管发育异常,近年提出肝炎学说,认为与新生儿肝炎有关,是出生后不久出现的一种获得性疾病。病变可累及整个胆道,亦可仅累及肝内或肝外的部分胆管,其中以肝外胆道闭锁常见。发病率女性高于男性。

发病早,生理性黄疸不退,且进行性加重,大便呈陶土色、尿色深、肝脏增大,进一步发展致门静脉高压及脾大、腹水。

根据闭锁的部位不同,病理分六型。

Ⅰ型:肝管、胆囊、胆总管完全闭锁。

Ⅱ型:胆囊内含透明液体,其余胆管完全闭锁。

Ⅲ型:肝管闭锁,胆囊、胆囊管、胆总管与十二指肠相通。

Ⅳ型:肝外胆管正常,肝内胆管闭锁。

Ⅴ型:肝管及胆囊正常,胆总管闭锁。

Ⅵ型:肝管、胆囊、胆总管上段正常,胆总管下段闭锁。

(二)超声表现

根据闭锁的部位和病程超声表现不同。

(1)肝总管以上闭锁时,扫查不到正常的胆囊,仅在胆囊窝内见似胆囊样条索状高回声,中央无腔隙,肝门区未见胆总管回声,代之以与门静脉伴行的条索状高回声,闭锁近端见小的液性暗区。

(2)闭锁部位在胆总管以下时,闭锁远端胆管成条索状无管腔回声,闭锁近端见胆囊细小、壁厚,不光滑,胆汁透声差,部分胆总管可轻微扩张。

(3)闭锁位于胆总管下端时,闭锁以上的肝内外胆管扩张。

(4)肝大,回声增强,病程长者脾大、腹腔积液、肝门区纤维条索增生,结构紊乱,肝内胆管壁随病程逐渐增厚,回声增强呈树枝状。

(5)彩色多普勒表现为肝动脉壁增厚,回声增强,血流速度加快,阻力指数增高。门静脉增宽,血流速度减慢。

(三)鉴别诊断

主要与新生儿肝炎鉴别,目前有学者认为本病为同一炎性病变的不同病理阶段,新生儿肝炎也可出现阻塞性黄疸的临床及声像图表现,但在增强的肝外胆管内可见无回声腔隙,肝大较轻,少有脾大,动态观察可见好转趋势。而胆道闭锁时阻塞性黄疸的临床及声像图表现为进行性加重,肝门部高回声团替代肝外胆管回声,胆囊较新生儿肝炎更小或根本无胆囊,肝明显肿大,脾大,追踪无改善。

二、先天性胆管扩张症

(一)概述

先天性胆管扩张症依据发生的部位不同,可分为三种:先天性胆总管囊状扩张症、先天性肝胆管囊状扩张症及复合型(两种同时存在)。由于胆管壁先天性薄弱所致,好发于胆总管的上部和中部。先天性肝胆管囊状扩张症可累及肝脏的叶或整个肝脏,扩张的胆管从肝实质向肝门部汇集,互相相通,内含胆汁,由于排泄不畅,可并发炎症、结石。先天性胆总管囊状扩张症以肿块、腹痛,黄疸为主要症状。

(二)超声表现

1.肝外胆管囊状扩张症

在胆总管部位出现囊肿,多呈球形、椭圆形或纺锤形,囊壁清晰,较薄,囊腔呈液性无回声,内常有结石,可发现囊肿与近端肝管相通是最好的佐证。肝内胆管一般正常,胆囊往往被推移至腹前壁。

2.肝内胆管囊状扩张症

囊肿沿左右肝管分布并与肝管相通,囊腔呈圆形或梭形透声暗区,亦可表现为节段性或较均匀的扩张,有时也可合并肝外胆管囊状扩张。

(三)鉴别诊断

胆总管囊肿需以肝门部的肝囊肿、网膜囊肿相鉴别,肝胆管囊状扩张需要与多囊肝、肝囊肿、多发肝脓肿鉴别。

三、先天性肥厚性幽门狭窄

(一)概述

先天性肥厚性幽门狭窄是由于幽门环行肌层肥厚、增生,使幽门管腔狭窄引起的不完全机械性梗阻。是新生儿常见病,占消化道畸形的第三位,多为第一胎足月正常婴儿,男孩发病多于女孩。

临床症状为出生后 2～3 天开始呕吐,进行性加重,常为喷射性,呕吐物不含胆汁,右上腹扣及橄榄形肿块为特有体征,早产儿幽门狭窄时呕吐多不典型,可为一般性呕吐。

(二)超声表现

1.方法

于饮奶或饮水后,安静状态下取仰卧位和左侧卧位,先观察胃腔及贲门结构然后右侧卧位,使胃内液充盈胃窦及幽门管,在腹中线偏右纵切,于右肾上极的前方,胆囊的下方可见幽门管横断面,旋转探头 90°,显示幽门管长轴切面。

2.诊断标准

正常小儿幽门肌管壁厚<3mm,管长 15 mm。先天性肥厚性幽门狭窄时幽门肌厚≥4 mm,幽门直径≥14 mm,管长≥16 mm。

3.声像图表现

幽门管横断面表现为低回声均匀团块,为增厚的幽门肌层,其中央为强回声的管状结构,管腔狭小,内径< 2 mm,偶可见气体通过。少数环行肌增厚不对称,或肌层厚度≥3mm,回声增强,局部肌壁蠕动消失。幽门及胃体扩张,壁增强,部分呈逆蠕动。

(三)鉴别诊断

1.幽门痉挛

多为生后即出现呕吐,为间歇性,次数不定,程度轻无喷射状,超声示幽门管正常,管腔内见内容物通过。

2.幽门前瓣膜

症状和体征同肥厚性幽门狭窄,超声胃腔扩大,幽门管壁正常厚度,管腔内容物移动受阻,X 线造影为诊断依据。

3.贲门痉挛

又称先天性巨食管症,超声表现饮水后食管扩张呈梭形,或烧瓶形,扩张下段食管呈鸟嘴或毛笔状狭窄变长,水通过受阻。

四、肠套叠

(一)概述

一部分肠管及肠系膜套进邻近的肠腔,引起梗阻症状者,称为肠套叠,为婴儿期最常见的急腹症。最高发病为4~10个月的婴儿,2岁以内发病率占80%,随年龄增加发病率减小男性为女性的2~3倍,春季好发。

婴儿急性原发性肠套叠常见症状:阵发腹痛、呕吐、便血、腹内肿块。婴儿腹痛表现为哭闹不安,每次安静5~10分钟或数十分钟后又哭闹,发病3~12小时开始便血,腹痛暂停时,腹部扪及腊肠样肿块。

(二)超声表现

(1)病变处可以探及肠套叠的特征性图像,声像图表现取决于探头声束与肠管套入轴的方向,可显示低回声团,短轴切面呈"靶环征",斜切面呈假肾征;当套入阑尾、淋巴结等时其中央为团状低回声,呈偏心性改变。

(2)间接征象病变远端肠黏膜水肿,呈低回声,常合并肠梗阻的声像图表现,病变以上肠管有肠腔淤滞,腹腔有游离液体。

(3)彩色多普勒血流显示局部肠壁血流信号增加,缺血坏死时局部血流信号消失。

(三)鉴别诊断

1.蛔虫性肠梗死

蛔虫团阻塞肠腔和肠扭转,当蛔虫在肠腔内聚集成团时阻塞肠腔形成梗阻,临床表现有阵发性腹痛,脐周围形成肿块并轻度活动。超声表现与肠套叠相似,肿块短轴切面呈圆形似靶环样回声团,肿块中央虫体呈粗大的强回声斑。

2.肠重复畸形

多有消化道出血,肠套叠,肠梗阻,腹痛,呕吐,多被X线检出。超声探查腹腔长管状囊性肿块可作为本病诊断的重要依据。

(四)临床意义

超声不仅作为诊断肠套叠的方法,而且可在实时超声图像的监视下进行复位。可以预测流体静脉压灌肠复位术成功的可能性,若肠套叠的外层回声较低,内套肠管内有积液,彩色多普勒超声显示肠壁无血流信号,则提示肠壁缺血,复位的可能性较低。

五、小儿急性阑尾炎

(一)概述

急性阑尾炎是儿童期最常见的急腹症之一,患病率高,因小儿解剖、生理及智力发育上的特点,发病以学龄儿最常见。

儿童阑尾炎典型的临床表现有发热和脐周疼痛,随后疼痛局限在右下腹,伴有腹膜刺激征,右下腹可扪及压痛性包块。新生儿阑尾炎临床表现则为穿孔、腹膜炎或肠梗阻。2岁以下的儿童,阑尾炎的腹痛很少局限化,手术前穿孔常见。

(二)超声表现

(1)小儿不同于成人,超声检查时大多能显示阑尾,阑尾呈蚯蚓或腊肠形肿胀,最大外径大于6 mm,阑尾壁厚大于3mm,横断面呈双层环形,内层黏膜及外层浆膜为相对中强回声,黏膜下肌层为低回声。当黏膜溃疡、坏死时,内环回声中断或消失。

(2)化脓性阑尾炎阑尾腔增大,壁增厚且厚薄不均,其内可见脓液回声。坏疽性阑尾炎回声强弱不等,黏膜回声消失。肠石嵌顿于出口处时,阑尾末端增粗伴有腔内积液或积气。阑尾周围脓肿时表现为阑尾周围积液。

(3)新生儿阑尾炎超声检查时常表现为腹腔内炎性团块、腹腔内游离积液或肠梗阻。

(4)急性阑尾炎时,阑尾血流信号明显并增加,多普勒频谱显示阑尾管壁呈低阻搏动性频谱及连续静脉血流信号。坏疽性及慢性阑尾炎管壁无血流信号,周围组织血流信号明显增加,尤其对急性阑尾炎早期及外径 5~7 mm 的阑尾炎,彩色血流有很大的诊断价值。

六、左肾静脉压迫综合征

(一)概述

左肾静脉压迫综合征也称胡桃夹现象或称胡桃夹综合征。指左肾静脉(LRV)汇入下腔静脉(IVC)的行程中,因走行于腹主动脉(AO)与肠系膜上动脉(SMA)之间受挤压而引起的一系列临床表现。本病多见于 6~13 岁的儿童,形体较瘦。表现无症状性直立蛋白尿,发作性或持续性血尿,血尿多在剧烈运动后或傍晚较明显。SMA 与 AO 夹角处脂肪和结缔组织增加或侧支循环建立,临床症状则缓解。

AO 与 SMA 间的正常角度为 45°~60°,当该角度变小时,LRV 受挤压,静脉回流受阻引起肾静脉高压,LRV 扩张,肾、输尿管静脉回流受阻,淤血的静脉系统与尿收集系统之间发生异常交通,或因肾盏穹隆部静脉窦壁变薄而破裂,导致非肾小球性血尿、直立性蛋白尿、腹痛和精索静脉曲张等。

(二)超声表现

1.方法步骤

空腹先检查双肾形态、结构无异常后,二维超声显示 LRV 通过 AO 与 SMA 间进入下腔静脉的图像,测量通过夹角前最宽内径、通过夹角处最窄内径,彩色多普勒检测扩张处和狭窄处血流速度。检查后,嘱患儿站立位或脊柱后伸位 15~20 分钟,再重复上述检查并测量。

2.诊断标准

仰卧时,左肾静脉狭窄的近端扩张,局部内径比狭窄部位内径宽 3 倍以上,脊柱后伸位 15~20 分钟后,左肾静脉受压明显,其扩张部内径与狭窄部位内径比增加并达 5 倍以上,俯卧位 15 分钟后扩张减轻或消失。

3.彩色多普勒检测

狭窄部血流信号变细,甚至消失,多普勒检测扩张部血流速度大于狭窄部,脊柱后伸 15 分钟后更加明显。

第十一章 骨科疾病CT诊断

第一节 骨科基本病变

一、骨与软组织

(一)骨质疏松

骨质疏松是指单位体积内正常钙化的骨组织减少,即骨组织的有机成分和钙盐含量减少,但其比例仍正常。组织学变化是骨皮质变薄,哈氏管扩大和骨小梁减少。骨质疏松的X线表现主要是骨密度减低。在长骨可见骨松质中骨小梁变细、减少、间隙增宽,骨皮质出现分层和变薄现象。在脊椎,椎体内结构呈纵行条纹,周围骨皮质变薄,严重时,椎体内结构消失。椎体有时可压缩呈楔状。疏松的骨骼易发生骨折。骨质疏松的CT表现和征象评价与X线表现基本相同,但可用QCT的方法量化测定。骨质疏松见于多种疾病。广泛性骨质疏松主要是由于成骨减少,老年、绝经期后妇女营养不良、代谢或内分泌障碍可继发骨质疏松。局限性骨质疏松多见于骨折后、感染、恶性骨肿瘤等和因关节活动障碍而继发骨质疏松。只根据骨质疏松,难以对病因做出判断。

(二)骨质软化

骨质软化是指单位体积内骨组织有机成分正常,骨矿物质含量减少,因此,骨内的钙盐含量降低,骨发生软化。组织学上显示骨样组织钙化不足,常见骨小梁中央部分钙化,而外面围以一层未钙化的骨样组织。骨质软化主要是由于骨内钙盐减少而引起的骨密度减低,以腰椎和骨盆最为明显。与骨质疏松不同的是骨小梁和骨皮质边缘模糊,系因骨组织内含有大量未经钙化的骨样组织所致。由于骨质软化,承重骨骼常发生各种变形,如膝内翻、三叶形骨盆等。此外,还可见假骨折线,表现为宽1~2 mm的光滑透明线,与骨皮质垂直,边缘稍致密,好发于耻骨支、肱骨、股骨上段和胫骨等。在成骨过程中,骨样组织的钙盐沉积发生障碍,即可引起骨质软化。造成钙盐沉积不足的原因可以是维生素D缺乏,肠道吸收功能减退,肾排泄钙磷过多和碱性磷酸酶活力减低。骨质软化系全身性骨病,发生于生长期为佝偻病,于成年为骨软化症。亦可见于其他代谢性骨疾患。

(三)骨质破坏

骨质破坏是局部骨质为病理组织所代替而造成的正常骨组织消失。可以由病理组织本身或由其引起的破骨细胞生成和活动增强所致,骨松质或骨皮质均可发生破坏。CT易于区分骨松质和骨皮质的破坏。骨松质的破坏表现为斑片状松质骨缺损区;骨皮质破坏表现为其内的筛孔样破坏和其内外表面的不规则虫蚀样改变、骨皮质变薄或斑块状的骨皮质缺损。骨质破坏见于炎症、肉芽肿、肿瘤或肿瘤样病变。如炎症的急性期或恶性肿瘤,骨质破坏常较迅速,轮廓多不规则,边界模糊。炎症的慢性期或良性骨肿瘤,则骨质破坏进展缓慢,边界清楚,有时还可见致密带状影围绕,且可使局部骨骼轮廓膨胀等。骨质破坏是骨骼疾病的重要 CT 征象,观察破坏区的部位、数目、大小、形状、边界和邻近骨质、骨膜、软组织的反应等,进行综合分析,对病因诊断有较大的帮助。

(四)骨质增生硬化

骨质增生硬化是单位体积内骨量增多,组织学上可见骨皮质增厚、骨小梁增粗增多,这是成骨增多或破骨减少或两者同时存在所致。大多是因病变影响成骨细胞活动所致,属于机体代偿性反应,少数是因病变本身成骨,如肿瘤细胞成骨。骨质增生硬化的 X 线表现是骨质密度增高,伴有或不伴有骨骼的增大。骨小梁增粗、增多、密集,骨皮质增厚、致密,明显者则难以分清骨皮质与骨松质。发生于长骨者可见骨干粗大,骨髓腔变窄或消失。骨质增生硬化的 CT 表现与其 X 线片的表现相似。骨质增生,硬化见于多种疾病。多数是局限性骨增生,见于慢性炎症、外伤和某些原发性骨肿瘤,如骨肉瘤、成骨性转移瘤。少数为普遍性骨增生,骨皮质与骨松质多同时受累,亦见于某些代谢或内分泌障碍如甲状旁腺功能低下或中毒性疾病,如氟中毒。

(五)骨膜增生

骨膜增生又称骨膜反应,是因骨膜受刺激,骨膜内层成骨细胞活动增加形成骨膜新生骨,通常表示有病变存在。组织学上,可见骨膜内层成骨细胞增多,有新生的骨小梁。骨膜增生的 CT 表现 X 线相同,在早期是一段长短不定、与骨皮质平行的细线状致密影,与骨皮质间可见 1～2 mm 宽的透亮间隙。继而骨膜新生骨增厚,常见的有与骨皮质表面平行排列的线状、层状或花边状骨膜反应。骨膜增生的厚度与范围同病变发生的部位、性质和发展阶段有关。一般发生于长骨骨干的较明显,炎症较广泛,而肿瘤较局限。随着病变的好转与痊愈,骨膜增生可变得致密,逐渐与骨皮质融合,表现为皮质增厚。如引起骨膜反应的病变进展,已形成的骨膜新生骨可被破坏,破坏区两侧的残留骨膜新生骨呈三角形,称为 Codman 三角。痊愈后,骨膜新生骨还可逐渐被吸收。骨膜增生多见于炎症、肿瘤、外伤、骨膜下出血等。只根据骨膜增生的形态,不能确定病变的性质,需结合其他表现才能做出判断。在恶性骨肿瘤中,骨膜增生可受肿瘤侵蚀而被破坏。

(六)骨内与软骨内钙化

骨内与软骨内钙化原发于骨的软骨类肿瘤可出现肿瘤软骨内钙化,骨梗死所致骨质坏死可出现骨髓内钙化,少数关节软骨或椎间盘软骨退行性变也可出现软骨钙化。CT 表现为颗粒状或小环状无结构的致密影,分布较局限。

(七)骨质坏死

骨质坏死是骨组织局部代谢的停止,坏死的骨质称为死骨。形成死骨的原因主要是血液供应的中断。组织学上是骨细胞死亡、消失和骨髓液化、萎缩。死骨的 CT 表现是骨质局限性密度增高。其原因一是死骨骨小梁表面有新骨形成。骨小梁增粗,骨髓内亦有新骨形成,即绝对密度增高;二是死骨周围骨质被吸收,或在肉芽、脓液包绕衬托下,死骨亦显示为相对高密度。死骨的形态因疾病的发展阶段不同而不同,并随时间延长而逐渐被吸收。骨质坏死多见于慢性化脓性骨髓炎,也见于骨缺血性坏死和外伤骨折后。

(八)矿物质沉积

铅、磷、铋等进入体内,大部沉积于骨内,在生长期主要沉积于生长较快的干骺端。X线表现为多条横行相互平行的致密带,厚薄不一。于成年则不易显示。氟进入人体过多,可激起成骨活跃,使骨量增多。亦可引起破骨活动增加,骨样组织增多,发生骨质疏松或软化。氟与骨基质中钙质结合称为氟骨症。骨质结构变化以躯干骨为明显,有的X线表现为骨小梁粗糙、紊乱,而骨密度增高。

(九)骨骼变形

多与骨骼大小改变并存,可累及一骨、多骨或全身骨骼。局部病变或全身性疾病均可引起。如骨肿瘤可使骨局部膨大、变形;发育畸形可使一侧骨骼增大;脑垂体功能亢进使全身骨骼增大;骨软化症和成骨不全使全身骨骼变形。

(十)周围软组织病变

骨和肌肉系统的软组织,包括肌肉、血管、神经、关节囊、关节软骨等。对软组织病变的观察,CT明显优于X线。CT上水肿表现为局部肌肉肿胀、肌间隙模糊,密度正常或略低,邻近的皮下脂肪层密度增高并可出现网状影。血肿表现为边界清楚或不清楚的高密度区。软组织肿块在CT上易于观察,肿块的密度可均匀或不均匀,边缘可光整或不规则,肿块的边界常能清楚显示。软组织或软组织肿块的坏死表现为类圆形或不规则形低密度区,单发或多发,并可因出血或坏死组织碎屑的沉积而出现液—液平面,其上层为液体呈水样密度,下层为沉积的坏死组织或血细胞而呈较高密度。脂肪瘤因其密度与脂肪组织相似而易于诊断,肿瘤或病变内含的脂肪成分也可通过测量其CT值而得以确认。开放损伤、产气细菌的感染,于皮下或肌纤维间可见气体。软组织肿瘤或恶性骨肿瘤侵犯软组织,可见软组织肿块影。肢体运动长期受限,可见肢体变细、肌肉萎缩变薄。增强扫描可区别血管和血供丰富的病变。如需做细致的观察,则可做MRI检查。

二、关节

CT能很好显示关节骨端和骨性关节面,后者表现为线样高密度影。关节软骨常不能显示。在适当的窗宽和窗位时,可见关节囊、周围肌肉和囊内外韧带的断面,这些结构均呈中等密度影。膝关节半月板在横断面上可以显示,表现为轮廓光滑、密度均匀的"C"形或"O"形结构,其CT值为60～90 HU。正常关节腔内的少量液体在CT上,难以辨认。关节间隙为关节骨端间的低密度影,有的关节在横断像上关节间隙难以显示,在矢状或冠状重建图像上关节间隙则显示得很清楚。关节病变的基本CT表现的病理基础和临床意义与其X线表现相同,但CT是断面显像且密度分辨率高于X线,因此关节病变的基本CT表现的形式和内容与X线表现有所不同。

(一)关节肿胀

关节肿胀常由于关节积液或关节囊及其周围软组织充血、水肿、出血和炎症所致。在CT上可见关节囊肿胀、增厚,关节腔内大量积液CT上表现为关节腔内水样密度影,如合并出血或积脓,其密度可较高。关节附近的滑膜囊积液在CT上呈关节邻近含液的囊状影。关节肿胀常见于关节炎症、外伤和出血性疾病。少量关节积液,关节囊肥厚,滑膜增厚均对关节病诊断有重要意义。

（二）关节破坏

关节破坏是骨性关节面骨质及其覆盖在其表面的关节软骨为病理组织侵犯、代替所致。CT 可清晰地显示骨性关节面骨质破坏，表现为骨性关节面连续性中断，能清楚地发现微细改变。对软骨破坏导致的关节间隙狭窄易于发现，尤其是与健侧对比时。对关节半脱位和变形显示更清楚。关节破坏是诊断关节疾病的重要依据。破坏的部位与进程因疾病而异。急性化脓性关节炎的软骨破坏开始于关节持重面，或从关节边缘侵及软骨下骨质，软骨与骨破坏范围可十分广泛。关节滑膜结核的软骨破坏常开始于边缘，逐渐累及骨质，表现为边缘部分的虫蚀状破坏。类风湿关节炎到晚期才引起关节破坏，也从边缘开始，多呈小囊状。

（三）关节退行性改变

关节退行性变早期始于软骨，为缓慢发生的软骨变性、坏死和溶解，并逐渐为纤维组织或纤维软骨所代替。软骨广泛坏死可引起关节间隙狭窄，继而造成骨性关节面骨质增生硬化，并于骨缘形成骨赘，关节囊肥厚、韧带骨化。关节退行性变的 CT 表现，早期主要是骨性关节面模糊、中断、消失。中晚期表现为关节间隙狭窄、软骨下骨质囊变，其大小不等，边缘清晰；骨性关节面局部增厚，边缘骨赘形成。不发生明显骨质破坏，一般无骨质疏松。关节真空是指关节腔内出现异常气体聚积，主要为氮气，腰椎最常见，其次为髋关节、膝关节、肩关节和耻骨联合。CT 的应用使关节真空的诊断率明显提高。主要表现为关节间隙内的低密度影像，CT 值极低，为 -200 HU 左右。气体范围大小不等，最大者充满椎间隙，小者如米粒大。故关节真空可以认为是某些关节退变的指征。关节软骨钙化、膝关节半月板，脊柱椎间盘发生率最高。由于 CT 分辨率高，腕关节三角软骨钙化亦能显示。除关节软骨钙化外，关节腔内还可见到滑膜钙化，以膝关节滑膜钙化为常见。关节退行性变多见于老年人，以承受体重的脊柱和骶、膝关节为明显，是机体衰退的表现。

（四）关节强直

关节强直可分为骨性与纤维性两种。骨性强直是关节明显破坏后，关节骨端由骨组织所连接。CT 和 X 线表现相同，关节间隙明显变窄或消失，并有骨小梁通过关节连接两侧骨端，多见于急性化脓性关节炎愈合后。纤维性强直也是关节破坏的后果，虽然关节活动消失，CT 能清楚显示与对侧关节间隙相比变狭窄，且无骨小梁贯穿，常见于关节结核。应对各个层面做仔细观察才能对关节强直情况做出全面的评价，诊断需结合对侧比较。

（五）关节脱位

关节脱位是指组成关节骨骼的脱离、错位。有完全脱位（原相对的关节面彼此不接触）和半脱位（相对的关节面尚有部分接触）两种，一般部位的关节脱位 X 线片可做出诊断。CT 图像避免了组织的重叠，易于显示一些 X 线片难以发现的关节脱位，如胸锁关节前、后脱位，骶髂关节脱位。任何关节疾病造成关节破坏后都可能发生关节脱位。第三节常见疾病诊断充满椎间隙，小者如米粒大。故关节真空可以认为是某些关节退变的指征。关节软骨钙化、膝关节半月板，脊柱椎间盘发生率最高。由于 CT 分辨率高，腕关节三角软骨钙化亦能显示。除关节软骨钙化外，关节腔内还可见到滑膜钙化，以膝关节滑膜钙化为常见。关节退行性变多见于老年人，以承受体重的脊柱和骶、膝关节为明显，是机体衰退的表现。

第二节　骨关节常见疾病

一、创伤

四肢骨与关节创伤CT不作为常规的检查方法,但对骨盆、髋关节、肩关节、膝关节等关节以及脊柱、颌面部骨外伤的检查非常重要,可以了解这些解剖结构比较复杂的部位有无骨折和骨折碎片的数目及位置,三维重建可以立体显示骨折的详情,如骨折内固定前的测量,关节骨折后骨块间的关系,关节面及角度的观察,手术前后骨折和关节修复情况的对比等,为临床治疗提供有力的支持。

(一)骨折

1.病理和临床概述

骨折可发于任何年龄,包括外伤性骨折和病理性骨折两类。外伤为骨折的最常见原因,其组织改变包括骨折解剖、骨折对软组织的损伤、软组织对骨折的影响。临床表现为疼痛、肿胀、畸形。本小节主要介绍外伤性骨折的CT表现。

2.诊断要点

(1)骨窗上线形骨折表现为骨皮质断裂线状密度减低影,边界锐利,常在多层面上显示,可伴有骨小梁的扭曲和紊乱,骨外形正常或有成角、错位、分离和重叠等;嵌入性骨折或压缩性骨折CT可显示线状或带状的密度增高影。对粉碎性骨折和关节附近韧带撕脱性骨折的碎骨片,CT能清楚显示其位置和数目。胸骨骨折轴位扫描易被漏诊,冠状位和矢状位重建容易诊断。髋臼骨折,髋臼骨折因髋臼解剖复杂,且骨折常为粉碎性。CT扫描能精确描述骨折粉碎程度,骨折片形状及相互立体关系,关节内游离骨块。矢状位和冠状位重建图像可用于显示关节面吻合情况及髋臼负重结构关系恢复情况。

(2)软组织窗位片上主要显示骨折线附近软组织改变,如水肿显示为肌间隙模糊,肌肉肿胀,密度正常或略低;局部血肿则为边界清楚或不清楚的高密度区,关节附近的骨折致关节囊内出血,可显示关节囊肿胀,关节囊内密度增高。

(3)骨折愈合过程中形成的骨痂,在CT上表现为原骨折线处骨皮质周围软组织内不定形的高密度影,内缘与骨皮质相连,部分病例可形成骨化性肌炎改变(图11-1)。

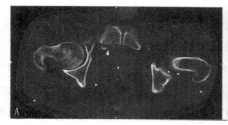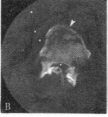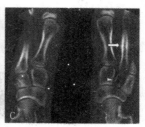

图 11-1　骨折

A.骨盆骨折、右侧耻骨上支骨折,并出现骨碎片;B.腰椎爆裂性骨折,腰椎椎体、椎弓、棘突均断裂,骨折端进入椎管内;C.左侧第二跖骨陈旧性骨折(长箭头)

3.鉴别诊断

(1)骨滋养动脉管影,CT 横断位显示条状低密度影,边缘较光整、规则,范围局限,周围软组织无肿胀。(2)干骺线,为横行低密度带,边缘呈不规则锯齿状,周围软组织间隙清晰。

4.特别提示

骨折检查首选普通 X 线片,CT 常用于对判断解剖结构复杂部位的骨折和严重脊柱外伤、骨盆、髋关节、膝及肩关节的外伤和了解骨折碎片及其移位情况,也用于显示出血、血肿以及发现外伤性的异物并加以定位。对于脊柱骨折特别是寰枢椎骨折,CT 能准确确定骨折、碎骨片各种移位及椎管内容物损伤情况。对于骨盆骨折,CT 不仅可清楚显示骨折情况,还可显示盆腔内脏器的损伤情况,提供全面的诊断资料。所以,X 线片与 CT、三维重建图像结合使用,为骨折提供更全面的资料,可对骨折及其并发症做出更全面的评价,对治疗及愈后有积极的意义。

(二)脱位

1.病理和临床概述

脱位是由于关节囊、韧带、肌腱被暴力损伤,使构成关节的骨端错位而失去正常的解剖关系称脱位,可分为完全脱位和半脱位。临床常表现为肿胀、疼痛、关节畸形、活动障碍等。

2.诊断要点

对解剖结构复杂关节,CT 无影像重叠且具有很高的分辨率,对关节脱位显示非常清楚。尤其对于普通 X 线难于发现的关节脱位,CT 扫描及重建可显示得很清楚,如 CT 横断面扫描能显示胸锁关节的前、后脱位,CT 对显示髋关节、膝关节和肩关节、肘关节和腕关节的脱位也非常好。

环枢椎脱位显示骨折分离和脱位的征象,前后脱位 CT 图像可见到齿突与环椎前结节距离增大,环椎、枢椎两侧侧块前后移位。

髋关节脱位常合并股骨头或髋臼缘骨折及股骨头圆韧带窝的撕脱骨折,产生小骨片,CT 扫描图像能清楚显示股骨头前脱位或后脱位情况,骨折情况,以及很小碎骨片的位置和移位程度。髋关节脱位时,由于关节内骨折,血液及髓内脂肪进入关节囊内形成关节积脂症。如另有气体进入关节囊内,则关节内同时存在三种成分,称为关节积气脂血症,此征象在诊断关节内骨折有重要意义。增强扫描后可显示骨折脱位后周围大血管损伤的情况,尤其后脱位时对大血管的损伤(图 11-2)。

3.鉴别诊断

根据病史多可确诊,必要时可以行双侧扫描对照。

4.特别提示

外伤性脱位多发生在活动范围较大、关节囊和周围韧带不坚韧,结构不稳固的关节,普通 X 线检查即可确诊,无须进行 CT 检查。但某些小关节和骨骼未完全骨化的关节脱位,特别是不完全脱位,X 线征象不明确,诊断困难,CT 能提供十分有益的帮助,并且能发现关节内碎片等,为治疗方案的确定提供依据。

二、炎性病变

骨关节感染是常见的细菌性骨感染疾患,分血源性和外源性,血源性有化脓性骨髓炎和关节炎;外源性为软组织感染直接侵犯骨和关节。感染细菌为结核杆菌时,则为骨结核和关节结核。骨关节炎症 CT 检查主要为了提供比一般 X 线片更多的信息,为早期骨关节感染的诊断提供帮助。

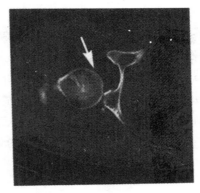

图 11-2　股骨头半脱位

CT 显示右侧股骨头向后脱位,髋关节软组织肿胀

(一)化脓性骨髓炎

1.病理和临床概述

化脓性骨髓炎是骨髓、骨和骨膜的化脓性炎症,较多见于儿童和少年。多侵犯长骨,以胫骨、股骨、肱骨和桡骨多见。病原菌多为金黄色葡萄球菌(占 72%～85%),其他有溶血性葡萄球菌、链球菌、大肠杆菌、肺炎双球菌等。病菌可经血行感染、邻近软组织或关节感染直接蔓延或通过开放性骨折或火器伤进入。根据病情发展和病理改变,化脓性骨髓炎可分为急性和慢性化脓性骨髓炎。前者临床起病急骤,可有寒战、高热、白细胞升高等症状。尚有患肢肿胀,压痛,患处有明显波动感等局部症状。急性化脓性骨髓炎延误诊治或治疗不当不彻底,常转为慢性化脓性骨髓炎。慢性骨髓炎中,有的脓肿病灶局限在骨内,形成慢性骨脓肿(又称 Brodie 脓肿);极少数慢性骨髓炎,骨内炎症病变长期存在,发生广泛的骨质增生硬化,称为慢性硬化性骨髓炎(亦称 Garre 骨髓炎)。

2.诊断要点

对各时期的表现,CT 主要从骨髓改变、骨质改变、骨膜反应以及周围软组织改变观察。①骨髓密度,急性期 CT 表现骨髓密度增加,CT 值为 +50 HU 左右(正常为 -80 HU 左右),偶尔骨髓腔内可见到气体、脂肪以及积液。亚急性期 CT 表现为骨髓密度增高,CT 值为 +30 HU 左右。慢性期,骨髓密度呈高低不等混杂影,偶可见骨髓腔内极低密度的气体影。②骨质改变,早期骨破坏 CT 示骨小梁模糊或消失,偶可显示小灶性骨小梁缺失区,边缘不清,骨质增生不明显。亚急性期示骨皮质的破坏、缺损、新骨形成。慢性期 CT 示骨质破坏区内大小不一的高密度死骨,高密度的骨膜反应围绕骨皮质,骨皮质显著增厚。③骨膜反应,早期骨膜改变不明显,随后 CT 表现为环绕或部分附着骨皮质的弧线样钙质高密度影,略低于正常骨皮质密度,并能清晰显示骨破坏处和骨膜下形成的脓肿。慢性期,骨膜新生骨与骨皮质融合,明显增厚。④周围软组织,急性期软组织肿胀 CT 表现为患肢较对侧增粗,皮下脂肪层增厚、浑浊,肌肉间脂肪间隙不同程度变窄、移位、模糊或消失;肌肉组织肿胀,密度均匀减低。脓肿形成期,软组织脓肿 CT 表现典型,平扫时表现为软组织内低密度囊状影,增强后脓肿壁环形强化,中央脓腔液化部分仍为低密度,脓肿范围更清楚。⑤Brodie 脓肿,CT 显示位于干骺端中央或略偏一侧的低密度局限性骨质缺损区,呈圆形或卵圆形,病灶内常无死骨,边缘骨质硬化而密度增高,骨膜反应少见。⑥Garre 骨髓炎,表现为骨膜增生,皮质增厚,髓腔狭窄或闭塞,呈局限或广泛的骨质硬化,与正常骨质无明显界限。在骨质硬化区一般无骨质破坏,亦无死骨形成(图 11-3)。

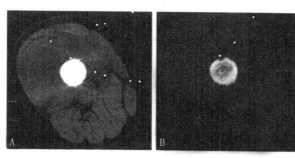

图 11-3　慢性化脓性骨髓炎

A.为软组织窗,可见股骨中段骨干增粗周围软组织肿胀,并见脓肿形成;B.为骨窗,可见髓腔密度增高、闭塞

3.鉴别诊断

(1)骨结核,好发小儿短管状骨,骨质破坏为主,一般无明显骨膜反应。

(2)Brodie 脓肿需与骨样骨瘤鉴别,CT 薄层扫描可以发现瘤巢,临床常有夜间疼痛病史,水杨酸类可缓解。

4.特别提示

X 线片对化脓性骨髓炎的诊断具有很大价值,化脓性骨髓炎 CT 检查为了显示病变早期 X 线平片不能显示的一些细微变化,为早期骨关节感染的诊断提供帮助。同时可提供更多的信息,包括骨内和软组织的早期变化和骨皮质内缘的破坏与增生以及细小的死骨等。MRI 在确定急性化脓性骨髓炎的髓腔侵犯和软组织感染的范围方面,明显优于 X 线和 CT。

(二)化脓性关节炎

1.病理和临床概述

细菌(以金黄色葡萄球菌最多)血行感染滑膜或因骨髓炎继发侵犯关节而致化脓性关节炎。以儿童和婴儿多见。病变可以累及任何关节,但以承重的大关节,膝关节和髋关节较多见,常单发。炎症早期,滑膜充血、关节内多量渗出液,滑膜坏死,软骨和软骨下骨质发生破坏。愈合期,肉芽组织进入关节腔,最后发生纤维化或骨化,使关节形成纤维性强直或骨性强直。本病发病急,受累关节有红、肿、热、痛及功能障碍,并有炎症的全身症状。

2.诊断要点

CT 主要表现为关节肿胀、积液和关节骨端的破坏。最早期表现为关节囊肿胀和关节间隙增宽。病变早期即可使关节软骨破坏,引起关节间隙狭窄,继而关节软骨下骨质发生破坏,多见于关节承重面。有时可见关节内脂肪—液平面征。愈合期,骨质破坏停止而出现修复。病变区骨质增生硬化,骨质疏松消失。如软骨与骨质破坏不甚明显,关节间隙可部分保留,严重者则形成骨性强直(图 11-4)。

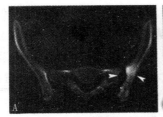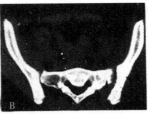

图 11-4　左侧骶髂关节炎

A.为骨窗,可见骶髂关节骶骨、髂骨边缘模糊,可见虫蚀样破坏,关节间
隙增宽,局部髂骨增生硬化;B.为软组织窗,可见周围软组织肿胀

3.鉴别诊断

①关节结核,关节结核表现非承重部位的骨质破坏,无明显骨质增生。②痛风性关节炎、风湿性关节炎,多发生在小关节,对称性,根据临床表现可以鉴别。

4.特别提示

临床常首先选用 X 线平片检查,CT 除可判断病变的范围,还可以进行 CT 导引下的经皮穿刺活检。

(三)骨结核

1.病理和临床概述

骨结核多起于松质骨和骨髓组织,以椎体、短管状骨及长骨的骨骺和干骺端好发,多见于儿童、少年。病理上分增殖型和干酪型。临床症状轻微,表现为酸痛不适,局部肿胀。病程长,病变局限。椎体结核见相应章节,本小节主要讲述长管状骨病变。

2.诊断要点

CT 示骨骺和干骺端局限性类圆形、边缘较清楚的低密度骨质破坏区,其内可见多发小斑片状高密度死骨影,边界无明显骨质增生改变,骨膜反应少见或较轻微。病变很少向骨干发展,但可破坏骨皮质和骨膜,穿破软组织而形成瘘管,并引起继发感染。病骨周围软组织肿胀,结核性脓肿密度低于肌肉,注射对比剂后其边缘可有强化。

3.鉴别诊断

慢性骨脓肿,骨质破坏逐渐吸收,骨质增生明显,骨皮质增厚,髓腔狭窄。

4.特别提示

骨结核多为继发性,胸部摄片发现结核病变有利于诊断。

(四)关节结核

1.病理和临床概述

关节结核常继发于其他部位的结核,可分为滑膜型和骨型两种,以滑膜型多见。骨型结核由骨骺、干骺端蔓延及关节,侵犯滑膜及关节软骨;滑膜型结核是结核菌经血行先累及滑膜,病变往往持续数月至 1 年,再波及关节软骨及骨端。晚期两者无法分型。关节结核好发于儿童及青少年,常单发,最多见于持重大关节,髋关节和膝关节,两者共占关节结核

80％左右。病变常先开始于不持重的关节边缘部分。关节结核以骨质破坏为主,并都可在附近软组织形成冷脓肿。临床上起病较缓慢,局部疼痛和肿胀,关节活动受限,久病者可伴有相关肌肉萎缩。

2.诊断要点

CT 征象包括滑膜的改变、骨与软骨破坏和关节积液。①关节积液,少量积液 CT 显示困难,较多积液时关节间隙层面及上方层面见关节旁半圆形、卵圆形水样密度影,边缘光滑,完整。②骨质破坏,关节囊和韧带附着点是早期骨质破坏的好发部位,表现为轻微的骨缺损区,边界不清,周围有极少量新生骨形成,当滑膜结核破坏了关节软骨面后,关节边缘的软骨下骨皮质毛糙,虫蚀样骨缺损,CT 轴像见关节面凹凸不平,并可见形成的小死骨,滑膜结核侵犯软骨全层后,关节面广泛骨质破坏,关节面凹凸不平,其中有小死骨形成。③滑膜的改变:早期滑膜及软骨的破坏平扫很难发现,CT 关节造影后扫描可显示。晚期可见滑膜增厚,增强扫描均匀强化。并可显示周围软组织肿胀及冷脓肿(图 11-5)。

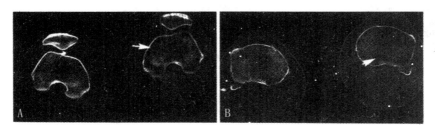

图 11-5　左膝关节结核

CT 轴位扫描可见左侧胫骨上段、股骨下端骨质疏松,见多发小斑点状骨质破坏区,边缘较清晰,周围软组织肿胀

3.鉴别诊断

需同化脓性关节炎、类风湿关节炎等鉴别。

4.特别提示

X 线平片为首选检查,CT 对关节软组织肿胀、关节积液和破坏区内死骨较敏感。而 MRI 则对关节周围水肿、关节积液和关节周围滑囊、肌腱的病理改变显示最佳。

三、骨巨细胞瘤

(一)病理和临床概述

骨巨细胞瘤是起源于骨髓结缔组织的间充质细胞,亦称破骨细胞瘤。本病较常见,多见于20～40 岁的成人,无明显性别差异,分为良性、生长活跃和恶性。好发部位以股骨下端为多见,次为胫骨上端及桡骨下端,三处发病占全部的 60％～70％;次为肱骨上端、腓骨上端、胫骨下端、股骨上端和掌骨、指骨。病变有明显的横向生长倾向,一般单发,偶可多发。病理上,根据单核瘤细胞和多核巨细胞的组织学特点,可分为Ⅰ、Ⅱ、Ⅲ三级。Ⅰ级表示良性,Ⅱ、Ⅲ级表示恶性。本病起病缓慢,主要临床表现为局部疼痛(常为间歇性钝痛)、肿胀和压痛。组织学上虽属良性,但可发生转移。

(二)诊断要点

CT 平扫见位于骨端的囊性膨胀性低密度骨破坏区。病灶区骨皮质变薄,骨壳完整连续,多数也可见小范围的间断;骨壳外缘基本光滑,内缘多呈波浪状,为骨壳内面的骨嵴所致,一般无真性骨性间隔。骨破坏区边缘无新生骨形成的骨质增生硬化带。生长活跃的骨巨细胞瘤和恶性巨细胞瘤的骨壳往往不完整,并常可见骨壳外的软组织肿块影。骨破坏区内为软组织密度影,无钙化和骨化影;病灶内若有出血,密度可增高;病灶内若有坏死液化则可见更低密度区;巨细胞瘤伴病理性骨折时,CT 显示骨皮质断裂和软组织肿块。增强扫描肿瘤组织有较明显的强化,而坏死囊变区无强化。发生于腰骶椎的巨细胞瘤,巨大的分叶分房的软组织肿块可伸向腹腔、盆腔内达到巨大的程度,增强后 CT 扫描可显示肿块周边和肿块内分隔状的强化(图 11-6)。

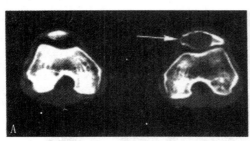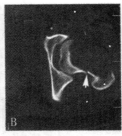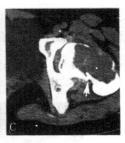

图 11-6 骨巨细胞瘤

A.左侧髌骨骨巨细胞瘤(Ⅰ级),可见髌骨内膨胀性生长的囊性病灶,骨皮质明显变薄;B、C.左股骨骨巨细胞瘤并病理性骨折

(三)鉴别诊断

1.动脉瘤样骨囊肿

原发性动脉瘤样骨囊肿好发于较小年龄,在骨成熟后病变可延入关节下区,如 CT 或 MRI 显示液一液平面,与动脉瘤样骨囊肿相符。

2.骨囊肿

病变常位于干骺端或近骨端,呈中小型骨质破坏,骨皮质对称性变薄,密度较低,发生骨折时见碎骨片陷落及液平。

3.骨肉瘤

好发青少年,发生于干骺端,表现为骨质破坏,骨性基质,软组织肿块,针状、絮状骨膜反应及骨膜三角。

(四)特别提示

骨巨细胞瘤比较特殊,多数为良性,但亦有部分为生长活跃性,少数恶性,临床随访有助于鉴别。

四、骨软骨瘤

(一)病理和临床概述

骨软骨瘤可单发或多发,后者有家族遗传性。单发者是最常见的良性骨肿瘤。本病多见于儿童或青少年,常见于 10～30 岁。本病仅发生于软骨内化骨的骨骼,长骨干骺端为其好发部位,以股骨下端和胫骨上端最常见,约占 50%,次为肱骨上端、桡骨下端、胫骨下端和腓骨两端。组织学上肿瘤由 3 种组织构成,即由骨质构成的瘤体、透明软骨帽和纤维组织包膜。临床上,肿瘤早期一般无症状,仅局部可扣及小的硬结。肿瘤增大时,可有轻度压痛和局部畸形,靠近关节可引起活动障碍。有柄型肿瘤,可因病理骨折而引起剧烈疼痛。

(二)诊断要点

(1)单发骨软骨瘤 CT 表现为与骨皮质相连的骨性突起,病灶呈分叶状或菜花状,其顶端由软骨帽覆盖,软骨帽内的钙化 CT 显示为圆形或菜花状不规则的高密度影。肿瘤较大时压迫邻近骨骼使之产生变形、移位、萎缩,一般无侵蚀,也无骨膜反应。

(2)多发性骨软骨瘤特点为病灶多发,且形状、大小不一;部分呈对称性生长;常有患骨发育异常(图 11-7)。

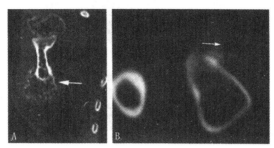

图 11-7　骨软骨瘤

A.肱骨骨软骨瘤,右侧肱骨可见与骨皮质相连的骨性突起,病

灶呈菜花状;B.踇趾骨软骨瘤左侧蹼趾骨可见一骨性突起

(三)鉴别诊断

(1)皮质旁骨肉瘤:表现为皮质旁软组织肿块,密度较高,伴有骨化,肿块与骨皮质间见分隔间隙。

(2)皮质旁骨瘤:表现为骨皮质象牙样致密影,与载瘤骨间无间隙,无骨松质存在。

(四)特别提示

X 线检查为首选检查。对于生长于复杂关节处或隐蔽部位的骨软骨瘤如肩胛骨内侧和向骨盆腔内生长的骨软骨瘤,CT 横断面能很清楚地显示肿瘤的来源及基底部。一般不选用 MRI 检查。

五、软骨肉瘤

(一)病理和临床概述

软骨肉瘤是一种常见的恶性骨肿瘤,发病仅次于骨肉瘤,起源于软骨或成软骨结缔组织,可原发于骨,也可发生于骨髓的间叶组织或骨膜,亦可由软骨瘤、骨软骨瘤恶变而来。起自骨髓腔(骨髓和软骨瘤恶变者)为中心型,起源于骨膜或骨表面(软骨瘤恶变)为周围型。发病部位多见于膝关节附近的长骨干骺端,少数在骨干,腕、踝以下少见。扁骨中多见于骨盆,其次为肋骨、肩胛骨和胸骨等。临床上,多数发展慢,病程长,症状较骨肉瘤轻。本病预后较差,手术局部切除后极易复发。

(二)诊断要点

软骨肉瘤根据其发生部位可分为中央型和周围型。①中央型,CT 平扫骨髓腔内高、低混合密度病灶,其中破坏后的残余骨、瘤骨、软骨钙化呈高密度,囊变呈低密度;病变的恶性特征为周围骨皮质破坏和肿瘤坏死。早期骨皮质尚未破坏,表现为轻度膨胀,多叶型溶骨性病灶,还可见到散在的条状钙化影,有时与内生软骨瘤较难鉴别。而晚期骨皮质被穿破,有骨膜反应,可形成软组织肿块,而且往往体积很大,密度不均,含斑点样钙化,肿块常呈分叶状、结节状,轮廓清楚。②周围型软骨肉瘤多为骨软骨瘤恶变,与中央型软骨肉瘤表现相似,但它的整个病灶有蒂与相应骨皮质相连,病灶顶部有一层软骨帽,密度低于同层肌肉组织,软骨帽内有散在钙化,骨软骨瘤表面不清,软骨帽厚度 0.3～1.5 cm 不等,也可伴有散在斑点状钙化之高密度影。在软组织内可见散在斑块状钙化,也可见粗而长的骨针(图 11-8)。

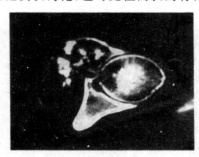

图 11-8　髋臼软骨肉瘤

CT 显示左侧髋臼前唇骨质膨胀性破坏,见较大软组织肿块,肿瘤基质内见多发斑点状及小斑片状钙化

(三)鉴别诊断

骨软骨瘤,生长缓慢,鉴别同前。

(四)特别提示

病程、病灶生长速度对病变的恶性程度鉴别有很大的意义。CT 对评价钙化及瘤内骨化要比 X 线、MRI 敏感。如果软骨瘤出现以下表现:①病程长,瘤体大;②近期生长迅速,疼痛明显,软组织肿块显著增大;③出现侵蚀性骨破坏,骨膜增生,钙化斑点模糊或产生大量棉絮状钙化;高度提示恶变为软骨肉瘤。

六、脊索瘤

(一)病理和临床概述

脊索瘤起源于残留在骨内的迷走脊索组织,是一种生长缓慢,较少发生转移的低度恶性肿瘤,好发于颅底蝶枕部和骶尾部(占 55%)。肿瘤大小不一,切面分叶状,中间有纤维隔,肿瘤质地较软者,偏良性;质地较硬且有钙化者,恶性度较高。镜下可见囊泡性细胞(印戒样细胞)。脊索瘤可发生于任何年龄(7 个月～82 岁),骶尾部多发生于 50～60 岁,男女比例约为 2∶1。临床上,常见症状为骶尾部疼痛,进行性排便困难和骶后部肿块。本节主要描述发生于骶尾部和脊柱其他部位的脊索瘤。

(二)诊断要点

CT 平扫示骶尾部骨质破坏,表现为局部软组织肿块,肿块内常出现点片状高密度影,为破坏残余骨和钙化灶,整个病灶边缘比较清楚。骶尾部脊索瘤的骨质破坏主要向前发展,甚至下部骶骨和尾骨完全破坏,肿瘤可在周围软组织内生长,形成分叶状低、等或略高密度、边缘光滑而密度尚均匀的软组织肿块,常推移或侵犯直肠、臀肌和骨盆肌,病灶范围大小不等,多数较大可达 10 cm 以上。CT 增强示肿瘤边缘部分强化较明显,肿瘤中央部分也有轻度强化(图 11-9)。

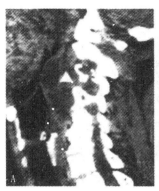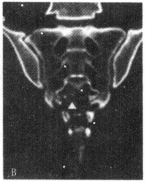

图 11-9 脊索瘤

A.第 3 颈脊索瘤重建图像软组织窗见第 3 颈椎骨质破坏,局部出现低、等密度软组织肿块,边界
清楚;B.骶椎脊索瘤 S$_{3\sim4}$ 可见骨质破坏,边缘不规则,边界清楚,其内可见点片状高密度影

(三)鉴别诊断

巨细胞瘤,常位于骶骨上部,病灶呈膨胀性,病灶内无钙化。

(四)特别提示

手术后肿瘤复发仅出现在软组织内,而缺乏骨异常的证据。MRI 对显示肿瘤向椎管内的侵犯更有效。鉴别困难时需活检病理诊断。

七、骨肉瘤

(一)病理和临床概述

骨肉瘤是起源于骨的间叶组织以瘤细胞能直接形成骨样组织和骨质为特征的最常见的原发性恶性骨肿瘤。镜下肿瘤是由明显间变的瘤细胞、肿瘤性骨样组织及骨组织组成,有时亦可见有数量不等的瘤软骨。临床上,骨肉瘤多见于青少年。好发于四肢长骨,以股骨下端和胫骨上端最为常见,次为肱骨和股骨近端。扁骨和不规则骨中以髂骨最多。发生于骨外软组织者,称骨外骨肉瘤。临床上还有皮质旁骨肉瘤、骨膜骨肉瘤、原发性多源性骨肉瘤、毛细血管扩张型骨肉瘤、继发性骨肉瘤等特殊类型。骨肉瘤一般都有局部进行性疼痛、肿胀和功能障碍三大主要症状,以疼痛为最常见,初为间歇性隐痛,可迅速转变为持续性难忍的剧痛,尤以夜间为甚。实验室检查血碱性磷酸酶常增高。

(二)诊断要点

成骨型、溶骨型和混合型骨肉瘤 CT 表现虽然多种多样,一般表现如下。①骨质破坏,表现为松质骨的虫蚀样、斑片状破坏甚至大片状缺损。②骨质增生,表现为松质骨不规则斑片状高密度影和骨皮质增厚(图 11-10)。③髓腔内软组织肿块:肿瘤侵犯髓腔,使低密度的髓内组织密度提高,其 CT 值 20~40 HU,含有钙化时 CT 值可达+100 HU 以上;肿瘤可沿骨长轴蔓延,也可在髓内形成跳跃性转移灶,髓腔内浸润灶一般在增强后无明显强化。④周围软组织肿块:常偏于病骨一侧或围绕病骨生长,其边缘大多模糊而与周围正常肌肉、神经和血管等分界不清,却很少累及关节,增强扫描可见肿瘤明显强化,从而可区别于周围受压的软组织。⑤骨膜增生:骨皮质外缘凸出,粗糙不规则,并可见长短不一的骨针指向周围软组织肿块,在 CT 上表现为高密度,轴位多平面重建时能见到骨膜三角。⑥此外,CT 检查易于显示骨肉瘤引起的轻微病理骨折和骨质破坏。骨皮质尤其是骨内膜的破坏等细小变化有利于早期诊断。

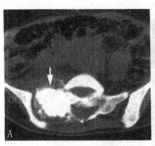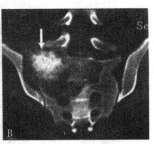

图 11-10　骶骨右侧成骨肉瘤

CT 显示骶骨右侧侧块可见团块样高密度影,伴有斑片状骨质破坏区,周围可见偏于瘤骨一侧的软组织影,边缘模糊

(三)鉴别诊断

(1)硬化性骨髓炎,骨皮质增厚,髓腔闭塞,层状连续的骨膜反应。

(2)成骨型转移瘤,常为肺癌、前列腺癌及乳腺癌转移,年龄较大,好发于脊柱、骨盆等。

(3)中心型软骨肉瘤,肿块内钙化多。

(4)单房性骨巨细胞瘤。

(5)骨纤维肉瘤,鉴别困难。

(6)溶骨性骨转移癌,骨质破坏为主,无明显增生,常有原发病史。

(四)特别提示

实际工作中以 X 线片检查为首选。CT 能更准确地判断肿瘤的侵犯范围。MRI 的优点是对于 X 线片阴性的骨肉瘤亦有信号改变,对于软组织的侵犯显示更佳,同时利于对疗效的观察。

八、骨髓瘤

(一)病理和临床概述

骨髓瘤是一种单克隆的浆细胞恶性肿瘤,瘤细胞来自骨髓的原始网织细胞。单发性病灶常称为浆细胞瘤,多发性病灶称为多发性骨髓瘤,以后者多见。本病平均发病年龄为 45 岁。好发部位为颅骨、脊柱、肋骨及骨盆,少见部位包括肱骨及股骨的近端。患者常因全身无力和背部疼痛就诊,疼痛进行性加重。临床检查患者呈贫血病容,头颅及背部肿物以及胸腔积液是常见表现。半数以上病例尿中出现本周蛋白,对诊断有重要意义。

(二)诊断要点

(1)孤立性浆细胞瘤:CT 常表现为溶骨性或膨胀性的骨质破坏和骨皮质破坏,连续性中断(图11-11),且常见软组织肿块。

(2)多发性骨髓瘤:典型 CT 表现为多骨受累,病骨内多发性、边缘锐利的小圆形低密度区,边缘很少硬化,破坏灶内骨小梁消失,病变较晚有骨皮质破坏。椎体骨髓瘤可见肿块突入椎管硬膜下腔形成椎管阻塞。颅骨骨髓瘤表现为板障内多发的更低密度灶,内外板完整或破坏,肿瘤突破骨皮质可在周围软组织内形成肿块。

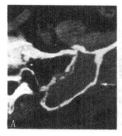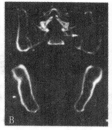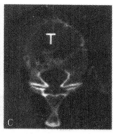

图 11-11　骨髓瘤

A、B.左侧髂翼浆细胞性骨髓瘤左侧髂翼单发膨胀性的骨质破坏,骨皮质
连续性中断;C.椎体多发性骨髓瘤椎体内见较大骨质破坏区,破坏灶内骨
小梁消失,尚存有骨嵴;椎体内伴有多发性、边缘锐利的小圆形低密度区

(三)鉴别诊断

(1)脊柱转移瘤,转移瘤常破坏椎弓根,而骨髓瘤早期椎弓根正常,核素扫描时骨髓瘤无摄取增加,转移瘤常有摄取增加。

(2)椎体血管瘤,一般单发,栅栏样改变为其特征。

(四)特别提示

实验室检查和骨髓穿刺活检对诊断和分型有指导意义,对病灶的侵犯程度,可核素扫描。CT 扫描检查可观察疗效。病灶与骨痛部位相符合,当常规 X 线检查阴性时,CT 可在此部位发现早期病灶。

九、转移瘤

(一)病理和临床概述

转移瘤是恶性骨肿瘤中最常见者,主要经血流从远处骨外原发肿瘤如癌、肉瘤转移而来。骨转移瘤以癌最多见,占 85%～90%,其中乳腺癌骨转移的发生率最高;肉瘤占10%～15%。骨转移大多数集中发生在红骨髓丰富的躯干骨,四肢骨较少发生。转移瘤的肉眼所见无显著的特异性,瘤巢多见松质骨内,可引起溶骨性破坏,有的可伴有反应性骨质增生。镜下转移瘤的形态结构,一般与其原发瘤相同。常在中年以后发病。临床主要表现为进行性加重的深部疼痛、病理性骨折、血清碱性磷酸酶、血钙增高。

(二)诊断要点

1.溶骨型转移瘤

多在骨干或邻近的干骺端,病灶可多发或单发,表现为松质骨和(或)皮质骨的低密度缺损区,边缘较清楚,无硬化,周围常伴有较小的软组织肿块,但一般无骨膜增生,脊椎转移瘤可见椎体、椎弓根、附件的广泛性破坏,但椎间隙保持完整。

2.成骨型转移瘤

病变多发生在腰椎与骨盆的骨松质内,常多发,呈斑点状、片状、棉团状或结节状边缘模糊的高密度灶,边缘较模糊,周围一般无软组织肿块,少有骨膜反应,椎体不压缩变扁。

3.混合型转移瘤

兼有溶骨型和成骨型的骨质改变。

4.其他

骨转移瘤的软组织肿物平扫显示为密度均匀的影像,其间可以有残留骨存在。增强扫描后可有不同程度强化,一般为均匀性强化。肿物侵犯周围软组织,与正常肌肉分界不清(图11-12)。

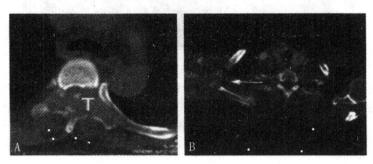

图 11-12　转移瘤

A.胸椎溶骨性转移瘤,第 1、2 胸椎可见椎体后部、椎弓根、附件的广泛性破坏,
邻近的肋骨亦有破坏,伴有软组织肿块,其内可见残存骨;B.右侧肱骨头溶骨性
转移表现为骨质内的低密度缺损区,边缘较清楚,无硬化,周围伴有软组织肿块

(三)鉴别诊断

(1)骨质疏松,多见于老年患者,每个椎体表现相仿,无明显骨质破坏或增生。

(2)原发性骨肿瘤,一般单发多见,有时鉴别困难。

(四)特别提示

CT 能敏感显示转移瘤病灶,能清楚显示骨外局部软组织肿块的范围、大小以及与邻近脏器的关系。个别不典型的病变或转移瘤的早期 X 线尚未能显示病征的,应做 MRI 或核素显像检查确诊。MRI 对含脂肪的骨髓组织中的肿瘤及其周围水肿非常敏感。因此能检出 X 线平片、CT 甚至核素骨显像不易发现的转移灶,能发现尚未引起明显骨质破坏的骨转移瘤,为临床及时诊断和评估预后提供可靠的信息。

第三节　软组织病变

肢体的软组织来源于胚胎的中胚层,其组织结构多种多样(如肌肉、筋膜、肌腱、腱鞘、滑囊、滑膜以及神经、血管等),病变亦远较内、外胚层复杂。对于那些与其周围组织的密度无显著差别的病变。则应选择其他检查方法(如 CT、MRI 或直接做活组织检查确诊。CT 有较高的密度分辨率,各种组织均有其相对的 CT 值,可根据病灶密度的较小差别为诊断提供有效的信息。同时可清楚而明确地显示肿瘤的边界、范围,对某些有骨改变的软组织肿瘤,分辨原发或继发也有一定鉴别能力。MRI 对软组织病变的显示优于 CT,属最佳选择(图11-13)。

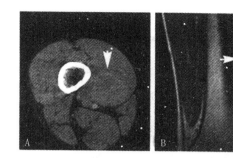

图 11-13　右侧大腿平滑肌肉瘤

A.为 CT 扫描图像;B.为 MRI 扫描图像,肿块内信息的显示不如 MRI 丰富

一、肌肉内血管瘤

(一)病理和临床概述

肌肉内血管瘤是发生在骨骼肌内呈弥漫生长的血管瘤。多见于 10~40 岁,80%~90%在 30 岁左右。最常见于四肢,其次为面部及躯干。可局限于某一组或某一块肌肉内,有时可侵及肌腱。肿瘤大小不一,以 3~5 cm 者居多。根据血管腔大小、血管壁的厚薄可分为,毛细血管瘤、海绵状血管瘤、静脉血管瘤和混杂血管瘤。以海绵状血管瘤多见,病史多在 1 年以上。临床症状和体征无特殊,多为无痛性软组织肿块。手术易复发(20%)。

(二)诊断要点

CT 表现为形态规则或不规则、边界清晰或不清晰的软组织肿块,平扫呈等密度或混杂密度肿块影,与肿瘤内成分相关,病灶内有低密度脂肪及点状、蚯蚓状高密度静脉石和钙化影,并可见纤维间隔和小的血管等;增强扫描可见明显强化。肿瘤较大时可见扭曲、紊乱、成团的血管。有作者认为,伴有钙化和静脉石的多发不规则形、条索状、低密度影是血管瘤特征性改变(图 11-14)。

(三)鉴别诊断

脂肪瘤;纤维瘤;神经源性肿瘤;软组织恶性肿瘤,出现肌肉内血管瘤特征表现能诊断,否则很难鉴别。

(四)特别提示

CT 常不能清晰显示病变范围及与正常组织的关系;大多数软组织肿瘤无特征性的 CT 表现,使诊断及鉴别诊断困难。MRI 是血管瘤最简单、最良好的检查方法,CT 诊断困难时,可进一步 MRI 检查。

二、骨化性肌炎

(一)病理和临床概述

骨化性肌炎为一种肌肉及其邻近结构的局限性的、含有非肿瘤性的钙化和骨化的病变,其原因尚不清楚,可能为外伤引起的变性,出血或坏死。可发生于任何易受外伤的部位,但以肘部和臀部多见。此种骨化与软组织的慢性炎症和组织变性有关。患者的临床表现多有明显的外伤史。有些患者外伤史不明显,而常因四肢肿胀就诊。早期并可扪及软性包块,疼痛感。后期,肿块可缩小,并逐渐变硬,多无明显症状。

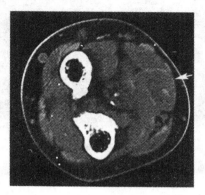

图 11-14　肌血管瘤

CT 检查表现为形态不规则、边界不清晰的软组织肿块,平扫呈混杂密度肿块影

(二)诊断要点

CT 典型表现为软组织内见有骨结构块影,病灶周边为高密度钙化、骨化环,而病灶中央为低密度区,呈现明显的带状现象,这种离心性分布的带状现象是局限性骨化性肌炎的 CT 特征;周围无软组织肿块影,病灶周围肌肉组织呈受压萎缩性改变。病灶邻近骨骼无破坏及骨膜反应,而且病灶与邻近骨骼之间有一低密度带隔开。这种特点有助于区别局限性骨化性肌炎与恶性肿瘤(图 11-15)。

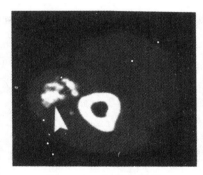

图 11-15　骨化性肌炎

CT 显示右上臂肱骨旁肌肉内可见不规则骨化影,周边有骨化环,肱骨骨质未见异常

(三)鉴别诊断

骨外骨肉瘤;骨外软骨肉瘤;皮质旁骨肉瘤;骨外(软组织)软骨瘤,局限性骨化性肌炎表现为离心性分布的带状现象,无明显软组织肿块,借此可以区别。

(四)特别提示

对于肌肉内的钙化,X 线检查不如 CT 敏感。MRI 对软组织的病变范围的确定优于前两者。

三、神经鞘瘤或神经纤维瘤

(一)病理和临床概述

神经鞘瘤又称神经鞘膜瘤、雪旺氏细胞瘤;瘤组织主要由神经鞘细胞组成,含少量胶原和基质组织,好发于 20～50 岁,生长缓慢,多见于头、颈部软组织、四肢屈面、躯干、纵隔、腹膜后等处。神经纤维瘤含有较丰富的胶原组织,好发于 20～40 岁,生长缓慢,为良性肿瘤。神经纤维瘤如果多发则是神经纤维瘤病,特征为中枢及末梢神经多发性肿瘤以及皮肤咖啡色素斑和血管、内脏损害,常伴有全身多种畸形。临床上,神经鞘瘤和神经纤维瘤均为皮下的软组织肿块,沿着神经长轴分布,压迫后有酸麻感。

(二)诊断要点

神经鞘瘤和神经纤维瘤的 CT 表现均为软组织内圆形或类圆形低密度灶,边界清楚,密度较均匀,有时可见有完整的包膜,增强扫描有中度强化。两者在 CT 上均无特殊性改变。椎管内神经纤维瘤 CT 典型表现为椎体、附件骨质破坏,椎间孔扩大以及哑铃形或葫芦样外形等软组织密度肿物。肿瘤椎管内部分可压迫硬膜囊和脊髓,肿瘤椎管外部分常表现为椎旁肿块影。增强扫描可见肿物有明显强化(图11-16)。

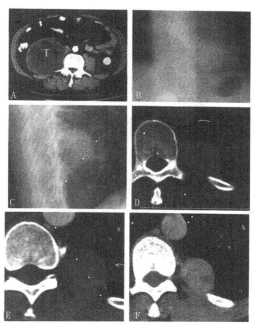

图 11-16　神经鞘和神经纤维瘤

A.腰椎旁神经纤维瘤,第 2 腰椎旁可见一边界清楚的肿块,内见囊状液化区,有分割,肿块轻度强化;B～F.52 岁男性患者,体检发现左侧脊柱旁肿块,手术证实为左侧肋间神经鞘瘤,胸片及 CT 表现;D～F.分别为平扫、动脉期、静脉期改变

(三)鉴别诊断

(1)恶性神经纤维瘤,病变进展迅速,边界不清,密度不均匀,较早发生远处转移。

(2)肌肉内血管瘤。

(四)特别提示

神经鞘瘤和神经纤维瘤 CT 上无法区别。但在 MRI 图像上纤维瘤的 T1 加权和 T2 加权图像上均为低信号,可资鉴别,而且神经纤维瘤和鞘膜瘤好发于神经干走行部位。

四、脂肪瘤和脂肪肉瘤

(一)病理和临床概述

脂肪瘤为软组织肿瘤中最常见的一种,多发生于肩、颈、背部及四肢皮下、肌间及肌内等软组织内。一般为单发,也可多发,多是良性生长方式;另一种侵袭性脂肪瘤呈浸润性生长,向周围组织浸润而边界不规则,手术后易复发,常需与脂肪肉瘤鉴别。脂肪肉瘤是成人中占第二位的恶性软组织肿瘤,占所有恶性软组织肿瘤的 16%～18%。脂肪肉瘤多发于腹膜后和下肢,其恶性程度相差悬殊,大致可分为以下 5 类:①脂肪瘤样型(纤维型);②黏液型;③圆细胞型;④多形性型;⑤未分化型。

(二)诊断要点

1.脂肪瘤

CF 扫描可显示特征性脂肪密度影,呈一个或多个包膜完整的极低密度区,CT 值 −80～−130 HU,与皮下脂肪 CT 值相等;病变密度均匀,边缘清楚锐利,形态规则,内有线样略高密度分隔,境界清楚,周围软组织受压。增强扫描病变元明显增强(图 11-17)。

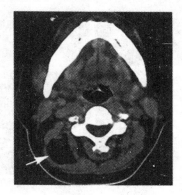

图 11-17　颈部脂肪瘤

CT 检查示右后颈部见单个低密度肿块影,边界锐利,CT 值约−110 HU

2.侵袭性脂肪瘤

可见分隔脂肪瘤位于深部软组织,可向肌肉与肌间扩展,并有局部浸润,边界不清晰。侵袭性脂肪瘤内部以海绵状或蜂窝状的软组织密度相间隔,增强扫描明显强化。

3.脂肪肉瘤

CT 表现与肿瘤分化程度、脂肪含量多少有关。CT 值变化很大,从脂肪、水到软组织密度不等,但低于肌肉密度。形态学上,分化较好的脂肪肉瘤,形态规则,边界清楚;分化差的脂肪肉瘤,形态不规则,边界模糊,密度不均,并向周围软组织、骨关节结构呈浸润生长。增强扫描可见明显增强效应。

(三)鉴别诊断

侵袭性脂肪瘤同脂肪肉瘤难以鉴别;其他软组织恶性肿瘤,主要通过观察瘤内的 CT 值鉴别诊断。

(四)特别提示

CT 检查应该确定肿物的位置、范围及与周围血管和神经的关系,以利于决定手术治疗方案。CT 分辨欠清楚的病灶,可行 MRI 进一步检查。

五、纤维瘤

(一)病理和临床概述

纤维瘤是一种起源于纤维结缔组织的良性肿瘤。纤维瘤可以发生于体内任何部位,其中以四肢(尤以小腿)及躯干皮肤和皮下组织最为常见,常单发。因纤维瘤内含成分不同,可以有纤维肌瘤、纤维腺瘤、纤维脂肪瘤等。镜下:肿瘤细胞由成纤维细胞和纤维细胞组成,间质胶原纤维丰富。多无临床症状,皮肤及皮下组织的肿瘤呈圆形或椭圆形硬块,直径由几毫米至 1～2 cm,棕褐色至红棕色,表面光滑或粗糙,无自觉症状,偶有痒感,瘤体增长到一定程度才出现压迫症状和体征(图 11-18)。

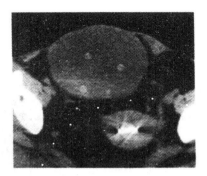

图 11-18　右侧腹直肌后侧韧带纤维瘤
右侧腹直肌后方软组织肿块。密度均匀,强化程度中等,边缘清晰

(二)诊断要点

CT 平扫病灶边缘清楚,形态规则,密度略低于或与肌肉相当,密度均匀,可以有包膜。增强扫描病灶中度强化。

(三)鉴别诊断

血管瘤;纤维瘤恶变时需与其他软组织恶性肿瘤鉴别。

(四)特别提示

纤维瘤内成分含量不同因而种类繁多。与其他良性肿瘤相比较 CT 检查缺乏特殊改变,诊断较困难,MRI 检查可提供更多的信息。

第四节　脊柱炎性病变

一、脊柱结核

(一)病理和临床概述

骨关节结核 80％以上的继发于肺或胸膜结核,其中脊椎结核占 40％～50％。好发于青壮年及儿童,多见于 20～30 岁。病变常累及多个椎体,好发于胸腰椎交界附近,在儿童中以胸椎最多见。患者可有如下症状和体征:脊柱活动障碍及强迫姿势症状出现最早;疼痛中腰背痛最常见,疼痛性质及程度不一;脊柱畸形与发病部位、骨破坏程度及年龄等因素有关;冷脓肿及窦道形成因发病部位而各异。按照骨质最先破坏的部位,可分为中心型、边缘型、韧带下型及附件型。

(二)诊断要点

CT 扫描检查能很好显示脊柱结核三大基本 X 线征象:椎体骨质破坏,椎间隙狭窄和椎旁冷脓肿,对大的骨破坏的范围、数目、位置,小的 X 线不能显示的骨破坏均能很好显示。椎体骨质破坏可引起椎体塌陷并向后突,CT 显示椎管狭窄。CT 能清楚显示椎旁脓肿的范围、大小、数量、位置;对于胸、腰椎的椎前脓肿无一遗漏。

需注意的是观察椎管内有无脓肿占位,还需注意观察椎旁脓肿与周围脏器的关系。例如,腰大肌脓肿可以将肾脏向上、向外推挤至移位,牵扯肾血管和输尿管而影响肾功能。结核性脓肿的位置因发病部位而异,呈液性密度,注射对比剂后周缘有环形强化。CT 还可发现椎管内硬膜外脓肿(图 11-19)。

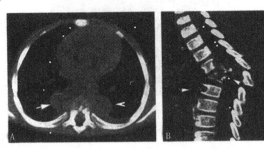

图 11-19　脊柱结核

A、B 两图 CT 检查分别显示椎旁冷脓肿、椎体骨质破坏,矢状位可以更好显示椎管改变和脊柱畸形

(三)鉴别诊断

溶骨性转移瘤,椎间盘无破坏,以椎弓根破坏为主,椎旁软组织一般无肿块;其他注意同脊椎化脓性骨髓炎、椎体压缩性骨折、先天性椎体融合(融椎)等鉴别。

(四)特别提示

CT 所显示的椎体骨破坏的范围明显大于 X 线片所能显示的范围,尤其是椎体后缘有无骨质破坏或碎骨片,有无突向椎管内移位,以及椎弓根有无破坏,椎体小关节有无分离等。对脓肿位置的判断明显优于 X 线片。

二、化脓性炎症

(一)病理和临床概述

脊椎化脓性骨髓炎比较少见,近年来在国外有增多趋势,认为同吸毒增多有关。本病多为血行感染,也可因脊椎手术直接感染或脊柱附近的脓肿蔓延而来。病原菌主要是金黄色葡萄球菌。多发生于腰椎,以下依次为胸椎、颈椎和骶椎。一般发生于成人。临床表现同椎间盘炎类似。急性发病者,起病突然,神志模糊,局部剧痛,脊柱运动受限及棘突叩击痛亦常见。一般需要 1 年左右症状方可消失。如在椎管内形成脓肿,经肉芽组织吸收,可引起截瘫或顽固性下肢神经根痛等严重并发症。

（二）诊断要点

CT 表现为脊椎骨质破坏，主要位于松质骨，以及脊椎周围软组织肿胀或脓肿形成，同时可能有椎间盘炎改变。骨质破坏开始时边缘模糊，数周以后破坏区边缘逐渐清楚，周围常出现骨质硬化。化脓病变在椎体比较局限者，发病慢，症状轻，骨破坏轻微，预后亦较好。晚期，有病椎体可发生椎体间形成骨桥连接。椎间隙变窄者，则上下椎体骨质增生硬化，椎间盘完全破坏者，可发生椎体骨性融合。

（三）鉴别诊断

脊柱结核，椎间隙破坏明显，相邻椎体成角畸形，冷脓肿范围更广。

（四）特别提示

CT 改变出现远较普通 X 线检查为早，因此临床如怀疑此病，应尽早进行 CT 检查，以免延误治疗。

第五节　脊柱退行性病变及外伤性病变

一、椎管狭窄

（一）病理和临床概述

椎管狭窄指各种原因引起的椎管诸径线缩短，压迫硬膜囊、脊髓或神经根导致相应神经功能障碍的一类疾病。椎管狭窄症包括椎管中央狭窄、侧隐窝狭窄及椎间孔狭窄。多于 50～60 岁出现症状，男性多于女性，最常发生于腰椎；颈椎次之，胸椎少见。病情发展缓慢，呈渐进性发展，临床症状与脊髓、神经根、血管受压有关。腰椎管狭窄，表现为腰背痛、间歇跛行、下肢感觉、运动障碍等。颈椎管狭窄主要表现为颈后、肩背部疼痛、上肢无力及放射性痛等。胸椎管狭窄以 $T_{8\sim11}$ 为多见，起病隐袭，早期症状为下肢麻木、无力、随病情加重可出现脊髓半切或横贯性损害的表现。

（二）诊断要点

椎管狭窄时，其正常形态消失，增生骨质向后突出椎管，使其呈三叶形，硬膜外脂肪消失、硬膜囊变形。椎管碘水造影后 CT 扫描可见蛛网膜下隙细窄，显影较淡甚至不显影，整个硬膜囊变扁，呈新月形，一般 2～4 个脊椎受累。CT 扫描可以清晰显示椎管狭窄的程度，颈椎管前后径 <10 mm 时，腰椎管前后径 ≤11.5 mm 即可诊断为椎管狭窄。椎管狭窄时，有时可引起侧隐窝狭窄，当 ≤2 mm 时神经根受压，即可诊断为侧隐窝狭窄。椎管狭窄还可在 CT 图像上观察到椎管内结构的受压、变形等改变（图 11-20）。

（三）鉴别诊断

诊断明确。

（四）特别提示

CT 检查有利于发现引起椎管狭窄的原因、部位和程度，有助于手术方案的制订。CT 和 MRI 扫描可观察到脊柱骨质增生、韧带肥厚、钙化、椎弓发育畸形、椎管前后径或侧隐窝前后径缩短、硬膜囊及脊髓、脊神经受压变形等，诊断多无困难。

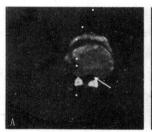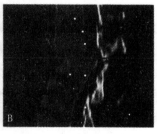

图 11-20　椎管狭窄

A.外伤椎体骨折后移所致椎管狭窄;B.重建图像可清晰

二、椎间盘突出或膨隆

(一)病理和临床概述

椎间盘突出或膨隆,是指椎间盘的髓核及部分纤维环向周围组织突出,压迫相应脊髓或神经根所致的一种病理状态。它与椎间盘退行性变、损伤等因素有关,以腰椎间盘突出最为常见,颈椎次之,胸椎甚少见。椎间盘突出多见于青壮年,男性略多于女性,常由慢性损伤所致,急性外伤可使症状加重,主要为神经根或脊髓的压迫症状,表现为慢性腰背痛并明显向双下肢放射,有时出现椎旁及下肢肌肉痉挛、肌肉萎缩、活动受限。椎间盘膨隆多无症状。

(二)诊断要点

根据椎间盘突出程度由轻至重可分为椎间盘变性、椎间盘膨隆、椎间盘突出、椎间盘脱出及游离型椎间盘突出。①椎间盘变性,椎间盘内可见到气体影,以腰骶部多见;②椎间盘膨隆,CT 表现为椎体后缘对称性均匀一致的轻度弧形向后的软组织密度影,边缘光滑,硬膜外脂肪层清晰,硬膜囊无受压、变形;③椎间盘突出,表现为局部突出于椎体后缘的弧形软组织密度影,边缘光滑,突出缘与纤维环后缘呈钝角相交;④椎间盘脱出,髓核突破纤维环和后纵韧带形成,脱出缘模糊、不规则,与纤维环后缘呈锐角相交,椎间盘脱出可使相应部位的脊膜囊和神经根变形、移位;⑤游离型椎间盘突出,突入椎管内的髓核形成游离碎片,而相应椎间盘后缘可显示正常或稍后凸,游离碎片密度较高,常位于相应椎间盘上或上几个层面的椎管内,压迫该部位的硬脊膜囊及神经根。

(三)鉴别诊断

椎间盘突出一般能明确诊断,游离型椎间盘突出需注意其游离碎片的位置,MRI 矢状位检查显示更清晰。

(四)特别提示

椎间盘突出时往往可出现钙化,CT 扫描可较好地显示各类钙化情况。椎间盘突出症多有典型的 CT 表现,鉴别困难时,可进一步结合 MRI 检查。

三、脊柱骨折

(一)病理和临床概述

脊柱骨折患者多有高处坠落史或由重物落下冲击头肩部的外伤史。由于脊柱受到突然的纵轴性暴力冲击,使脊柱骤然过度前屈,使受应力的脊椎发生骨折。常见于活动范围较大的脊椎,如 $C_{5,6}$、$T_{11,12}$、$L_{1,2}$ 等部位,以单个椎体多见。外伤患者出现局部肿胀、疼痛,活动功能障碍,甚至神经根或脊髓受压等症状。有些还可见脊柱局部轻度后突成角畸形。由于外伤机制和脊柱支重的关系,骨折断端常重叠或嵌入。

(二)诊断要点

椎体内出现微密线及椎体局部轮廓不连续,常为压缩性骨折的征象。当有碎骨片游离突向椎管内,其前缘为一模糊凸面,后缘为锐利凸面,具有特征性,冠状及矢状位上观察碎骨片移位更全面准确。

椎体骨折可分为爆裂骨折和单纯压缩骨折。前者表现为椎体垂直方向上的粉碎骨折,正常的外形与结构丧失,骨折片向前后上下各个方向移位以及椎体的楔形改变。后者仅表现为椎体密度增高而见不到骨折线,在矢状重建像上见椎体变扁呈楔形,常伴有上下椎间盘的压缩损伤。有时可伴脊髓损伤改变(图 11-21)。

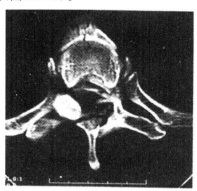

图 11-21　T_{11}骨折
CT 检查示椎体骨折,累及后缘,部分小骨片突入椎管,椎板骨折,脊髓受压迫

(三)鉴别诊断

脊椎病变所致的椎体压缩变形;脊椎转移瘤所致的椎体骨折,常累及椎弓根,常伴有软组织肿块。

(四)特别提示

脊椎骨折,特别是爆裂骨折,在 X 线片的基础上应进一步做 CT 检查,必要时还需做 MRI 检查。CT 可以充分显示脊椎骨折、附件骨折和椎间小关节脱位、骨折类型、骨折片移位程度、椎管变形和狭窄以及椎管内骨碎片或椎管内血肿等。CT 还可以对脊髓外伤和神经根情况做出判断。但对显示韧带断裂(包括前纵韧带、后纵韧带、棘间韧带和棘上韧带等)脊髓损伤、神经根撕脱和硬膜囊撕裂等情况不及 MRI。

第六节　椎管内肿瘤

椎管内肿瘤分为脊髓内肿瘤、脊髓外硬膜内肿瘤和椎管内硬膜外肿瘤。椎管内肿瘤可发生在各段脊髓,髓内肿瘤约占 15%,以胶质瘤多见;脊髓外硬膜内肿瘤占约 70%,以神经纤维瘤和脊膜瘤多见;椎管内硬膜外肿瘤约占 15%,多为转移瘤。CT 平扫时,大部分肿瘤与周围正常软组织密度上差别不大,常需根据不同肿瘤的好发部位、年龄、性别以及一些 CT 特征,如坏死后囊变、瘤内出血、钙化等间接推断肿瘤性质。椎管内肿瘤在增强扫描时可发生均一或不均一、环形强化,强化程度不等。

一、髓内肿瘤

髓内肿瘤较小时,等密度病灶 CT 平扫很难诊断,需要做增强或 CT 脊髓造影检查,MRI 显示肿瘤范围及合并症更清楚。脊髓内肿瘤占椎管内肿瘤的 10%～15%,最常见的有两种:室管膜瘤和星形细胞瘤,其他肿瘤少见,如血管母细胞瘤、血管内皮瘤和血管外皮瘤及转移瘤。

(一)室管膜瘤

1.病理和临床概述

室管膜瘤约占 60%,好发于 30～50 岁的成人,男性略多于女性。好发部位,腰骶段、脊髓圆锥和终丝,大多累及 3～5 个节段。室管膜瘤生长缓慢,症状轻,就诊时常已很大。疼痛为最常见的首发症状,渐渐出现肿瘤节段以上的运动障碍和感觉异常。

2.诊断要点

平扫可见脊髓外形不规则膨大,边缘模糊;脊髓内密度均匀性降低病灶,与正常脊髓分界欠清;有时肿瘤密度可以与脊髓相等。但极少高于脊髓密度。当肿瘤扩张,压迫邻近骨质时,可见椎管扩大。46%肿瘤可发生囊变,囊变表现为更低密度区;有时可出现蛛网膜下隙出血;增强后肿瘤实质部分轻度强化或不强化,部分肿瘤血管很丰富,静脉注射造影剂可以使之增强。髓内低密度病变伴有中央管周围强化为其典型表现。

3.鉴别诊断

(1)脊髓空洞症:增强扫描未见实质性强化。

(2)星形胶质细胞瘤鉴别困难:星形胶质细胞瘤好发颈髓,而室管膜瘤一般好发脊髓下段。

4.特别提示

CT 鉴别诊断困难时,MRI 可作为进一步检查手段。

(二)星形细胞瘤

1.病理和临床概述

星形细胞胶质瘤为最常见的髓内肿瘤之一,约占所有髓内肿瘤的 40%,60%见于儿童,好发于颈胸段。病变一般局限,但可呈浸润性生长,特别是在儿童,有时可侵及整个脊髓。恶性程度分四级,但 75%属Ⅰ～Ⅱ级。38%可发生囊变。临床上多见于 30～40 岁,男女性之比为 1.5:1。颈胸段脊髓内肿瘤出现症状早,患者就诊时瘤常较小。临床表现与室管膜瘤相似,但其病程进展甚为缓慢。

2.诊断要点

平扫见脊髓不规则增粗,邻近蛛网膜下隙狭窄,肿瘤呈略低密度或等密度,少数肿瘤可呈高密度,边界不清,常累及多个脊髓节段,以颈、胸段最为常见。增强后呈等或低密度不均匀强化肿块。肿瘤中心或表面可囊性。偏良性星形胶质细胞瘤可出现椎管扩大,很少见到钙化。

3.鉴别诊断

室管膜瘤,MRI 检查表现为多见于脊髓下段,肿瘤呈膨胀感,边界较星形细胞瘤清晰。

4.特别提示

CT 对本病诊断有一定的价值,但 CT 横断面有时难于发现病灶,因此,首选检查方法应该是 MRI 检查或脊髓造影,CT 冠状面或矢状面图像重建技术也可能有助于诊断。

二、髓外膜内肿瘤

神经鞘瘤是最多见的脊髓外硬膜内肿瘤,约占椎管内肿瘤的 29%;其次是脊膜瘤,约占

25％;其他如脂肪瘤、黑色素瘤、转移瘤等均少见。脊髓外硬膜内肿瘤常需 MRI 检查。

(一)神经鞘瘤和神经纤维瘤

1.病理和临床概述

神经鞘瘤起源于神经鞘膜的施万细胞。病理上以颈、胸段略多,多呈孤立结节状,有完整包膜,常与1～2个脊神经根相连,与脊髓多无明显粘连。神经纤维瘤起源于神经纤维母细胞,组织学上可见施万细胞、成纤维细胞、有髓鞘或无髓鞘的神经纤维等多种成分。两者在病理上常混合存在,组织结构大致相仿,区分较为困难。两者均好发于中年,多数位于硬膜内,绝大多数位于后根,也可以通过椎间孔长到椎外,呈哑铃形。临床上典型症状为神经根疼痛,以后出现肢体麻木、运动障碍,随着症状的进展可出现瘫痪及膀胱、直肠功能障碍。

2.诊断要点

平扫呈等或稍高密度圆形实质性软组织块影,常比脊髓密度略高,脊髓受压移位,易向椎间孔方向生长。瘤内可出现高密度钙化与低密度囊变、坏死区。增强扫描时肿块呈中等均一强化(图 11-22)。神经纤维瘤有两个特点:其一是单发者少见;其二是 4％～11％ 神经纤维瘤病并发神经纤维肉瘤,常形成椎旁肿块并破坏骨,还常转移到肺,而神经鞘瘤恶变极罕见。

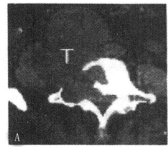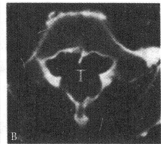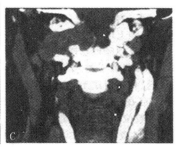

图 11-22　髓外膜内肿瘤

A.右侧腰骶部神经纤维瘤示哑铃状软组织肿块,边缘分叶状,密度不均匀,周围骨质破坏;
B.骶椎椎管内神经鞘膜瘤 CT 显示骶管内软组织肿块,椎管后方可见骨质吸收改变;C.CT
显示颈椎管内向右侧颈部突出软组织肿块,右侧椎板可见骨质吸收及被软组织肿块占据

3.鉴别诊断

脊膜瘤,鉴别困难。

4.特别提示

神经鞘瘤和神经纤维瘤两者虽然组织来源不同,但 CT 表现相同。MRI 对两种不同组织起源病变区分能力更强,增强扫描更具价值。

(二)脊膜瘤

1.病理和临床概述

脊膜瘤源于蛛网膜细胞,或蛛网膜和硬脊膜的间质成分。绝大多数肿瘤长于髓外硬膜内,少数可长入硬膜外,常发生在靠近神经根穿过的突起处,直径多为 2～3.5 cm,单发居多,呈实质性。组织学上,脊膜瘤可有多种类型,以上皮型最常见,纤维母细胞型和砂粒型次之,其他类型较少。脊膜瘤好发于中年,高峰在 30～50 岁。70％发生于胸段,20％发生于颈段,腰骶段很少。肿瘤绝大多数位于硬膜内,很少向椎外蔓延。10％肿瘤可发生钙化,年龄越大,钙化率越高。临床表现与神经鞘瘤相仿。

2.诊断要点

脊膜瘤最常见于胸段蛛网膜下隙后方,邻近骨质可有增生性改变,肿瘤多为实质性,椭圆形或圆形,多较局限,有完整包膜,密度多高于相应脊髓,有时在瘤体内可见到不规则钙化。增强后扫描肿瘤中度强化。

3.鉴别诊断

神经鞘瘤,容易发生囊变。

4.特别提示

MRI检查为首选。若观察肿瘤内钙化、邻近骨改变,可做 CT 扫描。

三、椎管内膜外肿瘤

硬膜外椎管内肿瘤中,椎管内转移瘤相对较多,最常来源于乳腺和肺,其次是前列腺和肾脏,容易引起骨质破坏,和其他骨转移破坏表现相同。脊索瘤是常见的原发性肿瘤。神经鞘瘤、神经纤维瘤和脊膜瘤可单独生长在硬膜外腔,但更多的是同时合并硬膜内瘤,形成哑铃形双瘤。来源于间叶组织的肿瘤如纤维、脂肪、血管、骨、软骨、淋巴造血组织的瘤及肉瘤,均可发生于椎管内硬膜外腔,但都不多见。下面主要介绍转移瘤的诊断。

(一)病理和临床概述

转移瘤为髓外硬膜外最常见肿瘤,其部位和发病率常与椎体转移瘤密切相关,两者常同时存在。转移途径可有 5 种:①经动脉播散;②经椎静脉播散;③经淋巴系统播散;④经蛛网膜下隙播散;⑤邻近病灶直接侵入椎管。血行转移者主要来源于肺癌、乳癌、肾癌、甲状腺癌和前列腺癌,多位于硬膜外腔之侧后方,可影响椎体及附件。恶性淋巴瘤可经淋巴系统侵犯椎管内结构,常分布于硬膜外,但较少累及椎体。颅内髓母细胞瘤、室管膜瘤或天幕胶质瘤可通过脑脊液循环种植而来,常易侵犯硬膜,偶可侵入髓内。白血病及黑色素瘤可以浸润至硬脊膜、脊髓或神经根。临床上转移瘤多见于老年人,以胸段最多见,腰段次之,颈段最少,疼痛是最常见的首发症状,很快出现脊髓压迫症。

(二)诊断要点

平扫显示骨质受累的情况特别是椎弓根和椎间小关节的改变。椎体、椎弓根常有不同程度的破坏,大多呈溶骨性破坏,其 CT 值低于或等于邻近骨质的数值。硬膜外肿块边缘不规则,可呈弥漫浸润,硬膜外脂肪消失,肿瘤多向椎旁生长,密度常同椎旁肌肉组织相似,肿瘤压迫硬膜囊,使蛛网膜下隙阻塞。有些肿瘤可穿破硬脊膜向硬膜内或髓内生长,脊髓常有受压、移位,当脊髓受浸润时,其外形不规则,与正常组织分界不清。增强后扫描,部分肿瘤可以强化。

(三)鉴别诊断

慢性肉芽肿炎症,鉴别困难,主要需结合病史。

(四)特别提示

临床常有原发病灶,结合临床病史有利于鉴别。MRI 为首选方法,CT 扫描对瘤内钙化或急性期出血有价值。

第十二章　颅脑疾病 MR 诊断

第一节　颅脑正常组织结构

一、颅骨与脑膜

(一)颅骨

组成脑颅腔的骨骼称为颅骨。颅骨分为颅盖和颅底两部分,其分界线为自枕外隆突沿着双侧上项线、乳突根部、外耳孔上缘、眶上缘至鼻根的连线。连线以上为颅盖,连线以下为颅底。

(二)脑膜

颅骨与脑组织之间有三层膜。由外向内依次为硬脑膜、蛛网膜和软脑膜,统称脑膜。硬脑膜是一厚而坚韧的双层膜。外层为颅骨内面的骨膜,称为骨膜层;内层较外层厚而坚韧,与硬脊膜在枕骨大孔处连续,称为脑膜层。蛛网膜是一层半透明膜,位于硬脑膜深部,其间的潜在性腔隙为硬脑膜下腔。软脑膜是一层透明薄膜,紧贴于脑表面,并伸入沟裂。

二、脑

脑位于颅腔内,为胚胎时期神经管的前部,形态与功能都很复杂。脑可分为端脑、间脑、脑干和小脑。延髓是脊髓的延续,在腹侧面,它与脑桥间有桥延沟分隔。脑桥上端与中脑大脑相连。脊髓的中央管开放成延髓、脑桥和小脑间的第四脑室。中脑导水管下通第四脑室、上通间脑的第三脑室。导水管的背侧为四叠体的下丘和上丘,腹侧为中脑的被盖和大脑脚。自室间孔到视交叉前部的连线,为间脑和大脑的分界线;自后连合到乳头体后缘的连线,为中脑和间脑的分界线。大脑向前、向上、向后扩展,并覆盖间脑、中脑和一部分小脑。两侧大脑半球内的室腔为侧脑室,它借室间孔与第三脑室相通。

三、脑脊液腔

脑脊液是一种无色透明的液体,存在于脑室系统、脑周围的脑池和蛛网膜下隙内。脑脊液的主要功能是在脑、脊髓和颅腔、椎管之间起缓冲作用,有保护性意义。脑脊液还是脑和血液之间进行物质交换的中介。脑组织中没有淋巴管,由毛细血管漏出的少量蛋白质,主要经过血管周围间隙进入蛛网膜下隙的脑脊液中,然后通过蛛网膜绒毛回归血液。一般认为,脑脊液主要由脑室内的脉络丛产生。由侧脑室产生的脑脊液,经左、右室间孔流入第三脑室,再向下流入中脑导水管和第四脑室,然正常颅脑结构 MRI 解剖不同层面的轴面 T_1WI 显示不同部位的脑组织结构后经过第四脑室的三个孔流入蛛网膜下隙,再由蛛网膜颗粒汇入硬脑膜静脉窦,最后经颈内静脉返回心脏。脑脊液主要通过蛛网膜绒毛被吸收,进入静脉。

四、脑神经

除嗅神经和视神经由胚胎时期的脑室壁向外凸出、演化而成外,其他脑神经的发生形式与脊神经相似,但又有其特点,即脑神经可分为感觉神经、运动神经、混合神经。其中,感觉神经和视神经分别与端脑和间脑相连,其余均与脑干相连,副神经尚有来自上颈髓的纤维。脑神经除躯体传入、穿出和内脏传入、穿出四种纤维成分外,还有特殊躯体传入和特殊内脏传入、传出三种纤维成分。

五、脑血液循环

脑循环的特点是,成对的颈内动脉和椎动脉在脑底互相衔接,构成脑底动脉环。静脉系多不与同名动脉伴行,所收集的静脉血先进入静脉窦,再汇入颈内静脉。各级静脉都没有瓣膜。脑的动脉系统和静脉系统分述如下。

(一)动脉

脑的动脉壁较薄,平滑肌纤维亦少。供应大脑的动脉主要是颈内动脉和椎动脉。

(二)静脉

脑的静脉多不与动脉伴行,它分为两组。浅组静脉主要收集皮质和皮质下髓质的静脉血,汇入邻近的静脉窦。深组静脉主要收集深部髓质、基底核、间脑、脑室等部位的静脉血,汇集成一条大静脉,注入直窦。

第二节　颅脑外伤

一、硬膜外血肿

(一)临床表现与病理特征

硬膜外血肿位于颅骨内板与硬脑膜之间,约占外伤性颅内血肿的30%。出血来源包括:脑膜中动脉,脑膜中动脉经棘孔入颅后,沿着颅骨内板的脑膜中动脉沟走行,在翼点分两支,均可破裂出血;上矢状窦或横窦,骨折线经静脉窦致出血;障静脉或导血管,颅骨板障内有网状板障静脉和穿透颅骨导血管,损伤后出血沿骨折线流入硬膜外形成血肿;膜前动脉和筛前、筛后动脉;膜中静脉。

急性硬膜外血肿患者常有外伤史,临床容易诊断。慢性硬膜外血肿较少见,占3.5%～3.9%。其发病机制、临床表现及影像征象与急性血肿有所不同。临床表现以慢性颅内压增高症状为主,症状轻微而持久,如头痛、呕吐及视乳头水肿。通常无脑局灶定位体征。

(二)MRI 表现

头颅 CT 是最快速、最简单、最准确的诊断方法。其最佳征象为高密度双凸面脑外占位。在 MRI 可见血肿与脑组织之间的细黑线,即移位的硬脑膜(图 12-1)。急性期硬膜外血肿在多数序列与脑皮质信号相同。

(三)鉴别诊断

需与颅肿相鉴别诊断的疾病包括脑膜瘤、转移瘤及硬膜结核瘤。脑膜瘤及硬膜结核瘤均可见明显强化的病灶,而转移瘤可能伴有邻近颅骨病变。

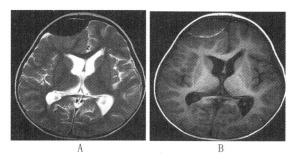

图 12-1　硬膜外血肿

A、B.轴面 T_2WI 及 T_1WI 显示右额硬膜外双凸状异常信号,其内可见液平面,右额皮质受压明显

二、硬膜下血肿

(一)临床表现与病理特征

硬膜下血肿发生于硬脑膜和蛛网膜之间,是最常见的颅内血肿。常由直接颅脑外伤引起,间接外伤亦可。1/3～1/2 为双侧性血肿。外伤撕裂了横跨硬膜下的桥静脉,导致硬膜下出血。

依照部位不同及进展快慢,临床表现多样。慢性型自外伤到症状出现之间有一静止期,多由皮质小血管或矢状窦房桥静脉损伤所致。血液流入硬膜下间隙并自行凝结。因出血量少,此时可无症状。3 周以后血肿周围形成纤维囊壁,血肿逐渐液化,蛋白分解,囊内渗透压增高,脑脊液渗入囊内,致血肿体积增大,压迫脑组织而出现症状。

(二)MRI 表现

CT 诊断主要根据血肿形态、密度及一些间接征象。一般表现为颅骨内板下新月形均匀一致高密度。有些为条带弧状或梭形混合性硬膜外、下血肿,CT 无法分辨。MRI 在显示较小硬膜下血肿和确定血肿范围方面更具优势。冠状面、矢状面 MRI 有助于检出位于颞叶之下中颅凹内血肿、头顶部血肿、大脑镰及靠近小脑幕的血肿(图 12-2)。硬膜在 MRI 呈低信号,有利于确定血肿在硬膜下或是硬膜外。在 FLAIR 序列,硬膜下血肿表现为条弧状、月牙状高信号,与脑回、脑沟分界清楚。

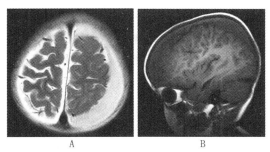

图 12-2　硬膜下血肿

A.轴面 T_2WI;B.矢状面 T_1WI 显示左侧额顶骨板下新月形血肿信号

(三)鉴别诊断

主要包括硬膜下水瘤,硬膜下渗出及由慢性脑膜炎、分流术后、低颅压等所致硬脑膜病。

三、外伤性蛛网膜下隙出血

(一)临床表现与病理特征

本病系颅脑损伤后由于脑表面血管破裂或脑挫伤出血进入蛛网膜下隙,并积聚于脑沟、脑裂和脑池。因患者年龄、出血部位、出血量多少不同,临床表现各异。轻者可无症状,重者昏迷。绝大多数病例外伤后数小时内出现脑膜刺激征,表现为剧烈头痛、呕吐、颈项强直等。少数患者早期可出现精神症状。腰椎穿刺脑脊液检查可确诊。

相关病理过程:血液流入蛛网膜下隙使颅内体积增加,引起颅内压升高;血性脑脊液直接刺激脑膜致化学性脑膜炎;血性脑脊液直接刺激血管或血细胞产生多种血管收缩物质,引起脑血管痉挛,导致脑缺血、脑梗死。

(二)MRI 表现

CT 可见蛛网膜下隙高密度,多位于大脑外侧裂、前纵裂池、后纵裂池、鞍上池和环池。但 CT 阳性率随时间推移而减少,外伤 24 小时内 95% 以上,1 周后不足 20%,2 周后几乎为零。而 MRI 在亚急性和慢性期可以弥补 CT 的不足(图 12-3)。在 GRE T_2WI,蛛网膜下隙出血呈沿脑沟分布的低信号。本病急性期在常规 T_1WI、T_2WI 无特异征象,在 FLAIR 序列则显示脑沟、脑裂、脑池内条弧线状高信号。

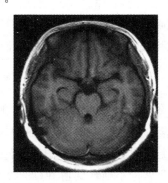

图 12-3　蛛网膜下隙出血轴面 T_1WI 显示颅后窝蛛网膜下隙线样高信号

四、弥漫性轴索损伤

(一)临床表现与病理特征

脑弥漫性轴索损伤(DAI)又称剪切伤(shear injury),是重型闭合性颅脑损伤病变,临床症状重,死亡率和致残率高。病理改变包括轴索微胶质增生和脱髓鞘改变,伴有或不伴有出血。因神经轴索折曲、断裂,轴浆外溢而形成轴索回缩球,可伴有微胶质细胞簇形成。脑实质胶质细胞不同程度肿胀、变形,血管周围间隙扩大。毛细血管损伤造成脑实质和蛛网膜下隙出血。

DAI 患者表现为意识丧失和显著的神经学损害。大多数在伤后立即发生原发性持久昏迷,无间断清醒期或清醒期短。昏迷的主要原因是广泛性大脑轴索损伤,使皮质与皮质下中枢失去联系,故昏迷时间与轴索损伤的数量和程度有关。临床上将 DAI 分为轻、中、重三型。

(二)MRI 表现

CT 见脑组织弥漫性肿胀,灰白质分界不清,其交界处有散在斑点状高密度出血灶,伴有蛛网膜下隙出血。脑室、脑池受压变小,无局部占位征象。MRI 特征如下。①弥漫性脑肿胀:

双侧大脑半球皮髓质交界处出现模糊不清的长 T_1、长 T_2 信号,在 FLAIR 序列呈斑点状不均匀中高信号。脑组织呈饱满状,脑沟、裂、池受压变窄或闭塞,且为多脑叶受累。②脑实质出血灶:单发或多发,直径多小于 2.0 cm,均不构成血肿,无明显占位效应。主要分布于胼胝体周围、脑干上端、小脑、基底核区及皮髓质交界部。在急性期呈长 T_1、短 T_2 信号(图 12-4),在亚急性期呈短 T_1、长 T_2 信号,在 FLAIR 呈斑点状高信号。③蛛网膜下隙和(或)脑室出血:蛛网膜下隙出血多见于脑干周围,尤其是四叠体池、环池,以及幕切迹和(或)侧脑室、第三脑室。在出血超急性期或急性期,平扫 T_1WI、T_2WI 显示欠佳,但在亚急性期,呈短 T_1、长 T_2 信号,在 FLAIR 呈高信号。④合并其他损伤:DAI 可合并硬膜外、硬膜下血肿,颅骨骨折。

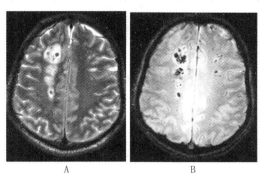

图 12-4　弥漫性轴索损伤
A.轴面 T_2WI 显示双额灰白质交界区片状长 T_2 异常信号,混杂
有点状出血低信号;B.轴面 GRE 像显示更多斑点状出血低信号

3.鉴别诊断

(1)DAI 与脑挫裂伤鉴别:前者出血部位与外力作用无关,出血好发于胼胝体、皮髓质交界区、脑干及小脑等处,呈类圆形或斑点状,直径多<2.0 cm;后者出血多见于着力或对冲部位,呈斑片状或不规则形,直径可>2.0 cm,常累及皮质。

(2)DAI 与单纯性硬膜外、硬膜下血肿鉴别:DAI 合并的硬膜外、下血肿表现为"梭形"或"新月形"稍高信号,但较局限,占位效应不明显。可能与其出血量较少和弥漫性脑肿胀有关。

五、脑挫裂伤

(一)临床表现与病理特征

脑挫裂伤是最常见的颅脑损伤之一。脑组织浅层或深层有散在点状出血伴静脉淤血,并脑组织水肿者为脑挫伤,凡有软脑膜、血管及脑组织断裂者称脑裂伤,二者习惯上统称脑挫裂伤。挫裂伤部位以直接接触颅骨粗糙缘的额颞叶多见。脑挫裂伤病情与其部位、范围和程度有关。范围越广、越接近颞底,临床症状越重,预后越差。

(二)MRI 表现

MRI 征象复杂多样,与挫裂伤后脑组织出血、水肿及液化有关。对于出血性脑挫裂伤(图 12-5),随着血肿内的血红蛋白演变,即含氧血红蛋白→去氧血红蛋白→正铁血红蛋白→含铁血黄素,病灶的 MRI 信号也随之变化。对于非出血性脑损伤病灶,多表现为长 T_1、长 T_2 信号。由于脑脊液流动伪影,或与相邻脑皮质产生部分容积效应,位于大脑皮质、灰白质交界处的病灶不易显示,且难鉴别水肿与软化。FLAIR 序列抑制自由水,显示结合水,在评估脑挫裂伤时,对确定病变范围、检出重要功能区的小病灶、了解是否合并蛛网膜下隙出血有重要的临床价值。

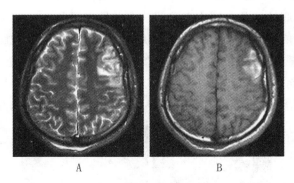

图 12-5　脑挫裂伤

A、B.轴面 T_2WI 及 T_1WI 显示左额叶不规则形长 T_2 混杂信号及短 T_1 出血信号

第三节　脑血管疾病

一、高血压脑出血

(一)临床表现与病理特征

高血压脑动脉硬化为脑出血的常见原因,出血多位于幕上,小脑及脑干出血少见。患者多有明确病史,突然发病,出血量一般较多,幕上出血常见于基底核区,也可发生在其他部位。脑室内出血常与尾状核或基底神经节血肿破入脑室有关,影像学检查显示脑室内血肿信号或密度,并可见液平面。脑干出血以脑桥多见,由动脉破裂所致,由于出血多,压力较大,可破入第四脑室。

(二)MRI 表现

高血压动脉硬化所致脑内血肿的影像表现与血肿发生时间密切相关。对于早期脑出血,CT 显示优于 MRI。急性期脑出血,CT 表现为高密度,尽管由于颅底骨性伪影使少量幕下出血有时难以诊断,但大多数脑出血可清楚显示,一般出血后 6～8 周,由于出血溶解,在 CT 表现为脑脊液密度。血肿的 MRI 信号多变,并受多种因素影响,除血红蛋白状态外,其他因素包括磁场强度、脉冲序列、红细胞状态、凝血块的时间、氧合作用等。

MRI 的优点是可以观察出血的溶解过程。了解出血的生理学改变,是理解出血信号在 MRI 变化的基础。简单地说,急性出血由于含氧合血红蛋白及脱氧血红蛋白,在 T_1WI 呈等至轻度低信号,在 T_2WI 呈灰至黑色(低信号);亚急性期出血(一般指 3 天至 3 周)由于正铁血红蛋白形成,在 T_1WI 及 T_2WI 均呈高信号(图 12-6)。随着正铁血红蛋白被巨噬细胞吞噬、转化为含铁血黄素,在 T_2WI 可见在血肿周围形成一低信号环。以上出血过程的 MRI 特征,在高场强磁共振仪显像时尤为明显。

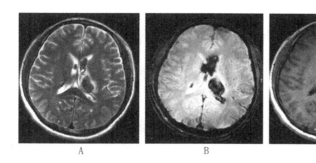

图 12-6　脑出血

A.轴面 T_2WI；B.轴面梯度回波像；C.轴面 T_1WI；MRI 显示
左侧丘脑血肿，破入双侧侧脑室体部和左侧侧脑室枕角

二、超急性期脑梗死与急性脑梗死

(一)临床表现与病理特征

脑梗死是常见疾病，具有发病率、死亡率和致残率高的特点，严重威胁人类健康。伴随着脑梗死病理生理学的研究进展，特别是提出"半暗带"概念和开展超微导管溶栓治疗后，临床需要在发病的超急性期及时明确诊断，并评价缺血脑组织血流灌注状态，以便选择最佳治疗方案。

MRI 检查是诊断缺血性脑梗死的有效方法。发生在 6 小时内的脑梗死称为超急性期脑梗死。梗死发生 4 小时后，由于病变区持续性缺血缺氧，细胞膜离子泵衰竭，发生细胞毒性脑水肿。6 小时后，血—脑屏障破坏，继而出现血管源性脑水肿，脑细胞出现坏死。1～2 周后，脑水肿逐渐减轻，坏死脑组织液化，梗死区出现吞噬细胞，清除坏死组织。同时，病变区胶质细胞增生，肉芽组织形成。8～10 周后，形成囊性软化灶。少数缺血性脑梗死在发病 24～48 小时后，可因血液再灌注，发生梗死区出血，转变为出血性脑梗死。

(二)MRI 表现

常规 MRI 用于诊断脑梗死的时间较早。但由于常规 MRI 特异性较低，往往需要在发病 6 小时以后才能显示病灶，而且不能明确病变的范围及半暗带大小，也无法区别短暂性脑缺血发作(TIA)与急性脑梗死，因此其诊断价值受限。随着 MRI 成像技术的发展，功能性磁共振检查提供了丰富的诊断信息，使缺血性脑梗死的诊断有了突破性进展。

在脑梗死超急性期，T_2WI 上脑血管出现异常信号，表现为正常的血管流空效应消失。T_1WI 增强扫描时，出现动脉增强的影像，这是最早的表现。它与脑血流速度减慢有关，此征象在发病 3～6 小时即可发现。血管内强化一般出现在梗死区域及其附近，皮质梗死较深部白质梗死更多见。基底核、丘脑、内囊、大脑脚的腔隙性梗死一般不出现血管内强化，大范围的脑干梗死有时可见血管内强化。

由于脑脊液的流动伪影及与相邻脑皮质产生的部分容积效应，常规 T_2WI 不易显示位于大脑皮质灰白质交界处、岛叶及脑室旁深部脑白质的病灶，且不易鉴别脑梗死分期。FLAIR 序列由于抑制脑脊液信号，同时增加 T_2 权重成分，背景信号减低，使病灶与正常组织的对比显著增加，易于发现病灶。FLAIR 序列的另一特点是可鉴别陈旧与新鲜梗死灶。陈旧与新鲜

梗死灶在 T_2WI 均为高信号。而在 FLAIR 序列,由于陈旧梗死灶液化,内含自由水,T_1 值与脑脊液相似,故软化灶呈低信号,或低信号伴周围环状高信号;新鲜病灶含结合水,T_1 值较脑脊液短,呈高信号。但 FLAIR 序列仍不能对脑梗死做出精确分期,同时对于<6 小时的超急性期病灶,FLAIR 的检出率也较差。DWI 技术在脑梗死中的应用解决了这一问题。

DWI 对缺血改变非常敏感,尤其是超急性期脑缺血。脑组织急性缺血后,由于缺血、缺氧、Na^+-K^+-ATP 酶泵功能降低,导致钠水滞留,首先引起细胞毒性水肿,水分子弥散运动减慢,表现为 ADC 值下降,继而出现血管源性水肿,随后细胞溶解,最后形成软化灶。相应地在急性期 ADC 值先降低后逐渐回升,在亚急性期 ADC 值多数降低。DWI 图与 ADC 图的信号表现相反,在 DWI 弥散快(ADC 值高)的组织呈低信号,弥散慢(ADC 值低)的组织呈高信号。人脑发病后 2 小时即可在 DWI 发现直径 4 mm 的腔隙性病灶。急性期病例 T_1WI 和 T_2WI 均可正常,FLAIR 部分显示病灶,而在 DWI 均可见脑神经体征相对应区域的高信号。发病 6~24 小时后,T_2WI 可发现病灶,但病变范围明显小于 DWI,信号强度明显低于 DWI。发病 24~72 小时后,DWI 与 T_1WI、T_2WI、FLAIR 显示的病变范围基本一致。72 小时后进入慢性期,随诊观察到 T_2WI 仍呈高信号,而病灶在 DWI 信号下降,且在不同病理进程中信号表现不同。随时间延长,DWI 信号继续下降,表现为低信号,此时 ADC 值明显升高。因此,DWI 不仅能对急性脑梗死定性分析,还可通过计算 ADC 与 rADC 值作定量分析,鉴别新鲜和陈旧脑梗死,评价疗效及预后。

DWI、FLAIR、T_1WI、T_2WI 敏感性比较:对于急性脑梗死,FLAIR 序列敏感性高,常早于 T_1WI、T_2WI 显示病变,此时 FLAIR 成像可取代常规 T_2WI;DWI 显示病变更为敏感,病变与正常组织间的对比更高,所显示的异常信号范围均不同程度大于常规 T_2WI 和 FLAIR 序列,因此 DWI 敏感性最高。但 DWI 空间分辨率相对较低,磁敏感性伪影影响显示颅底部病变(如颞极、额中底部、小脑),而 FLAIR 显示这些部位的病变较 DWI 清晰。DWI 与 FLAIR 技术在评价急性脑梗死病变中具有重要的临床价值,二者结合应用能准确诊断早期梗死,鉴别新旧梗死病灶,指导临床溶栓灌注治疗。

PWI 显示脑梗死病灶比其他 MRI 更早,且可定量分析 CBF。在大多数病例,PWI 与 DWI 表现存在一定差异。在超急性期,PWI 显示的脑组织血流灌注异常区域大于 DWI 的异常信号区,且 DWI 显示的异常信号区多位于病灶中心。缺血半暗带是指围绕异常弥散中心的周围正常弥散组织,它在急性期灌注减少,随病程进展逐渐加重。如不及时治疗,于发病几小时后,DWI 所示异常信号区域将逐渐扩大,与 PWI 所示血流灌注异常区域趋于一致,最后发展为梗死灶。同时应用 PWI 和 DWI,有可能区分可恢复性缺血脑组织与真正的脑梗死(图 12-7、图 12-8)。

MRS 可区分水质子信号与其他化合物或原子中质子产生的信号,使脑梗死的研究达到细胞代谢水平。这有助于理解脑梗死的病理生理变化,早期诊断,判断预后和疗效。急性脑梗死 ^{31}P-MRS 主要表现为 PCr 和 ATP 下降,Pi 升高,同时 pH 降低。发病后数周 ^{31}P-MRS 的异常信号改变可反映梗死病变不同演变的代谢状况。脑梗死发生 24 小时内,^{1}H-MRS 显示病变区乳酸持续性升高,这与葡萄糖无氧酵解有关。有时可见 NAA 降低,或因髓鞘破坏出现 Cho 升高。

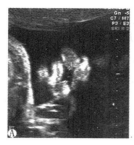
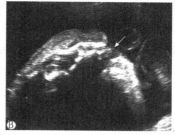

图 12-7　超急性期脑梗死

A.轴面 DWI(b＝0),右侧大脑中动脉分布区似见高信号;B.DWI(b＝1500)显示右侧大脑中动脉
分布区异常高信号

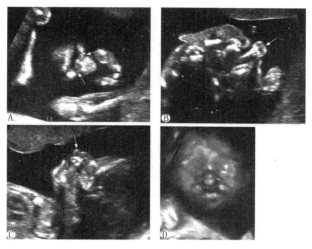

图 12-8　脑桥急性脑梗死

A.轴面 ADC 图未见明显异常信号;B.DWI 显示左侧脑桥异常高信号;
C.轴面 T_1WI,左侧脑桥似见稍低信号;D.在 T_2WI,左侧脑桥可见稍高
信号

三、静脉窦闭塞

(一)临床表现与病理特征

脑静脉窦血栓是一种特殊类型的脑血管病,分为非感染性与感染性两大类。前者多由外伤、消耗性疾病、某些血液病、妊娠、严重脱水、口服避孕药等所致;后者多继发于头面部感染,以及化脓性脑膜炎、脑脓肿、败血症等疾病。主要临床表现为颅内高压,如头痛、呕吐、视力下降、视乳头水肿、偏侧肢体无力、偏瘫等。

本病发病机制和病理变化不同于动脉血栓形成,脑静脉回流障碍和脑脊液吸收障碍是主要改变。若静脉窦完全阻塞并累及大量侧支静脉,或血栓扩展到脑皮质静脉时,出现颅内压增高和脑静脉、脑脊液循环障碍,导致脑水肿、出血、坏死。疾病晚期,严重的静脉血流淤滞和颅内高压将继发动脉血流减慢,导致脑组织缺血、缺氧,甚至梗死。因此,临床表现多样性是病因及病期不同、血栓范围和部位不同,以及继发脑内病变综合作用的结果。

（二）MRI 表现

MRI 诊断静脉窦血栓有一定优势，一般不需增强扫描。MRV 可替代 DSA 检查。脑静脉窦血栓最常发生于上矢状窦，根据形成时间长短，MRI 表现复杂多样（图 12-9），给诊断带来一定困难。急性期静脉窦血栓通常在 T_1WI 呈中等或明显高信号，T_2WI 显示静脉窦内极低信号，而静脉窦壁呈高信号。随着病程延长，T_1WI 及 T_2WI 均呈高信号；有时在 T_1WI，血栓边缘呈高信号，中心呈等信号，这与脑内血肿的演变一致。T_2WI 显示静脉窦内流空信号消失，随病程发展甚至萎缩、闭塞。

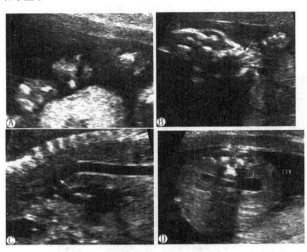

图 12-9　静脉窦闭塞

A.矢状面 T_1WI 显示上矢状窦中后部异常信号；B.轴面 T_2WI 显示右颞部长 T_2 信号，周边见低信号（含铁血红素沉积）；C.轴面 T_1WI 显示右额叶出血灶；D.MRV 显示上矢状窦、右侧横窦及乙状窦闭塞

需要注意，缩短 TR 时间可使正常人脑静脉窦在 T_1WI 信号增高，与静脉窦血栓混淆。由于磁共振的流入增强效应，在 T_1WI 正常人脑静脉窦可由流空信号变为明亮信号，与静脉窦血栓表现相同。另外，血流缓慢可使静脉窦信号强度增高；颞静脉存在较大逆流，可使部分发育较小的横窦呈高信号；乙状窦和颈静脉球内的涡流也常在 SE 图像呈高信号。因此，对于疑似病例，应通过延长 TR 时间、改变扫描层面，以及 MRV 检查进一步鉴别。

MRV 可反映脑静脉窦的形态和血流状态，对诊断静脉窦血栓具有一定优势。静脉窦血栓的直接征象为受累静脉窦闭塞、不规则狭窄和充盈缺损。由于静脉回流障碍，常见脑表面及深部静脉扩张、静脉血淤滞及侧支循环形成。但是，当存在静脉窦发育不良时，MRI 及 MRV 诊断本病存在困难。对比剂增强 MRV 可得到更清晰的静脉图像，弥补这方面的不足。大脑除了浅静脉系统，还有深静脉系统。后者由 Galen 静脉和基底静脉组成。增强 MRV 显示深静脉比 MRV 更清晰。若 Galen 静脉形成血栓，可见局部引流区域（如双侧丘脑、尾状核、壳核、苍白球）水肿，侧脑室扩大。一般认为 Monro 孔梗阻由水肿造成，而非静脉压升高所致。

四、动脉瘤

（一）临床表现与病理特征

脑动脉瘤是脑动脉的局限性扩张，发病率较高。患者主要症状有出血、局灶性神经功能障碍、脑血管痉挛等。绝大多数囊性动脉瘤是先天性血管发育不良和后天获得性脑血管病变共同作用的结果,此外,创伤和感染也可引起动脉瘤,高血压、吸烟、饮酒、滥用可卡因、避孕药、某些遗传因素也被认为与动脉瘤形成有一定关系。

动脉瘤破裂危险因素包括瘤体大小、部位、形状、多发、性别、年龄等。瘤体大小是最主要因素,基底动脉末端动脉瘤最易出血,高血压、吸烟、饮酒增加破裂危险性。32%～52%的蛛网膜下隙出血为动脉瘤破裂引起。治疗时机不同,治疗方法、预后和康复差别很大。对于未破裂的动脉瘤,目前主张早期诊断及早期外科手术。

(二)MRI 表现

动脉瘤在 MRI 呈边界清楚的低信号,与动脉相连。血栓形成后,动脉瘤可呈不同信号强度(图 12-10),据此可判断血栓的范围、瘤腔的大小及是否并发出血。瘤腔多位于动脉瘤的中央,呈低信号,如血液滞留可呈高信号。血栓因血红蛋白代谢阶段不同,其信号也不同。

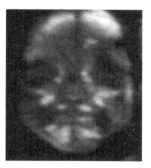

图 12-10　基底动脉动脉瘤

动脉瘤破裂时常伴蛛网膜下隙出血。两侧大脑间裂的蛛网膜下隙出血常与前交通动脉瘤破裂有关,外侧裂的蛛网膜下隙出血常与大脑中动脉动脉瘤破裂有关,第四脑室内血块常与小脑后下动脉动脉瘤破裂有关,第三脑室或双侧侧脑室内血块常与前交通动脉瘤和大脑中动脉动脉瘤破裂有关。

五、血管畸形

(一)临床表现与病理特征

血管畸形与胚胎发育异常有关,包括动静脉畸形、毛细血管扩张症、海绵状血管瘤(最常见的隐匿性血管畸形)、脑静脉畸形或静脉瘤等。各种脑血管畸形中,动静脉畸形最常见,为迂曲扩张的动脉直接与静脉相连,中间没有毛细血管。畸形血管团大小不等,多发于大脑中动脉系统,幕上多于幕下。由于动静脉畸形存在动静脉短路,使局部脑组织呈低灌注状态,形成缺血或梗死。畸形血管易破裂,引起自发性出血。临床表现为癫痫发作、血管性头痛、进行性神经功能障碍等。

(二)MRI 表现

脑动静脉畸形时,MRI 显示脑内流空现象,即低信号环状或线状结构(图 12-11),代表血管内高速血流。在注射 Gd 对比剂后,高速血流的血管通常不增强,而低速血流的血管往往明显增强。GRE 图像有助于评价血管性病变。CT 可见形态不规则、边缘不清楚的等或高密度点状、弧线状血管影,钙化。

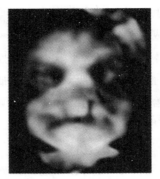

图 12-11　动静脉畸形

中枢神经系统的海绵状血管瘤并不少见。典型 MRI 表现为,在 T_1WI 及 T_2WI,病变呈高信号或混杂信号,部分病例可见桑葚状或网络状结构;在 T_2WI,病灶周边由低信号的含铁血黄素构成。在 GRE 图像,因磁敏感效应增加,低信号更明显,可以提高小海绵状血管瘤的检出率。MRI 的诊断敏感性、特异性及对病灶结构的显示均优于 CT。部分海绵状血管瘤具有生长趋势,MRI 随诊可了解其演变情况。毛细血管扩张症也是脑出血的原因之一。CT 扫描及常规血管造影时,往往为阴性结果。MRI 检查显示微小灶性出血,提示该病;由于含有相对缓慢的血流,注射对比剂后可见病灶增强。

脑静脉畸形或静脉瘤较少引起脑出血,典型 MRI 表现为注射 Gd 对比剂后,病灶呈"水母头"样,经中央髓静脉引流(图 12-12)。合并海绵状血管瘤时,可有出血表现。注射对比剂前,较大的静脉分支在 MRI 呈流空低信号。有时,质子密度像可见线样高或低信号。静脉畸形的血流速度缓慢,MRA 成像时如选择恰当的血流速度,常可显示病变。血管造影检查时,动脉期表现正常,静脉期可见扩张的髓静脉分支。

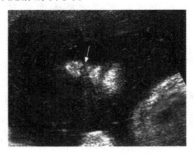

图 12-12　静脉畸形

第四节　颅脑肿瘤

一、星形细胞瘤

(一)临床表现与病理特征

神经胶质瘤是中枢神经系统最常见的原发性肿瘤,约占脑肿瘤的 40%,呈浸润性生长,预后差。在胶质瘤中,星形细胞瘤最常见,约占 75%,幕上多见。按照 WHO 肿瘤分类标准,星形细胞瘤分为Ⅰ级、Ⅱ级、Ⅲ级(间变型)、Ⅳ级(多形性胶质母细胞瘤)。

(二)MRI 表现

星形细胞瘤的恶性程度和分级不同,MRI 征象也存在差异。低度星形细胞瘤边界多较清晰,信号较均匀,水肿及占位效应轻,出血少见,无强化或强化不明显。高度恶性星形细胞瘤边界多模糊,信号不均匀,水肿及占位效应明显,出血相对多见,强化明显(图 12-13、图 12-14)。高、低度恶性星形细胞瘤的信号强度虽有一定差异,但无统计学意义。常规 T_1WI 增强扫描能反映血-脑屏障破坏后对比剂在组织间隙的聚集程度,并无组织特异性。血-脑屏障破坏的机制是肿瘤破坏毛细血管,或病变组织血管由新生的异常毛细血管组成。肿瘤强化与否,在反映肿瘤血管生成方面有一定的局限性。

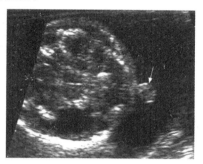

图 12-13 星形细胞瘤

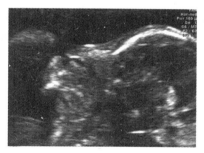

图 12-14 星形细胞瘤

虽然常规 MRI 对星形细胞瘤的诊断准确率较高,有助于制订治疗方案,但仍有局限性。因治疗方法的选择,应以病理分级不同而异。一些新的扫描序列,如 DWI、PWI、MRS 等,有可能对星形细胞瘤的诊断、病理分级、预后及疗效做出更准确的评价。

PWI 可评价血流的微循环,即毛细血管床的血流分布特征。PWI 是在活体评价肿瘤血管生成最可靠的方法之一,可对星形细胞瘤的术前分级及肿瘤侵犯范围提供有价值信息。胶质母细胞瘤和间变胶质瘤实质部分的相对脑血流容积(rCBV)明显高于Ⅰ、Ⅱ级星形细胞瘤。

MRS 利用 MR 现象和化学位移作用,对一系列特定原子核及其化合物进行分析,是目前唯一无损伤性研究活体组织代谢、生化变化及对化合物定量分析的方法。不同的脑肿瘤,由于组成成分不同、细胞分化程度不同、神经元破坏程度不同,MRS 表现存在差异。MRS 对星形细胞瘤定性诊断和良恶性程度判断具有一定特异性。

二、胶质瘤病

(一)临床表现与病理特征

为一种颅内少见疾病,主要临床症状有头痛、记忆力下降、性格改变及精神异常,病程数周至数年不等。病理组织学特点是胶质瘤细胞(通常为星形细胞)在中枢神经系统内弥漫性过度增生,病变沿血管及神经轴突周围浸润性生长,神经结构保持相对正常。病灶主要累及脑白质,累及大脑灰质少见;病灶区域脑组织弥漫性轻微肿胀,边界不清;肿瘤浸润区域脑实质结构破坏不明显,坏死、囊变或出血很少见。

(二)MRI 表现

肿瘤细胞多侵犯大脑半球的 2 个或 2 个以上部位,皮质及皮质下白质均可受累,白质受累更著,引起邻近脑中线结构对称性的弥漫性浸润,尤以胼胝体弥漫性肿胀最常见。病变多侵犯额颞叶,还可累及基底核、脑干、小脑、软脑膜及脊髓等处。MRI特点为,在 T_1WI 呈片状弥散性低信号,在 T_2WI 呈高信号,信号强度较均匀(图 12-15)。T_2WI 显示病变更清楚。病灶边界模糊,常有脑水肿表现。病变呈弥漫性浸润生长,受累区域脑组织肿胀,脑沟变浅或消失,脑室变小。由于神经胶质细胞只是弥漫性瘤样增生,保存了原有的神经解剖结构,因此 MRI 多无明显灶性出血及坏死。

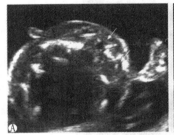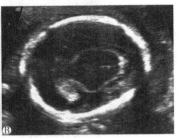

图 12-15 胶质瘤病

A、B.轴面 T_2WI 及 T_1WI 显示双侧额颞叶及胼胝体膝部片状稍长 T_1、稍长 T_2 异常信号,弥漫性浸润生长,边界不清

(三)鉴别诊断

脑胶质瘤病是肿瘤性质的疾病,但肿瘤细胞在脑组织中浸润性散在生长,不形成团块,影像表现不典型,易误诊。鉴别诊断主要应排除下列疾病:

(1)多中心胶质瘤:本病系颅内同时原发 2 个以上胶质瘤,各瘤体间彼此分离,无组织学联系。脑胶质瘤病为胶质瘤细胞弥漫浸润性生长,影像表现为大片状。

(2)其他恶性浸润胶质瘤:如多形性胶质母细胞瘤。此类胶质瘤有囊变、坏死,MRI信号不均匀,占位效应明显,增强扫描时有不同形式的明显强化。

(3)各种脑白质病及病毒性脑炎:脑胶质瘤病早期影像与其有相似之处,有时无法鉴别。但大多数患者在应用大量的抗生素和激素类药物后,病情仍进行性加重,复查 MRI 多显示肿瘤细胞浸润发展,肿瘤增大,占位效应逐渐明显,可资鉴别。

三、室管膜瘤

(一)临床表现与病理特征

室管膜瘤起源于室管膜或室管膜残余部位,比较少见。本病主要发生在儿童和青少年,

5 岁以下占 50％，居儿童期幕下肿瘤第三位。男多于女。其病程与临床表现主要取决于肿瘤的部位，位于第四脑室者病程较短，侧脑室者病程较长。常有颅内压增高表现。

颅内好发部位依次为第四脑室、侧脑室、第三脑室和导水管。幕下占 60％～70％，特别是第四脑室。脑实质内好发部位是顶、颞、枕叶交界处，绝大多数含有大囊，50％有钙化。病理学诊断主要依靠瘤细胞排列呈菊形团或血管周假菊形团这一特点。肿瘤细胞脱落后，可随脑脊液种植转移。

（二）MRI 表现

（1）脑室内或以脑室为中心的肿物，以不规则形为主，边界不整，或呈分叶状边界清楚的实质性占位病变（图 12-16）。

（2）脑室内病变边缘光滑，周围无水肿，质地略均质，其内可有斑点状钙化或小囊变区；脑实质内者以不规则形为主，常见大片囊变区及不规则钙化区，周围有水肿带。

（3）脑室系统者常伴不同程度的脑积水，脑实质者脑室系统受压改变。

（4）实质成分在 CT 主要为混杂密度，或略高密度病灶；在 T_1WI 呈略低信号，T_2WI 呈略高信号或高信号，增强扫描不均匀强化。

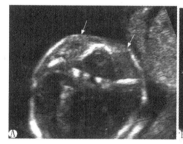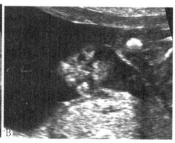

图 12-16　室管膜瘤

A.轴面 T_2WI 显示第四脑室内不规则形肿物，信号不均匀；B.矢状面 T_1WI 和增强 T_1WI 显示肿瘤突入小脑延髓池，强化不均匀，幕上脑积水

（三）鉴别诊断

室管膜瘤需要与以下疾病鉴别。

（1）局限于四脑室的室管膜瘤应与髓母细胞瘤鉴别：前者多为良性，病程长，发展慢，病变多有囊变及钙化；后者为恶性肿瘤，起源于小脑蚓部，常突向四脑室，与脑干间常有一间隙（内含脑脊液），其表现较光滑，强化表现较室管膜瘤更明显，病程短，发展快，囊变及钙化少见，病变密度/信号多均匀一致。此外，髓母细胞瘤成人少见，其瘤体周围有一环形水肿区，而室管膜瘤不常见。

（2）脉络丛乳头状瘤：好发于第四脑室，肿瘤呈结节状，边界清楚，悬浮于脑脊液中，脑积水症状出现更早、更严重，脑室扩大明显，其钙化与强化较室管膜瘤明显。

（3）侧脑室室管膜瘤应与侧脑室内脑膜瘤鉴别：后者多位于侧脑室三角区，形状较规则，表面光整，密度均匀，强化明显。室管膜下室管膜瘤常发生于孟氏孔附近，大多完全位于侧脑室内，境界清楚，很少侵犯周围脑组织，脑水肿及钙化均少见，强化轻微或无。

（4）大脑半球伴有囊变的室管膜瘤需与脑脓肿鉴别：后者起病急，常有脑膜脑炎临床表现，病灶强化与周围水肿较前者更显著。

（5）星形细胞瘤及转移瘤：发病年龄多在 40 岁以上，有明显的花环状强化，瘤周水肿与占位效应重。

四、神经元及神经元与胶质细胞混合性肿瘤

包括神经节细胞瘤（gangliocytoma）、小脑发育不良性节细胞瘤（dysplastic gangliocytoma of cerebellum）、神经节胶质瘤（ganglioglioma）、中枢神经细胞瘤（central neurocytoma）。这些肿瘤的影像表现，特别是 MRI 表现各具有一定特点。

（一）神经节细胞瘤

（1）临床表现与病理特征：为单纯的神经元肿瘤，无胶质成分及恶变倾向，组织结构类似正常脑，缺乏新生物特征。大多数为脑发育不良，位于大脑皮质或小脑。单侧巨脑畸形时可见奇异神经元，伴星形细胞数量及体积增加。

（2）MRI 表现：在 T_2WI 为稍高信号，T_1WI 为低信号，MRI 确诊困难。合并其他脑畸形时，T_1WI 可见局部灰质变形，信号无异常或轻度异常，T_2WI 呈等或低信号，PD 呈相对高信号。CT 平扫可为高密度或显示不明显。注射对比剂后，肿瘤不强化或轻度强化。

（二）神经节胶质瘤

（1）临床表现与病理特征：临床主要表现为长期抽搐及高颅压症状，生存时间长，青年多见。本病发病机制目前有两种学说。①先天发育不全学说：在肿瘤形成前即存在神经细胞发育不良，在此基础上，胶质细胞肿瘤性增生，刺激或诱导幼稚神经细胞分化，形成含神经元及胶质细胞的真性肿瘤。②真性肿瘤学说：神经节胶质瘤以分化良好的瘤性神经节细胞与胶质细胞（多为星形细胞，偶为少枝细胞）混合为特征。

神经节胶质瘤可能具有神经内分泌功能。实性、囊性各约 50%，囊伴壁结节，生长缓慢，部分有恶变及浸润倾向。

（2）MRI 表现：典型影像表现为幕上发生，特别是额叶及颞叶的囊性病灶（图 12-17），伴有强化的壁结节。肿瘤在 T_1WI 呈低信号团块，囊性部分信号更低。在质子密度像，肿瘤囊腔如含蛋白成分高，其信号高于囊壁及肿瘤本身。在 T_2WI 囊液及肿瘤均为高信号，局部灰白质界限不清。注射 Gd-DTPA 后，病变由不强化至明显强化，以结节、囊壁及实性部分强化为主。1/3 病例伴有钙化，CT 可清楚显示，MRI 不能显示。

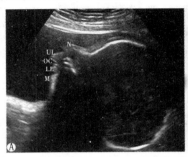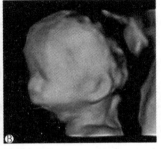

图 12-17　神经节胶质瘤

A、B.轴面 T_2WI 及 T_1WI 显示左侧颞叶内侧不规则形长 T_1、长 T_2 异常信号，边界欠清

（3）鉴别诊断：神经节胶质瘤的影像学诊断应与以下疾病鉴别。①蛛网膜囊肿位于脑外，CSF 信号。②表皮样囊肿位于脑外，信号类似。

（三）中枢神经细胞瘤

（1）临床表现与病理特征：本病常见于青年人（平均年龄 31 岁），临床症状少于 6 个月，表现为头痛及高颅压症状。占原发脑肿瘤 0.5%，1982 年由 Hassoun 首次报道，具有特殊的形态学及免疫组织学特征。

肿瘤来源于 Monro 孔之透明隔下端，呈现分叶状，局限性，边界清楚。常见坏死、囊变灶。部分为富血管，可有出血。肿瘤细胞大小一致，分化良好，似少枝胶质细胞但胞质不空，似室管膜瘤但缺少典型之菊花团，有无核的纤维（Neuropil）区带。电镜下可见细胞质内有内分泌样小体。有报告称免疫组化显示神经元标记蛋白。

（2）MRI 表现：中枢神经细胞瘤位于侧脑室体部邻近莫氏孔，宽基附于侧室壁。在 T_1WI 呈不均匀等信号团块，肿瘤血管及钙化为流空或低信号；在 T_2WI，部分与皮质信号相等，部分呈高信号；注射 Gd-DTPA 后，强化不均匀（图 12-18）；可见脑积水。CT 显示丛集状、球状钙化。

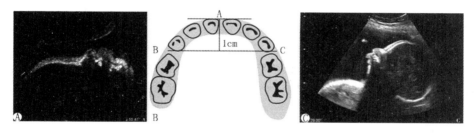

图 12-18　中枢神经细胞瘤

A、B.轴面 T_2WI 及 T_1WI 显示左侧脑室不规则形团块，信号不均
匀，透明隔右移；C.轴面增强 T_1WI 显示病变中度不均匀强化

（3）鉴别诊断：应包括脑室内少枝胶质细胞瘤，室管膜下巨细胞星形细胞瘤，低级或间变星形细胞瘤，室管膜瘤。

（四）小脑发育不良性节细胞瘤

（1）临床表现与病理特征：本病又称 LD 病（Lhermitte-Duclos Disease），结构不良小脑神经节细胞瘤。为一种低级小脑新生物，主要发生在青年人，且以小脑为特发部位。临床表现为颅后窝症状，如共济障碍，头痛，恶心，呕吐等。

正常小脑皮质构成：外层为分子层，中层为浦肯野细胞层，内层为颗粒细胞层。本病的小脑脑叶肥大与内颗粒层及外分子层变厚有关。中央白质常明显减少，外层存在怪异的髓鞘，内层存在许多异常大神经元。免疫组化染色提示大多数异常神经元源自颗粒细胞，而非普肯耶细胞。本病可单独存在，也可合并 Cowden 综合征（多发错构瘤综合征）、巨脑、多指畸形、局部肥大、异位症及皮肤血管瘤。

（2）MRI 表现：MRI 显示小脑结构破坏和脑叶肿胀，边界清楚，无水肿。病变在 T_1WI 呈低信号，在 T_2WI 呈高信号，注射对比剂后无强化。脑叶结构存在，病灶呈条纹状（高低信号交替带）为本病特征（图 12-19）。可有邻近颅骨变薄，梗阻性脑积水。

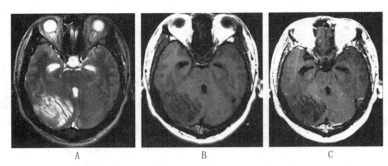

图 12-19　小脑发育不良性节细胞瘤

A、B.轴面 T_2WI 及 T_1WI 显示右侧小脑条纹状长 T_1、长 T_2 异
常信号,边界清楚;C.轴面增强 T_1WI 显示病变强化不明显

五、胚胎发育不良神经上皮肿瘤

(一)临床表现与病理特征

胚胎发育不良神经上皮肿瘤(dysembryoplastic neuroepithelial tumor,DNET)多见于儿童和青少年,常于 20 岁之前发病。患者多表现为难治性癫痫,但无进行性神经功能缺陷。经手术切除 DNET 后,一般无须放疗或化疗,预后好。

(二)MRI 表现

DNET 多位于幕上表浅部位,颞叶最常见,占 62%～80%,其次为额叶、顶叶和枕叶。外形多不规则,呈多结节融合脑回状,或局部脑回不同程度扩大,形成皂泡样隆起。MRI 平扫,在 T_1WI 病灶常呈不均匀低信号,典型者可见多个小囊状更低信号区;在 T_2WI 大多数肿瘤呈均匀高信号,如有钙化则显示低信号。病灶边界清晰,占位效应轻微,水肿少见(图 12-20),是本病影像特点。T_1WI 增强扫描时,DNET 表现多样,多数病变无明显强化,少数可见结节样或点状强化。

六、脑膜瘤

(一)临床表现与病理特征

肿瘤起病慢,病程长,可达数年之久。初期症状及体征可不明显,以后逐渐出现颅内高压及局部定位症状和体征。主要表现为剧烈头痛、喷射状呕吐、血压升高及眼底视乳头水肿。

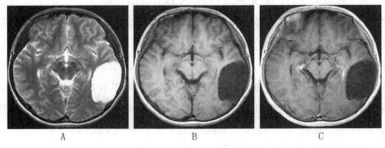

图 12-20　胚胎发育不良神经上皮肿瘤

A、B.轴面 T_2WI 及 T_1WI 显示左侧颞叶囊性异常信号,边界清楚,周边无水肿;C.轴面增强 T_1WI 显示病变强化不明显

　　脑膜瘤起源于蛛网膜颗粒的内皮细胞和成纤维细胞,是颅内最常见非胶质原发脑肿瘤,占颅内肿瘤的 15%～20%。常为单发,偶可多发。较大肿瘤可分叶。WHO 1989 年分类,根据细胞形态和组织学特征,将其分为脑膜细胞型、成纤维细胞型、过渡型、乳头型、透明细胞型、化生型脑膜瘤、脊索样脑膜瘤和富于淋巴浆细胞的脑膜瘤。

　　(二)MRI 表现

　　多数脑膜瘤在 T_1WI 和 T_2WI 信号强度均匀,T_1WI 呈灰质等信号或略低信号,T_2WI 呈等或略高信号。少数信号不均匀,在 T_1WI 可呈等信号、高信号、低信号。由于无血-脑屏障破坏,绝大多数在增强扫描 T_1WI 呈均一强化,硬脑膜尾征对脑膜瘤的诊断特异性高达 81%(图 12-21)。MRI 可以显示脑脊液/血管间隙,广基与硬膜相连,骨质增生或受压变薄膨隆,邻近脑池、脑沟扩大,静脉窦阻塞等脑外占位征象。

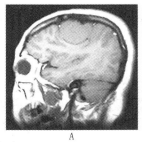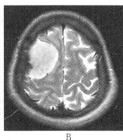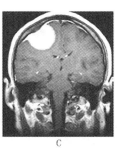

A B C

图 12-21　脑膜瘤

A、B.矢状面 T_1WI 及轴面 T_2WI 显示右侧额叶凸面等 T_1、等 T_2 占位病变,边界清楚,
相邻皮质受压、移位;C.冠状面增强 T_1WI 显示肿物明显均匀强化,可见硬膜"尾征"

　　约 15%的脑膜瘤影像表现不典型,主要包括以下几种情况:①少数脑膜瘤可整个肿瘤钙化,即弥漫性钙化的沙粒型脑膜瘤,在 T_1WI 和 T_2WI 均呈低信号,增强扫描显示轻度强化;②囊性脑膜瘤;③多发性脑膜瘤,常见部位依次为大脑凸面、上矢状窦旁、大脑镰旁、蝶骨嵴、鞍上及脑室内。

　　(三)鉴别诊断

　　常见部位的脑膜瘤,诊断不难。少见部位脑膜瘤须与其他肿瘤鉴别。

　　(1)位于大脑半球凸面、完全钙化的脑膜瘤应与颅骨致密骨肿瘤鉴别:增强 MRI 检查时,前者有强化,后者无强化。

　　(2)鞍上脑膜瘤主要应与突入鞍上的垂体巨腺瘤鉴别:以下征象提示脑膜瘤:鞍结节有骨硬化表现,无蝶鞍扩大,矢状面 MRI 显示肿瘤中心位于鞍结节上方而非垂体腺上方,鞍隔位置正常。

　　(3)侧脑室内脑膜瘤应与脉络丛乳头状瘤及室管膜瘤鉴别:鉴别要点为侧脑室内脉络丛乳头状瘤和室管膜瘤主要发生于儿童和少年,而脑膜瘤常见于中年人;脉络丛乳头状瘤可有脑脊液分泌过多,表现为脑室普遍扩大,而脑膜瘤仅有同侧侧脑室颞角扩大;脉络丛乳头状瘤表面常呈颗粒状,脑膜瘤边缘较圆滑;室管膜瘤强化欠均匀,脑膜瘤强化较均匀。

七、脉络丛肿瘤

(一)临床表现与病理特征

　　脉络丛肿瘤(choroid plexus tumors,CPT)是指起源于脉络丛上皮细胞的肿瘤,WHO 中枢神经系统肿瘤分类(2007)将其分为良性的脉络丛乳头状瘤(choroid plexus papilloma，CPP)、非典型脉络丛乳头状瘤(atypical CPP)和恶性的脉络丛癌(choroid plexus carcinoma，CPC)三类,分属Ⅰ级、Ⅱ级和Ⅲ级肿瘤。绝大多数为良性,恶性仅占 10%～20%。CPT 好发部位与年龄有关,儿童多见于侧脑室,成人多见于第四脑室。脑室系统外发生时,最多见于桥小脑角区。CPT 的特征是脑积水,原因主要有:①肿瘤直接导致脑脊液循环通路梗阻(梗阻性脑积水);②脑脊液生成和吸收紊乱(交通性脑积水)。CPT 发生的脑积水、颅内压增高及局限性神经功能障碍多为渐进性,但临床上部分患者急性发病,应引起重视。

(二)MRI 表现

MRI 检查多可见"菜花状"的特征性表现,肿瘤表面不光滑不平整,常呈粗糙颗粒状;而肿瘤信号无特征,在 T_1WI 多呈低或等信号,在 T_2WI 呈高信号,强化较明显(图 12-22)。CT 平扫多表现为等或略高密度病灶,类圆形,部分呈分叶状,边界清楚,增强扫描呈显著均匀强化。

(三)鉴别诊断

(1)与室管膜瘤鉴别:后者囊变区较多见,且多有散在点、团状钙化,增强扫描时中等均匀或不均匀强化;发生于幕上者,年龄较大,发生于幕下者年龄较小,与前者正好相反。

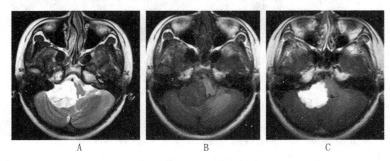

图 12-22　脉络丛乳头状瘤

A、B.轴面 T_2WI 及 T_1WI 显示肿瘤位于右侧桥小脑角区,信号欠均匀,"菜花状"外观,边界清楚;C.轴面增强 T_1WI 显示肿物强化明显

(2)与脑室内脑膜瘤鉴别:后者除具有脑膜瘤典型特征外,脑积水不如前者显著,好发于成年女性,以侧脑室三角区多见。

八、髓母细胞瘤

(一)临床表现与病理特征

髓母细胞瘤是一种高度恶性小细胞瘤,极易沿脑脊液通道转移。好发于小儿,特别是 10 岁左右儿童,约占儿童脑瘤的 20%。本病起病急,病程短,多在 3 个月之内。由于肿瘤推移与压迫第四脑室,导致梗阻性脑积水,故多数患者有明显颅内压增高。

肿瘤起源于原始胚胎细胞残余,多发生于颅后窝小脑蚓部,少数位于小脑半球。大体病理检查可见肿瘤呈灰红色或粉红色,柔软易碎,边界清楚,但无包膜,出血、钙化及坏死少。镜下肿瘤细胞密集,胞质少,核大且浓染,肿瘤细胞可排列成菊花团状。

(二)MRI 表现

MRI 不仅能明确肿瘤大小、形态及其与周围结构的关系,还能与其他肿瘤鉴别诊断。

MRI 检查时,肿瘤的实质部分多表现为长 T_1、长 T_2 信号,增强扫描时实质部分显著强化(图 12-23);第四脑室常被向前推移,变形变窄;大部分合并幕上脑室扩张及脑积水。MRI 较 CT 有一定优势,能清楚显示肿瘤与周围结构及脑干的关系;矢状面或冠状面 MRI 易显示沿脑脊液种植的病灶。

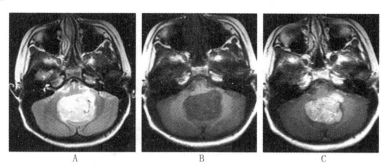

图 12-23　髓母细胞瘤

A、B.轴面 T_2WI 及 T_1WI 显示肿瘤位于小脑蚓部,形态欠规则,边界
清楚,第四脑室前移;C.轴面增强 T_1WI 显示肿物不均匀强化

(三)鉴别诊断

本病需与星形细胞瘤、室管膜瘤、成血管细胞瘤及脑膜瘤相鉴别。

(1)星形细胞瘤:是儿童最常见的颅内肿瘤,其病灶大多位于小脑半球,肿块边缘形态欠规则,幕上脑室扩大较少见,T_1WI 呈低信号,T_2WI 呈高信号,增强扫描时不如髓母细胞瘤强化明显。

(2)室管膜瘤:位于第四脑室内,肿块周围可见脑脊液,呈环形线状包绕,肿瘤内囊变及钙化较多见,肿物信号常不均匀。

(3)脑膜瘤:第四脑室内脑膜瘤于 T_1WI 呈等信号,T_2WI 呈高信号,增强扫描时均匀强化,可见脑膜尾征。

(4)成血管细胞瘤:常位于小脑半球,表现为大囊小结节,囊壁无或轻度强化,壁结节明显强化。

九、生殖细胞瘤

(一)临床表现与病理特征

生殖细胞瘤主要位于颅内中线位置,占颅内肿瘤的 11.5%,常见于松果体和鞍区,以松果体区最多。发生在基底核和丘脑者占 4%～10%。鞍区及松果体区生殖细胞瘤来源于胚胎时期神经管嘴侧部分的干细胞,而基底核及丘脑生殖细胞瘤来自第三脑室发育过程中异位的生殖细胞。

本病男性儿童多见,男女比例约 2.5∶1。好发年龄在 12～18 岁。早期无临床表现。肿瘤压迫周围组织时,出现相应神经症状。鞍区肿瘤主要出现视力下降、下丘脑综合征及尿崩症;松果体区出现上视不能、听力下降;基底核区出现偏瘫;垂体区出现垂体功能不全及视交叉、下丘脑受损表现。患者均可有头痛、恶心等高颅压表现。因松果体是一个神经内分泌器官,故肿瘤可能影响内分泌系统。性早熟与病变的部位和细胞种类相关。

（二）MRI 表现

生殖细胞瘤的发生部位不同,MRI 表现也不相同。分述如下。

(1)松果体区:瘤体多为实质性,质地均匀,圆形、类圆形或不规则形态,可呈分叶状或在胼胝体压部有切迹,边界清楚。一般呈等 T_1、等或稍长 T_2 信号(图 12-24)。大多数瘤体显著强化,少数中度强化,强化多均匀。少数瘤体内有单个或多个囊腔,使强化不均匀。

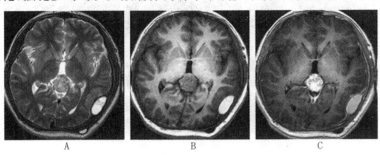

图 12-24　生殖细胞瘤

A、B.轴面 T_2WI 及 T_1WI 显示肿瘤位于第三脑室后部,类圆形,呈等 T_1、等 T_2 异常信号,信号欠均匀,边界清楚;C.轴面增强 T_1WI 显示肿瘤强化明显,但不均匀

(2)鞍区:根据肿瘤具体部位,分为三类。Ⅰ类:位于第三脑室内,包括从第三脑室底向上长入第三脑室,瘤体一般较大,常有出血、囊变和坏死。Ⅱ类:位于第三脑室底,仅累及视交叉、漏斗、垂体柄、视神经和视束,体积较小,形态多样。可沿漏斗垂体柄分布,呈长条状;或沿视交叉视束分布,呈椭圆形。一般无出血、囊变、坏死,MRI 多呈等或稍长 T_1、稍长 T_2 信号,明显或中等程度均匀强化。Ⅲ类:仅位于蝶鞍内,MRI 显示鞍内等 T_1、等或长 T_2 信号,明显或中度均匀强化。MRI 信号无特征,与垂体微腺瘤无法区别。

(3)丘脑及基底核区:肿瘤早期在 T_1WI 为低信号,T_2WI 信号均匀,显著均匀强化,无中线移位,边缘清晰。晚期易发生囊变、坏死和出血,MRI 多呈混杂 T_1 和混杂长 T_2 信号,不均匀强化。肿瘤体积较大,但占位效应不明显,瘤周水肿轻微。肿瘤可沿神经纤维束向对侧基底核扩散,出现斑片状强化;同侧大脑半球可有萎缩。

（三）鉴别诊断

鞍区生殖细胞瘤主要累及神经垂体、垂体柄及下丘脑。瘤体较大时,易与垂体瘤混淆。垂体瘤也呈等 T_1、等 T_2 信号,但多为直立性生长,而生殖细胞瘤向后上生长,可资鉴别。瘤体仅于鞍内时,MRI 显示垂体饱满,后叶 T_1 高信号消失,表现类似垂体微腺瘤。但垂体腺瘤为腺垂体肿瘤,瘤体较小时仍可见后叶 T_1 高信号,可资鉴别。另外,如发现瘤体有沿垂体柄生长趋势,或增强扫描时仅见神经垂体区强化,均有助于生殖细胞瘤诊断。

十、原发性中枢神经系统淋巴瘤

（一）临床表现与病理特征

中枢神经系统淋巴瘤曾有很多命名,包括淋巴肉瘤、网织细胞肉瘤、小胶质细胞瘤、非霍奇金淋巴瘤(NHL)等。肿瘤分原发性和继发性两类。原发性中枢神经系统淋巴瘤是指由淋巴细胞起源,且不存在中枢神经系统以外淋巴瘤病变。继发性中枢神经系统淋巴瘤是指原发于全身其他部位,后经播散累及中枢神经系统。近年来,根据免疫功能状态,又将淋巴瘤分为免疫功能正常及免疫功能低下型。后者主要与人体免疫缺陷病毒（HIV）感染，器官移植后免疫抑制剂使用及先天遗传性免疫缺陷有关。

中枢神经系统淋巴瘤可在任何年龄发病，高峰在 40～50 岁。有免疫功能缺陷者发病年龄较早。男性多于女性，比例为 2∶1。临床症状包括局灶性神经功能障碍，如无力、感觉障碍、步态异常或癫痫发作。非局灶性表现包括颅内压增高，如头痛、呕吐、视乳头水肿，或认知功能进行性下降。

（二）MRI 表现

中枢神经系统淋巴瘤主要发生在脑内，病灶大多位于幕上，以深部白质为主要部位。多数病灶邻近脑室。病灶形态多为团块状，较典型表现如同"握拳"者。位于胼胝体压部的病灶沿纤维构形，形如蝴蝶，颇具特征（图 12-25）。瘤周水肿的高信号不仅表示该部位脑间质水分增加，还有肿瘤细胞沿血管周围间隙浸润播散的成分。另一特征为瘤周水肿与肿瘤体积不一致。多数肿瘤体积相对较大，具有较明显占位效应，但周边水肿相对轻微。非免疫功能低下者发生淋巴瘤时，瘤体内囊变、坏死少见。本病也可发生在中枢神经系统的其他部位，脑外累及部位包括颅骨、颅底、脊髓等。

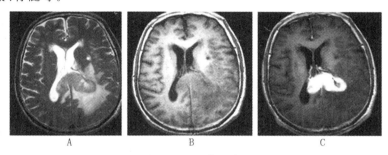

图 12-25　淋巴瘤

A、B.轴面 T_2WI 及 T_1WI 显示肿瘤位于胼胝体压部，累及双侧侧脑室枕角，
周边可见水肿；C.轴面增强 T_1WI 显示瘤体形似蝴蝶，强化明显，边界清楚

（三）鉴别诊断

中枢神经系统淋巴瘤的鉴别诊断主要包括以下疾病。

（1）转移癌：多位于灰白质交界处，MRI 多为长 T_1、长 T_2 信号，而淋巴瘤多为低或等 T_1、等 T_2 信号；注射对比剂后，转移癌呈结节状明显强化，病灶较大者常有中心坏死，而在淋巴瘤相对少见；转移癌周围水肿明显，一些患者有中枢神经系统以外肿瘤病史。

（2）胶质瘤：MRI 多为长 T_1、长 T_2 信号，浸润性生长特征明显，境界不清，某些类型胶质瘤（如少枝胶质细胞瘤）可有钙化，而中枢神经系统淋巴瘤很少钙化。胶质母细胞瘤强化多不规则，呈环形或分枝状。

（3）脑膜瘤：多位于脑表面邻近脑膜部位，形态类圆形，边界清楚，有周围灰质推挤征象。而在中枢神经系统的淋巴瘤少见这种现象。脑膜瘤特征为 CT 高密度，MRI 等 T_1、等 T_2 信号；注射对比剂后均匀强化，有脑膜增强"尾征"。

（4）感染性病变：发病年龄相对年轻，部分有发热病史。MRI 增强扫描时，细菌性感染病变多为环状强化，多发性硬化多为斑块状强化。近年来 HIV 感染上升，由此引起的免疫功能低下型淋巴瘤增多，此淋巴瘤病灶常多发，环状强化多见，肿瘤中心坏死多见。

十一、垂体瘤

(一)临床表现与病理特征

垂体腺瘤是常见良性肿瘤,起源于脑腺垂体,系脑外肿瘤,约占颅内肿瘤的 10%。发病年龄,一般在 20～70 岁,高峰在 40～50 岁,10 岁以下罕见。临床症状包括占位效应所致非特异性头痛、头晕、视力下降、视野障碍等。根据分泌的激素水平不同,可有不同内分泌紊乱症状。PRL 腺瘤表现为月经减少、闭经、泌乳等。ACTH 及 TSH 腺瘤对垂体正常功能影响最严重,引起肾上腺功能不全及继发甲状腺功能低下。GH 腺瘤表现为肢端肥大症。部分患者临床表现不明显。

依据生物学行为,垂体腺瘤分为侵袭性垂体腺瘤和微腺瘤。垂体腺瘤生长、突破包膜,并侵犯邻近的硬脑膜、视神经、骨质等结构时称为侵袭性垂体腺瘤。后者的组织学形态属于良性,而生物学特征却似恶性肿瘤,且其细胞形态大部分与微腺瘤无法区别。直径小于 10 mm 者称为微腺瘤。

(二)MRI 表现

肿块起自鞍内,T_1WI 多呈中等或低信号,当有囊变、出血时呈更低或高信号。T_2WI 多呈等或高信号,有囊变、出血时信号更高且不均匀。增强扫描时,除囊变、出血、钙化区外,肿瘤均有强化。

MRI 显示垂体微腺瘤具有优势。诊断依据可参考:典型临床表现,实验室化验检查有相关内分泌异常;高场强 3 mm 薄层 MRI 示垂体内局限性信号异常(低、中信号为主);鞍底受压侵蚀、垂体柄偏移;垂体上缘局限性不对称性隆起、垂体高度异常。依据病灶部位,可对各种微腺瘤进行功能诊断。腺垂体内 5 种主要内分泌细胞通常按功能排列:分泌 PRL 和 GH 的细胞位于两侧,分泌 TSH 和促性腺激素的细胞位于中间,分泌 ACTH 的细胞主要在中间偏后部位。这种解剖关系与垂体腺瘤的发生率相符。注射 Gd-DTPA 后即刻扫描,微腺瘤的低信号与正常垂体组织对比明显,冠状面 T_1WI 显示更清晰(图 12-26)。在动态增强扫描早期,肿瘤信号低于正常垂体信号,晚期信号强度则高于或等于正常垂体信号。

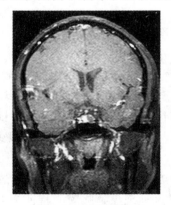

图 12-26　垂体微腺瘤

冠状面动态增强扫描 MRI 显示垂体膨隆,左侧强化延迟

MRI 可预测肿瘤侵袭与否。垂体腺瘤浸润性生长的指征包括:垂体腺瘤突破鞍底,向蝶窦内突出;海绵窦正常形态消失,边缘向外膨隆,海绵窦与肿瘤间无明显分界,在增强扫描早期

见肿瘤强化等海绵窦受侵表现(图 12-27);颈内动脉被包绕,管径缩小、变窄,或颈内动脉分支受累;斜坡骨质信号异常,边缘不光整等表现。

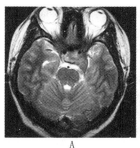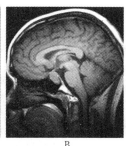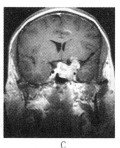

图 12-27　侵袭性垂体瘤

A.轴面 T_2WI 显示肿瘤为等 T_2 信号,累及左侧海绵窦;B.矢状面 T_1WI 显示肿瘤
位于鞍内及鞍上,触及视交叉;C.冠状面增强 T_1WI 显示鞍底下陷,相邻结构受累

(三)鉴别诊断

绝大多数垂体大腺瘤具有典型 MRI 表现,可明确诊断。但鞍内颅咽管瘤及鞍上脑膜瘤与巨大侵袭性生长的垂体腺瘤有时鉴别较难。

(1)颅咽管瘤:鞍内颅咽管瘤,或对来源于鞍内、鞍上不甚明确时,以下征象有利于颅咽管瘤诊断。①MRI 显示囊性信号区,囊壁相对较薄,伴有或不伴有实质性部分;②CT 显示半数以上囊壁伴蛋壳样钙化,或瘤内斑状钙化;③在 T_1WI 囊性部分呈现高信号,或含有高、低信号成分,而垂体腺瘤囊变部分为低信号区。

(2)鞍上脑膜瘤:脑膜瘤在 MRI 信号强度及强化表现方面颇似垂体瘤。少数鞍上脑膜瘤可向鞍内延伸,长入视交叉池,与垂体瘤难以区分。以下 MRI 所见有利于脑膜瘤诊断:①显示平直状鞍隔,无"腰身征";②鞍结节或前床突有骨质改变;③肿瘤内存在流空信号,尤其是显示肿瘤内血管蒂,为脑膜瘤佐证。

十二、神经鞘瘤

(一)临床表现与病理特征

神经鞘瘤来源于神经鞘膜的施万细胞,是可以发生于人体任何部位的良性肿瘤,25%~45%在头颈部。脑神经发生的肿瘤中,以神经鞘瘤多见,以听神经、三叉神经发生率最高。颅后窝是Ⅳ~Ⅻ对脑神经起源或脑神经出颅前经过的区域,脑神经肿瘤大部分发生于此。这些肿瘤的临床症状与相应脑神经的吻合性不高,肿瘤可能表现为其他脑神经和小脑的症状。仅从临床角度考虑,有时难以准确判断肿瘤的真正起源。

神经鞘瘤的病理特征是肿瘤于神经干偏心生长,有完整包膜,瘤内组织黄色,质脆。生长过大时,瘤体可出现液化和囊变。瘤细胞主要是梭形 Schwan 细胞,按其排列方式分为 Antoni A 型和 Antoni B 型,以前者为主。

(二)MRI 表现

MRI 为颅后窝神经肿瘤检查的首选。大多数神经鞘瘤诊断不难。因为大多数肿瘤边界清楚,MRI 提示脑实质外肿瘤,且多数肿瘤为囊实性。神经鞘瘤 MRI 信号的特点:T_1WI 实性部分呈等或稍低信号,囊性部分呈低信号;T_2WI实性部分呈稍高或高信号,囊性部分信号更高;增强扫描时,实性部分明显强化,囊性部分不强化,肿瘤整体多呈环状或不均匀强化(图12-28)。小于1.5 cm的鞘瘤可呈均匀实性改变,且与相应脑神经关系密切,有助于诊断。

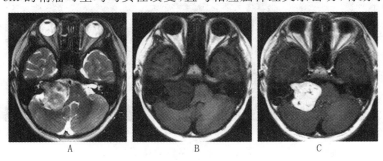

图 12-28 听神经瘤

A、B.轴面 T_2WI 及 T_1WI 显示肿瘤位于右侧桥小脑角区,呈等 T_1、混杂 T_2 信号,形态不规则,右侧听神经明显增粗;C.轴面增强 T_1WI 显示肿瘤明显强化,边界清楚,瘤内可见坏死灶

参考文献

［1］王秋萍,王玮,郭佑民.胸部疾病疑难病例影像解析[M].上海:上海科学技术出版社,2019.

［2］涂朝霞.现代医学影像学[M].天津:天津科学技术出版社,2019.

［3］刘赓年,朱绍同,洪楠.影像诊断征象分析[M].北京:科学出版社,2019.

［4］王骏,周选民.医学影像成像原理[M].北京:科学出版社,2019.

［5］菅吉华.临床疾病影像诊断[M].长春:吉林科学技术出版社,2019.

［6］张志强.当代影像诊断学[M].长春:吉林科学技术出版社,2019.

［7］刘俊峰,杨贺,刘伟亮.超声波影像学[M].长春:吉林科学技术出版社,2019.

［8］胡正君.现代影像诊断学[M].长春:吉林科学技术出版社,2017.

［9］许乙凯,吴仁华.医学影像学[M].西安:西安交通大学出版社,2017.

［10］任庆云.临床影像诊断技术[M].北京:科学技术文献出版社,2017.

［11］周俊.现代胸部影像诊断与技术[M].长春:吉林科学技术出版社,2017.

［12］仲捷.实用常见临床疾病影像学研究[M].北京:科学技术文献出版社,2018.

［13］赵兴康.消化系统疾病影像诊断及介入治疗学[M].北京:科学技术文献出版社,2018.

［14］陆建平.胰腺病理影像学[M].上海:上海科学技术出版社,2019.

［15］王彩环.新编医学影像学[M].天津:天津科学技术出版社,2018.

［16］陈懿,刘洪胜.基础医学影像学[M].武汉:武汉大学出版社,2018.

［17］杨宁.实用影像学与核医学[M].天津:天津科学技术出版社,2019.

［18］蔡东梅.新编医学影像诊断学[M].长春:吉林科学技术出版社,2019.

［19］江洁,董道波,曾庆娟.实用临床影像诊断学[M].汕头:汕头大学出版社,2019.

［20］周燊,罗应斌,叶文卫.医学影像诊断与临床应用[M].上海:上海交通大学出版社,2019.

［21］张举.实用临床影像诊断学[M].长春:吉林科学技术出版社,2019.

［22］李锐.医学影像基础与疾病诊断[M].北京:科学技术文献出版社,2019.

［23］冯友珍.现代临床影像诊断精粹[M].长春:吉林科学技术出版社,2019.

［24］崔凤荣.临床超声影像诊断学[M].长春:吉林科学技术出版社,2018.

［25］刘美兰.妇产科与影像学诊断[M].天津:天津科学技术出版社,2018.

［26］刘兴光,庄儒耀,徐荣.当代影像医学技术与诊断[M].天津:天津科学技术出版社,2018.

［27］王之民.实用影像检查技术与诊断学[M].西安:西安交通大学出版社,2018.

［28］安宏斌.现代临床影像诊断学[M].长春:吉林科学技术出版社,2017.

［29］崔志浩.实用医学影像诊断与鉴别诊断[M].长春:吉林科学技术出版社,2017.

［30］刘会国.现代超声与影像医学[M].天津:天津科学技术出版社,2017.

［31］徐春燕.超声介入治疗与临床影像诊断[M].长春:吉林科学技术出版社,2018.

［32］陈玉英.实用临床超声影像学[M].上海:上海交通大学出版社,2019.

［33］刘斌.实用超声影像学鉴别诊断[M].长春:吉林大学出版社,2019.